Matthias Ennenbach

BUDDHISTISCHE PSYCHOTHERAPIE IN DER ANWENDUNG

WINDPFERD

1. Auflage 2018

Buddhistische Psychotherapie BPT® ist eine eingetragene Marke
Achtsame Selbststeuerung ASST® ist eine eingetragene Marke
Umschlaggestaltung: Jennifer Jünemann | www.bitdifferent.de
Abbildungen: Matthias Ennenbach, überarbeitet von P. Erhardt,
Thomas Hajdu | Buero Formart und Jennifer Jünemann | www.bitdifferent.de
Satz & Layout: Marx Grafik & ArtWork
Gesetzt aus der Calibri
Druck und Bindung: C. H. Beck, Nördlingen

FSC www.fsc.org
MIX
Papier aus verantwortungsvollen Quellen
FSC® C019821

Printed in Germany
ISBN 978-3-86410-174-8
www.windpferd.de

Inhalt

KAPITEL 2
ANWENDUNGSBEISPIELE VON ZENTRALEN BEGRIFFEN 47

KAPITEL 3
DIE LEITGEDANKEN DER BPT 189

KAPITEL 4
DER KONKRETE BPT-BEHANDLUNGSABLAUF 217

Einleitung

Vielen Dank für Ihr Interesse an der Buddhistische Psychotherapie BPT. Es handelt sich dabei um eine ganzheitliche und schulenübergreifende Behandlungs- und Praxismethode, die ich Ihnen hier gerne in Bezug auf die verschiedenen Anwendungsmöglichkeiten darstellen möchte.

Bei der Beschreibung meiner Erfahrungswerte mit der BPT war es mir ein Anliegen, dass Sie als Leser sowohl persönlich davon profitieren als auch (bei Interesse) viele konkrete Impulse für die Weitergabe erhalten.

Das Buch ist für jeden interessierten Leser geschrieben. Sie müssen also weder Buddhist noch buddhistischer Psychotherapeut oder überhaupt Psychotherapeut sein. Auch eine Trennung zwischen Behandlern und Klienten empfinde ich als nicht hilfreich. Wir alle sind Suchende und permanent mit großen und kleinen Problemen konfrontiert. Davon ist niemand befreit. Zudem funktionieren alle Aspekte der BPT stimmiger, wenn diejenigen, die sie vermitteln möchten, sie auch selbst erfahren haben. Daher ist dieses Buch bestens für die eigene Übungspraxis und Entwicklung geeignet und nicht nur für die Behandlung von Klienten.

Die BPT besteht nun schon seit vielen Jahren und fand in sehr vielen recht unterschiedlichen Kontexten Anwendung. Ich möchte hier nicht den Versuch unternehmen, all das bis ins kleinste Detail auszuführen. Stattdessen möchte ich Ihnen grundsätzliche Abläufe und Strategien beschreiben. Natürlich werde ich Ihnen hier auch reichhaltige und konkrete Anregungen für Ihre eigene Umsetzung im privaten und beruflichen Kontext anbieten.

Die BPT verfügt über ein Behandlungskonzept, das in expliziten aufeinanderfolgenden Schritten vorliegt. Das möchte ich Ihnen gerne vorstellen, und zwar für Sie selbst, aber auch für verschiedene Menschen, alte und junge, sehr belastete und stabile, mit den unterschiedlichsten Hintergründen, mit verschiedenen Zielsetzungen und in den verschiedensten Kontexten.

Zwischen 1999 und 2009 dominierte die Entwicklung der Buddhistischen Psychotherapie BPT, ihre Erprobung, Anpassung und Prüfung der Methode und der Herangehensweise. Seit 2010 hat die BPT nun weitgehend ihre heutige Form gefunden. Sie wurde bereits so oft eingesetzt und auch wissenschaftlich überprüft, sodass ich Ihnen hier nun, neben den konkreten Anregungen für die Umsetzung, auch ein Erfahrungskompendium anbieten kann.

Der Schwerpunkt dieses Buches liegt bei der Beschreibung der Anwendbarkeit der BPT. Außerdem werden zentrale Begriffe vorgestellt, doch auch diese Ausführungen erfolgen unter dem Gesichtspunkt der Anwendbarkeit.

Gerne möchte ich Ihnen die BPT auf eine leichte Weise anschaulich machen, sodass die Auswahl an Leitgedanken für Sie verständlich, die Vorgehensweise transparent wird und Sie möglichst viele Inspirationen für verschiedene Umsetzungsmöglichkeiten erhalten.

Die Abschnitte über alte Menschen, Erwachsene, Erwachsene mit Problemhintergrund, Kinder und Jugendliche sind also nicht nur für Fachleute gedacht, sondern können auch für Interessierte zur eigenen Entwicklung, Autodidaktik, von Eltern und anderen Angehörigen, Freunden und Leidtragenden genutzt werden. Profis und Laien sollten also in gleicher Weise Nutzen daraus ziehen können.

Zu Anfang zeige ich Ihnen einige Kriterien auf, die die BPT zu einer regulären Psychotherapie machen. Dann beschreibe ich einige zentrale Begriffe sowie einige der grundlegendsten Leitsätze und Themen der BPT und wie sie konkret umsetzbar sind. Danach werde ich Ihnen den konkreten Ablaufplan mit dem Behandlungskonzept der BPT transparent machen. So kann deutlich werden, wie eine BPT-Behandlung beginnt und wie sie verlaufen kann. Das können Sie, wie erwähnt, für sich selbst oder eben auch für Ihre Klienten oder Menschen nutzen, denen Sie helfen möchten. Danach möchte ich Ihnen gerne ein paar Anregungen vermitteln, wie die BPT für die verschiedensten Zielgruppen genutzt werden kann.

In dem Buch „Buddhistische Psychotherapie“ (2010) wurde hauptsächlich die Ableitung der BPT aus der buddhistischen Lehre beschrieben. Das „Praxisbuch Buddhistische Psychotherapie“ (2012) ist, wie der Name schon verrät, ein an der Behandlungspraxis orientiertes Buch und stellt spezifische Themen in den Mittelpunkt. Ein Kapitel beschäftigt sich mit der Behandlung von Angst, ein anderes mit Depressionen, wieder andere mit Schmerz, Sucht, Wut, Beziehungsproblemen etc. Dieses Buch ist ein wenig wie ein Nachschlagewerk aufgebaut oder kann als Hausapotheke dienen.

Das vorliegende Buch beschreibt nun die Anwendbarkeit mit dem konkreten Ablaufplan. Ich schildere also genau, wie die ersten Behandlungsschritte aussehen, worauf zu achten ist, wie die ersten Informationen und auch die ersten Übungen aussehen. Natürlich werden auch die weiteren Perspektiven beschrieben und über welche Schritte interessierte Menschen vom Einstieg in die BPT bis zu ihren Zielen gelangen.

Mir war es ein Anliegen, hier kein „trockenes" Fachbuch vorzulegen, sondern ein Kompendium von Anregungen zu bieten. Dafür habe ich mit Hilfe sehr vieler Skizzen eine hoffentlich recht anschauliche Form gefunden, damit Sie beim Lesen und Schmökern einen guten Zugang finden.

Zudem möchte ich Ihnen auch aufzeigen, wie weit nutzbar die BPT-Methode ist. Neben der Schilderung eines regulären Behandlungsablaufs berichte ich zum Beispiel von der Behandlung sehr ruheloser Erwachsener oder von Menschen mit kurzer Aufmerksamkeitsspanne, von alten Menschen mit kognitiven Defiziten, von Menschen, die mit der deutschen Sprache Probleme haben sowie von Kindern und Jugendlichen. Ebenso wendet sich das Buch an Menschen, die ihre Spiritualität entwickeln möchten, oder Menschen, die am Lebensende angekommen sind.

Ich habe mit diesem Buch den Versuch unternommen, möglichst nachvollziehbar einige Hintergründe und den Ablauf von BPT-Behandlungen zu beschreiben. Für eine gute Nachvollziehbarkeit ist es hilfreich, ein paar zentrale Themen kennenzulernen. Ich bin an verschiedenen Stellen in diesem Buch auf diese Themen immer wieder einmal eingegangen und habe sie so aus verschiedenen Perspektiven beleuchten können. Solche scheinbaren Wiederholungen wurden bewusst eingesetzt, um wichtige Aspekte zu vertiefen. Lassen Sie es gerne auf sich wirken.

Die Entwicklung und Heranreifung der BPT basierte auf vielen Quellen. Ich durfte Literatur weiser Autoren nutzen und inspirierende Lehrer kennenlernen, sodass ich eigentlich lediglich Dinge zusammengefügt habe, die aus meiner Sicht von Natur aus zusammengehören. Zudem haben viele spannende Diskussionen mit Interessierten zu dem beigetragen, was sich heute als BPT präsentiert. So bin ich auch den von mir Auszubildenden für die gemeinsame Arbeit ebenso dankbar wie meinen Patienten und Klienten, mit denen ich mich weiterentwickeln durfte.

Da Lesezeit auch immer Lebenszeit ist, wünsche ich Ihnen eine inspirierende Lektüre.

Matthias Ennenbach
Berlin 2017

KAPITEL 1

Überblick über die ersten Grundlagen

Der Einstieg in die Buddhistische Psychotherapie BPT

Zu Anfang möchte ich Ihnen gerne ein paar Orientierungspunkte anvertrauen. Sie bieten den Behandlern ebenso wie den Klienten und allen anderen Interessierten, auch den Autodidakten, die alleine auf dem Weg sind, einen Leitfaden.

Natürlich sind wir alle immer wieder mit den unterschiedlichsten Themen konfrontiert. Zudem gleicht anscheinend kaum ein Mensch dem anderen. So könnte der Eindruck entstehen, dass jedes Problem einer ganz individuellen und einzigartigen Lösung bedarf. Individuelle Lösungen für individuelle Probleme, das klingt doch logisch, oder? Das bedeutet aber auch, dass wir gewissermaßen immer wieder bei Null anfangen und für jedes unserer Themen einen neuen Weg suchen sollten. Es gibt tatsächlich aber einfachere Wege, die sich als enorm hilfreich herausgestellt haben.

Einige Freunde haben mich früher manchmal gefragt, wie ich mir in meiner Tätigkeit als Psychotherapeut den ganzen Tag Probleme anhören kann. Diese Vorstellung erscheint wirklich bedrückend. Sie basiert jedoch auf einem eher älteren Modell von Therapie, bei der ständig nur Probleme im Mittelpunkt stehen und bei der wir Probleme dadurch zu lösen versuchen, dass wir sie immer wieder besprechen.

Das hat sich aus naheliegenden Gründen weitgehend verändert. Oder haben Sie jemals Ihre bisherigen Ziele und Erfolge dadurch erreichen können, dass Sie über Ihre Probleme gesprochen haben? Selbst wenn Sie ein schmerzliches Empfinden „mal rauslassen", wird dadurch noch lange kein konstruktiver Umgang mit Konflikten erlernt und Sie erreichen dadurch auch noch lange kein stabil zufriedenes Leben. Ein gutes Leben ist eben mehr als nur das Fehlen von Problemen.

Wahre Veränderungen entstehen doch eher dadurch, dass wir zu Erkenntnissen gelangen und diese dann auch tatsächlich konkret umsetzen. Das ist wohl einer der Gründe, warum die Verhaltenstherapie die Tiefenpsychologie als dominante Behandlungsform abgelöst hat. Die BPT als schulenübergreifende Methode nutzt allerdings aus vielen Therapieschulen hilfreiche Techniken. Schließlich geht es nicht um die Favorisierung einer Methode, sondern um die möglichst beste Behandlung von Menschen.

Ein kleiner, aber feiner Ausdruck dieses Sachverhaltes besteht darin, dass wir in der BPT nie über Fälle sprechen, sondern von Menschen.

Wir behandeln und unterstützen in der BPT also keine Fälle, sondern Menschen. Wir müssen Menschen nicht so ausgeprägt versachlichen, dass nur noch ein Fall übrigbleibt. Natürlich benötigen Behandler auch immer etwas Abstand, um den Überblick zu behalten, doch aus einem therapeutisch-menschlichen Kontakt einen „Fall" zu machen treibt diese Dynamik zu weit. In allen Therapieschulen bestehen nach wie vor sogenannte Fallbesprechungen und Fallsupervisionen.

Wenn Ärzte von „der Leber in Zimmer 9" oder „der Galle in Zimmer 10" sprechen, dann unterhalten sich analog dazu viele Therapeuten immer noch über „schwere oder leichte Fälle", „den Süchtigen" oder „die Depressive". Noch immer sind Äußerungen zu hören, wie beispielsweise: „Der Borderliner macht mir Sorgen" oder „Die Hysterikerin mag keine Medikamente nehmen."

Neben dem Wunsch nach Abstand lassen sich hier auch zugrundeliegende Menschenbilder erkennen. In vielen Therapieschulen gelten zum Beispiel Menschen mit Persönlichkeitsstörungen als strukturell, also grundlegend gestört. Davon distanziert sich die BPT, unterstützt durch aktuelle neurowissenschaftliche Bestätigungen, die unsere Persönlichkeit als ein System von verschiedenen Anteilen beschreiben: guten und weniger guten, hilfreichen und destruktiven. Wir werden uns das noch genauer anschauen.

Der leichte Weg

Generell möchte ich Ihnen hier gerne einen sehr konstruktiven und auch leichten Weg beschreiben. Beratung, Coaching und Therapie sollen und können kreative, freie und leichte Methoden sein. Ich möchte Ihnen zeigen, dass die therapeutische Arbeit und alles, was damit zusammenhängt, auch leicht sein kann. Trotz der scheinbaren Schwere von Problemen existiert er, dieser leichte Weg. Die Leichtigkeit basiert auf verschiedenen Bausteinen: Ich nutze therapeutische Herangehensweisen und Techniken aus Buddhismus und Psychotherapie *schulenübergreifend.* Dabei ist auch die *positive Psychologie* eine große Hilfe, die eher die Ressourcen aktiviert, als die Defizite zu intensiv zu fokussieren. Schließlich werden wir nicht allein dadurch glücklich, dass wir Probleme beseitigen. Die Altlasten aufzuräumen macht sicherlich Sinn, aber irgendwann ist es dann eben auch notwendig, aktiv etwas Konstruktives aufzubauen. Jemand, der nicht mehr traurig ist, ist dadurch noch lange nicht glücklich.

Eine weitere methodische Hilfe für einen leichten Weg ist die anfängliche Fokussierung auf die *universelle* Ebene. Weil wir wissen, wie Menschen generell funktionieren, können wir daraus ableiten, mit welchen Themen der einzelne Klient zu tun hat. Nicht nur Klienten, wir alle sind neben unseren „hellen" Seiten auch problembeladen, fehlerhaft und unbewusst.

Das bedeutet, dass anfangs nicht das scheinbar defizitäre Individuum im Mittelpunkt steht. Wir beginnen also *nicht* damit, die möglichen Fehler zu beleuchten oder die individuelle Biografie nach Problemen und schlechten Einflüssen abzusuchen.

Der Start auf der universellen Ebene lindert das mehr oder weniger bewusste Schamempfinden der Klienten, denn eine Beratung in Anspruch zu nehmen ist immer noch nicht selbstverständlich. Immer noch unterteilen wir in „gute Krankheiten", wie zum Beispiel einen Knochenbruch oder selbst einen Herzinfarkt, und auf der anderen Seite in „schlechte Krankheiten", wie zum Beispiel eine Depression oder Angsterkrankung. Der Besuch beim Hausarzt wird dementsprechend immer noch anders empfunden als der Besuch beim Psychotherapeuten.

Das trifft übrigens für Angehörige der helfenden Berufsgruppen in besonderem Maße zu. Bei diesen ist die Hürde, sich selbst Hilfe zu holen, besonders hoch.

Es ist daher hilfreich, in der ersten Beratungsstunde zu verdeutlichen, dass *nicht* die eigenen „Fehler" im Mittelpunkt stehen, sondern die Art und Weise, wie wir alle als Menschen funktionieren. Ihr Problem besteht nicht, weil Sie fehlerhaft oder dumm sind oder schlechte Eltern hatten, sondern weil Sie ein Mensch sind.

Wir leiden, weil wir Menschen sind! Wir alle haben immer wieder einmal Probleme. Manchmal sind diese klein und manchmal riesengroß. Und nur die Cleveren lassen sich beraten. Wir können uns und unsere Klienten also beglückwünschen, wenn wir Beratung und Therapie nutzen. Diesen Sachverhalt deutlich zu unterstreichen wirkt entlastend.

Natürlich sehen wir uns selbst als etwas ganz Einzigartiges an, und wenn wir andere Menschen beraten oder behandeln, dann sehen wir ein Individuum. Bei genauerer Betrachtung können wir allerdings feststellen, dass immer nur die Details und die Kombinationen der Themen variieren, trotzdem gibt es kein wirklich individuelles, einzigartiges Thema. Alle unsere Sorgen sind bekannt und wurden schon millionenfach umsorgt.

Dieser Perspektivwechsel vom Individuellen zum Universellen hat sich als eine sehr große Hilfe und Entlastung herausgestellt. Es ist einfacher und leichter, wenn wir in der Behandlung nicht auf der *individuellen,* sondern auf der *universellen* Ebene beginnen. Stellen Sie sich vor, dass morgens ein Mensch zu Ihnen kommt, der von Ängsten geplagt wird. Sie versuchen, alles über seine Angst zu erfahren. Sie bemühen sich, Ihr Wissen über Angst einzubringen und nach einer individuellen Lösung zu suchen. Das nimmt fast eine Stunde in Anspruch. Danach kommt ein Mensch zu Ihnen, der von Depressionen geplagt wird. Sie versuchen, alles über seine Depression zu erfahren. Sie bemühen sich, Ihr Wissen über Depression einzubringen und nach einer individuellen Lösung zu suchen ... fast eine Stunde lang. Danach kommt ein Mensch, der von Süchten geplagt wird. Sie versuchen, alles über seine Sucht zu erfahren. Sie bemühen sich, Ihr Wissen über Sucht einzubringen und nach einer individuellen Lösung zu suchen ... fast eine Stunde lang. Danach kommt ein Mensch, der unter Beziehungsproblemen leidet, der Nächste leidet vielleicht unter Schmerzen ... und so geht das den ganzen Tag über weiter, jede Woche, jeden Monat, jedes Jahr, über Jahrzehnte hinweg. Damit ist vielleicht verständlich, warum helfende Berufe zu den Risikoberufen zählen. Die Chance, als Therapeut psychische oder psychosomatische Symptome, Süchte oder suizidale Impulse zu entwickeln, ist hoch – sogar höher als im Bundesdurchschnitt. Ebenso liegt die Scheidungsrate höher als im Durchschnitt. Auch das mit den Jahren zunehmende soziale Desinteresse ist bedenklich. Wer sich jeden Tag viele Stunden intensiv mit Menschen auseinandersetzt, hat am Abend nicht mehr viel Interesse an weiteren sozialen Kontakten.

Die Notwendigkeit, als Behandler oder Berater die eigene „Psychohygiene" achtsam zu hüten, ist überlebensnotwendig. Dieser Aspekt hat viele Konsequenzen. Die Entwicklung der BPT trägt auch diesem Sachverhalt Rechnung. Die BPT wurde unter anderem auch als Methode entwickelt, um einen leichten Weg aufzuzeigen. Die Leichtigkeit basiert darauf, dass wir anfangs weniger die Individualität als vielmehr die *universellen* menschlichen Gemeinsamkeiten in den Vordergrund stellen. Weil wir als Menschen viele Ähnlichkeiten aufweisen, können wir einheitlicher und damit leichter vorgehen. Dieser Aspekt gehört zu einem strukturierten Ablaufkonzept, was eine weitere Erleichterung darstellt. Es bedeutet, dass der Start in eine BPT-Behandlung immer nach einem gleichen Muster geschieht. Das ist für alle Beteiligten eine Hilfe und Erleichterung. Wir müssen also nicht jedes Mal das „Rad neu erfinden".

Natürlich ist hier auch die Integration von spirituellen Aspekten zu nennen. Ich werde weiter hinten im Buch beschreiben, dass es eine spirituelle Herangehensweise gibt, die jenseits von nebulösen esoterischen Spekulationen funktioniert. Mit diesen Werkzeugen können wir unsere therapeutische Arbeit wieder als das erfahren, was sie auch sein kann: ein kreatives Tun, das uns und unsere Klienten mit den wesentlichen Lebensqualitäten in Kontakt zu bringen vermag. Ich hoffe, dass dieser Weg im Laufe dieses Buches deutlich werden kann. Zudem beschreibt das Buch „Der leichte Weg" (2014) sehr umfänglich und ausführlich diese Thematik.

Trotz der konstruktiven Herangehensweise verlaufen Übungswege selten durchgängig steil nach oben. Es wird wahrscheinlich spürbare Anfangserfolge geben, doch kann es trotz und auch sogar genau wegen der regelmäßigen Übungen zu Stagnationen kommen. Nach relativ kurzer Zeit entwickeln sich in uns nämlich Gewohnheitsmuster und Automatismen. Das macht es leichter, aber die Fortschritte verringern sich dadurch ab einem bestimmten Punkt. Zudem sind Rückfälle in alte Gewohnheitsmuster sehr menschlich.

Darauf sollten sich Therapeuten und Klienten vorbereiten und zwar, indem der Behandlungsverlauf als Erfahrungswert bereits in den ersten Stunden kommuniziert wird. Für diese wichtige Vorarbeit wird in der BPT die nachfolgende Abbildung 1 genutzt. Alle Klienten erhalten diese Skizze.

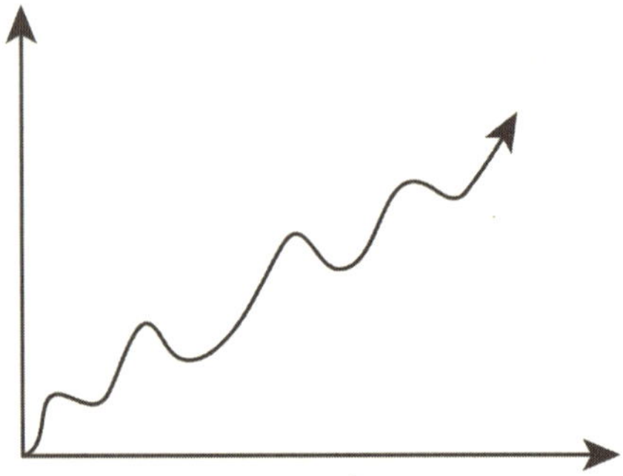

Abb. 1

Sie sehen hier einen relativ typischen Behandlungsverlauf. Wenn nach den ersten Erfolgen ein „Rückschlag" eintritt, können Klienten auf einen Blick erkennen, was sie erst bei genauerem Hineinhorchen auch in sich selbst spüren: nämlich die Tatsache, dass sie heute ein Tief erleben, aber das dieses Tief nicht mehr dem Tief der Anfangszeit gleichkommt und dass nach diesem Tief wieder eine Weiterentwicklung folgt, dass gewissermaßen auch das aktuelle Tief ein Teil der gesamten Weiterentwicklung ist, und dass ein solcher Verlauf natürlich und normal ist.

Ich möchte gerne damit fortfahren, die eben erwähnte *universelle* anstelle der *individuellen* Herangehensweise zu verdeutlichen.

Die universelle Herangehensweise

Die erste Behandlungsstunde wird von der sogenannten Anamnese dominiert, also einem Erstinterview über die relevanten Daten des Klienten. Hier wird insbesondere auch das konkrete Behandlungsziel des Klienten von ihm und mit ihm formuliert. Für diesen Schritt ist es oft notwendig, etwas Zeit zu investieren, um möglichst konkret zu verstehen und dann auch festzulegen, welche Idee die Klienten von dem mitbringen, was sie erreichen möchten. Ich gehe später noch genauer darauf ein.

In einem nächsten Schritt, dafür nutze ich die zweite Stunde, werden die ersten zentralen Informationen von den Therapeuten vermittelt. Insbesondere verdeutliche ich den vor uns liegenden Weg als eine Art *Bergsteiger-Strategie.* Wir stürzen uns also nicht sofort in die womöglich vorhandenen persönlichen Abgründe, sondern lernen zuerst *Sicherungstechniken.*

Erst sichern, dann losgehen lautet die Devise.

Diese *Sicherungstechniken* beziehen sich auf die Achtsame Selbststeuerung ASST, deren Anwendbarkeit ich später noch aufzeigen werde.

In dieser zweiten Stunde vermittle ich meinen Klienten also die universelle Herangehensweise. Das bedeutet zum Beispiel, dass ich darlege, dass sie sich nicht „verrückt", sondern normal menschlich zeigen. Ich nutze einige Techniken, die unser universelles menschliches Funktionieren transparent machen. Tatsächlich funktionieren wir Menschen alle recht ähnlich. Um das darzustellen, verwende ich zum Beispiel eine Schneekugel. Diese Schneekugel stelle ich als Symbol für den menschlichen Geist vor. Wenn man sie ruhig in der Hand hält, ohne sie zu bewegen, sind alle Schwebeteilchen am Boden und es herrscht Klarsicht.

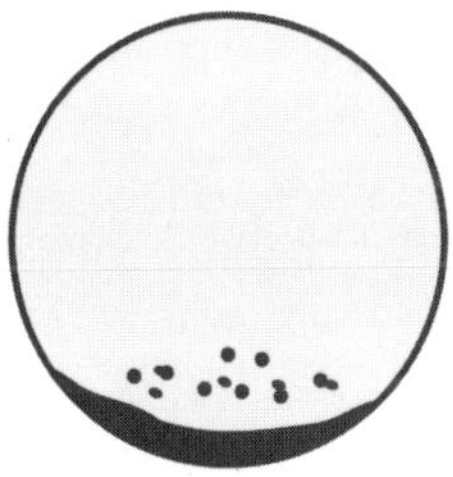

Abb. 2

Diese Situation stellt einen Idealzustand dar. Es ist ein geistiger Zustand der inneren Ruhe und Klarheit. Hier wird schon zum ersten Mal deutlich, *dass Ruhe nichts mit Liegestuhl-Entspannung zu tun hat, sondern mit Klarsicht als Konzentrations- und Einsichtsfähigkeit.*

Aber leider ist dieser Zustand, wie erwähnt, nur ein Ideal. Die natürliche, also universelle Funktionsweise unseres Verstandes ist die stetige Aktivität. Unser Geist ist in Bewegung, in unserem Gehirn herrscht viel Betrieb. Schließlich werden unaufhörlich Reize verarbeitet, und wenn es mal keine oder nur wenige davon gibt, dann fehlinterpretieren wir als reizgewohnte Aktivmenschen das leider als Langeweile und suchen selbst aktiv nach Reizen. Wir beklagen zwar oft, dass uns die

Ruhe fehlt, aber wenn wir die Gelegenheit dazu bekommen, wählen wir doch wieder die Unruhe.

Und wenn unser Geist sich von Reizen aktivieren lässt, entstehen noch mehr innere Bewegungen. An der Schneekugel können wir schön ablesen, was dann in uns passiert.

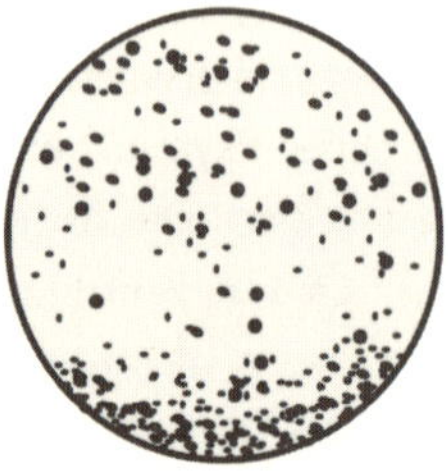

Abb. 3

Ist unser Geist in Unruhe, und das ist ein Normalzustand geworden, dann herrscht in uns eine Art von „Schneetreiben". Die Sicht wird eingeschränkt. Natürlich sind Probleme bestens dazu in der Lage, in uns einen „Schneesturm" auszulösen. Wir sind dann in Aufruhr und bemerken diverse psychische und physische Symptome an uns. Fatalerweise versuchen wir in dieser Situation nach Lösungen zu suchen. Das innere „Schneetreiben" versperrt uns völlig die Sicht, trotzdem suchen wir verzweifelt nach dem richtigen Weg.

Beachtenswert ist, dass für dieses „Schneetreiben" nicht nur Probleme verantwortlich sein müssen. Interessanterweise funktioniert das auch mit Reizen, die wir als positiv bewerten. Wir sehen zum Beispiel irgendetwas Begehrenswertes, das löst in uns Aufregung aus, und sofort vernebelt uns der Geist die klare Sicht.

Dieser Ablauf ist universeller Natur. Wir alle funktionieren so. Jeder, der diese Dynamik aufgezeigt bekommt, lächelt wissend und bestätigt die Richtigkeit: „Ja, stimmt, das kenne ich auch." Schon geht es nicht mehr um die eigenen Fehler, denn das „Schneetreiben" ist in mehrfacher Hinsicht universell. Einerseits funktionieren wir universell alle so, andererseits steht das „Schneetreiben" universell für jede denkbare Problematik. Egal mit welchem Thema jemand konfrontiert ist, immer herrscht dieser innere Sturm. Selbst den „Ausgebrannten" ist der Sturm vertraut.

So geht es dann in der zweiten Stunde weiter, doch bevor ich das darstelle, möchte ich noch einige wichtige Begleitthemen ansprechen.

Die Ratsuchenden kommen heute deutlich informierter in die Behandlung. Dank dem Internet können Klienten schon im Vorfeld eruieren, auf welche Art von Behandler sie treffen. Viele Behandler haben ihre eigene Webseite. So lesen einige Interessierte schon vor der ersten Kontaktaufnahme etwas über die Buddhistische Psychotherapie. Interessanterweise ist die Verknüpfung von Buddhismus und Psychotherapie fast allen (zumindest intuitiv) verständlich. Dennoch erhalten Interessierte eine Erklärung darüber, was sie erwarten dürfen, was nicht und was das mit dem Buddhismus in der Psychotherapie auf sich hat. Das geschieht meist in den ersten Stunden. Die Ausführlichkeit variiert in Anpassung an die Bedürfnisse und Fähigkeiten der jeweiligen Klienten.

Die nachfolgenden Beschreibungen kommuniziere ich nicht oder nur sehr selten mit den Klienten. Ich habe sie hier eingefügt, um Ihnen als Leser einen tieferen Einblick zu gewähren.

Was ist Buddhistische Psychotherapie (BPT)?

Zur Unterscheidung von anderen Psychotherapierichtungen wurde der Begriff „Buddhistische Psychotherapie BPT“ eingeführt und patentiert.

Die BPT schließt außer den verschiedensten schulenübergreifenden Elementen aus westlichen Psychotherapiemethoden auch nicht-religiöse buddhistische Elemente ein. Diese basieren auf konkreten Übungstechniken der Geistesschulung, bilden aber auch den konzeptionellen Rahmen und dienen als Leitlinien und Leitbilder. Die nicht-religiösen Inhalte beziehen sich auf die ursprünglichen buddhistischen Lehren, in erster Linie die Lehrreden Buddhas, in denen zum Beispiel explizit beschrieben wird, dass *das Unbewusste* die Ursache für menschliches Leiden ist und dass es definierte Wege gibt, um das Leiden zu beenden. Buddhismus als Religion konstituierte sich erst viele Jahrhunderte später.

Hinsichtlich der Beziehung zwischen Religion und Buddhismus sind sich Wissenschaftler in den Sozialwissenschaften in einigen Punkten immer noch uneinig. Strittig diskutiert wird:

- ob der Religionsbegriff generell kulturabhängig zu verstehen ist
- ob es sich beim Buddhismus überhaupt um eine Religion handelt
- ob sich der Begriff Buddhismus durch politische Machtinteressen westlicher Gesellschaften konstituiert hat

- welche Differenzen sich zwischen Spiritualität und Religion nachweisen lassen.

Die BPT wird als relativ neues ganzheitliches Verfahren beschrieben. Diesbezüglich erscheint es nur seriös, die historischen und wissenschaftlichen Wurzeln klar zu benennen, unabhängig davon, ob nach sozialwissenschaftlichem Verständnis der Buddhismus als Religion zu verstehen ist oder nicht.

Hinsichtlich der Begriffswahl wurde das Adjektiv „buddhistisch“ aus folgenden Gründen gewählt:

- Die BPT-Methode fokussiert unsere unbewussten Automatismen und Gewohnheitsmuster und kann den Klienten zum Erwachen verhelfen (Sanskrit: Buddha: „der Erwachte“).
- Das Erwachen bezieht sich also auf die Befreiung durch Bewusstwerdung unserer unbewussten Muster, der Automatismen und Gewohnheitsmuster.
- Es werden zahlreiche Techniken und Lehrinhalte aus den nichtreligiösen Bereichen des Buddhismus übernommen, wie zum Beispiel Achtsamkeitstraining, Meditation, Haltungsübungen, Atemübungen, Visualisierungsübungen, das Verständnis vom Leiden generell, von Diskontinuität, Interdependenz (wechselseitige Abhängigkeit) und Leerheit etc.
- Buddhistische Würdenträger, wie der Dalai-Lama oder Mingyur Rinpoche, sowie sowohl buddhistisch ordinierte als auch westlich ausgebildete Akademiker wie Matthieu Ricard oder Jack Kornfield, namhafte Psychotherapeuten, wie C. G. Jung oder Erich Fromm, und Religionswissenschaftler wie Michael von Brück haben damals oder auch heute noch immer wieder auf die Komplexität des Buddhismus verwiesen, der sowohl religiöse als auch nicht-religiöse Seiten besitzt.

Die BPT basiert nicht auf den buddhistischen Lehren im Sinne von Religion, sondern sie beruft sich auf die buddhistische Wissenschaft des Geistes und deren nicht-religiöse Aspekte, die den Ursprung des Buddhismus ausmachen. Buddhistische Gelehrte, wie beispielsweise Matthieu Ricard, erklären, „dass der Buddhismus keine Religion im allgemein gebräuchlichen westlichen Sinn des Wortes ist, denn er gründet sich nicht auf einen Schöpfergott und erfordert keine Glaubensakte. Man könnte den Buddhismus vielmehr als eine Wissenschaft des Geistes und einen Weg zur Transformation bezeichnen". Auf diese nicht-religiösen Aspekte stützt sich die Begriffswahl BPT.

Es sollte also deutlich geworden sein, dass trotz des Adjektivs „buddhistisch" die BPT als konfessionsfreie Therapieform zu verstehen ist.

Der Begriff „Buddhistische Psychotherapie BPT" ist patentgeschützt

In dem Begriff „Buddhistische Psychotherapie BPT®" ist die Psychotherapie das Substantiv. Im Mittelpunkt steht also die Psychotherapie als Profession. So wie es Gestalttherapie, Verhaltenstherapie, Analytische Psychotherapie und viele andere Psychotherapieverfahren gibt, so gibt es nun auch eine Buddhistische Psychotherapie. Diese umfasst eine eigene Störungslehre, Leitbilder, ein eigenes Behandlungskonzept, spezifische Behandlungstechniken sowie Evaluationsstudien zur Wirksamkeit. Die BPT bietet Weiterbildungsmöglichkeiten an, um den Titel „Buddhistische Therapeutin" beziehungsweise „Buddhistischer Therapeut" zu erwerben, nicht aber den Titel „Psychotherapeut/Psychotherapeutin". Es wurde also keine Religion patentiert, sondern ein spezielles Psychotherapieverfahren.

Zudem wird in den Büchern, Seminaren und Vorträgen der BPT stets betont, dass die nicht-religiösen Wurzeln des Buddhismus im Vordergrund stehen. Viele Therapeuten tun dies jedoch, ohne es klar zu benennen. Der BPT ist es ein Anliegen gewesen, die Quellen zu benennen, weshalb das Adjektiv „buddhistisch" benutzt wird.

Die Praxis des Patentschutzes ist in vielen Branchen vollkommen üblich, wie zum Beispiel im Yoga, wo viele Yoga-Formen markengeschützt sind. Der Ausgangspunkt für den Patentschutz bei der BPT sind aber die Auszubildenden gewesen. Sie investieren viel Engagement und Zeit darin, sich fundiert ausbilden zu lassen, wodurch sie sich einen Anspruch auf ein geschütztes Zertifikat erwerben.

Um es kurz zusammenzufassen: Die BPT ist eine achtsamkeitsbasierte, integrative, therapeutische und beratende Lehr- und Praxismethode, die Elemente aus den angewandten Neurowissenschaften und den westlichen Psychotherapiemethoden *schulenübergreifend* umfasst. Die buddhistischen Geisteswissenschaften bilden den konzeptionellen nicht-religiösen Rahmen, die Leitlinien und Leitbilder. Die Inhalte beziehen sich auf die ursprünglichen Lehrtexte.

Das möchte ich gerne etwas näher ausführen.

Ein kleiner Rückblick auf die Entwicklung der BPT

Als ich die buddhistischen Lehren kennenlernte und erfuhr, dass der historische Buddha keinesfalls nach den Göttern seiner Zeit suchte, sondern lediglich menschliches Leiden auflösen wollte, kam mir das als Psychotherapeut sehr vertraut vor. Der ursprüngliche Buddhismus hatte also nicht primär mit Religion zu tun, sondern erschien wie „die Mutter der Psychotherapie", denn Jahrhunderte, bevor der Westen die Psyche zu ergründen begann, existierte in Asien bereits eine schon lange bestehende Wissenschaft des Geistes.

Ich fand in buddhistischen Büchern alle zentralen Konzepte, die wir als Therapeuten heute nutzen. Ganz besonders bedeutsam war es für mich, als ich in den 2600 Jahre alten buddhistischen Texten lesen konnte, dass die Ursache für menschliches Leiden unsere starke Neigung zum *Unbewussten* sei. Das heißt, 2600 Jahre, bevor Sigmund Freud das Unbewusste „entdeckte", wussten die Menschen aus der hinduistischen Kultur bereits um diesen zentralen Sachverhalt der unbewussten Dynamik in uns.

Die Intellektuellen in Europa hatten bereits durch William Jones (1746–1794) Zugang zum Wissen der hinduistischen und buddhistischen Kultur. Arthur Schopenhauer war einer der Ersten, der diese Philosophie integrierte. Doch selbst heute noch fällt es vielen Fachleuten schwer, die Quellen anzugeben, aus denen sie schöpfen.

Ich bemerke das zum Beispiel in Bezug auf das sehr populäre Thema der Achtsamkeit. Auch dieses Konzept wurde bereits vor 2600 Jahren von den Buddhisten formuliert, konzeptualisiert, explizit formuliert und umgesetzt. Die Tatsache, dass der Buddhismus vor vielen Jahrhunderten zur Religion wurde, versperrt für viele den Weg zu den nicht-religiösen Ursprüngen der buddhistischen Lehre. Religion darf und soll nicht mit der Wissenschaft, also auch der Psychotherapie, verbunden werden.

Wer es aber trotzdem wagt, diese therapeutisch wertvollen Texte heranzuziehen, wird lesen können, dass nicht nur das zentrale Thema des Unbewussten darin bereits ausgearbeitet war. Zudem findet man in den Texten auch alle anderen Aspekte moderner Psychotherapie. So wurden explizit Techniken gelehrt und eingeübt, die auf psychologischer Ebene Leiden lindern sollten. Es gab eine Störungslehre, eine Persönlichkeitstypologie, eine Diagnostik, eine Beziehung zwischen Lehrer/Therapeut und Schüler/Klient, das Hier und Jetzt hatte eine große Bedeutung, Träume wurden analysiert, Visualisierungs- und Entspannungsübungen wurden ebenso eingesetzt wie die verschiedensten Achtsamkeitsübungen und Meditationsvarianten.

Je mehr ich über den Buddhismus erfuhr, desto weniger Religion blieb davon übrig. Natürlich wurde die Lehre in die verschiedenen Kulturen getragen und erhielt dabei eine Menge kulturspezifisches „Beiwerk", das viele Menschen heute für zentrale und typische Bestandteile des Buddhismus halten. Hierzu gehören zum Beispiel Gebetsfahnen, Buddhastatuen, Räucherstäbchen, Gebetsmühlen etc. Der Gründer dieser Traditionen, ein Mann namens Gautama, wäre über Buddhastatuen vermutlich sehr erstaunt gewesen. Er hat sich zeit seines Lebens bewusst nie über metaphysische Themen geäußert. Sein Anliegen galt immer dem Hier und Jetzt.

Wenn wir all dieses „Beiwerk" jedoch weglassen und uns auf die ursprünglichen Anliegen zurückbesinnen, dann wird Buddhismus plötzlich sehr psychotherapeutisch. Nicht ohne Grund wurde Buddha immer wieder als Arzt dargestellt und seine Lehre als Medizin.

Auch der berühmte vietnamesische Buddhist Thich Nhat Hanh betont, dass die vielen Details, die dem Buddhismus in der asiatischen Kultur hinzugefügt wurden, den Menschen im Westen den Zugang erschweren.

Kaum ein Therapeut kann davon unberührt bleiben, wenn er erfährt, dass seine Profession bereits 2600 Jahre Erfahrungsgeschichte aufweist. Jeder von uns kann zur Kenntnis nehmen, dass seit so vielen Jahrhunderten aktiv Geistestraining geübt und umgesetzt wird. Es existiert also ein ungeheuer großer Erfahrungsreichtum.

Bereits Anfang des 20. Jahrhunderts engagierten sich Psychotherapeuten und Buddhisten für eine Verständigung im Sinne einer Nutzbarmachung der heilsamen buddhistischen Lehren. Hier sind insbesondere Erich Fromm, C. G. Jung, Daisetz T. Suzuki und Shunryu Suzuki zu nennen. Viele renommierte Wissenschaftler, wie William James, der Begründer der westlichen Psychologie, oder beispielsweise auch Albert Einstein sahen im Buddhismus die Zukunft für westliche Geistesschulung.

Das Thema ist also alles andere als neu: zwar nicht neu, aber dennoch in seiner Bedeutsamkeit nicht genügend gewürdigt.

Interessanterweise habe ich die Erfahrung gemacht, dass fast jeder, mit dem ich über diese Verbindungen sprach, sofort den Zusammenhang intuitiv erkannte. Selbst Menschen, die mit beiden Bereichen, Psychotherapie und Buddhismus, noch keine Erfahrung machen konnten, zeigten sich interessiert und schienen intuitiv das Gemeinsame zu verstehen.

Im *Psychotherapeutenjournal* 3/2012 wurde kritisch festgestellt, dass es neben der BPT kaum einen psychotherapeutischen Ansatz gibt, der in sein Konzept spirituelle Aspekte integriert hat. Ebenso werden in der Ausgabe 2/2016 des *Psychotherapeutenjournals* etliche Studien erwähnt, die feststellen, dass in den letzten 20 Jahren der Stellenwert unter anderem von Spiritualität in der Psychotherapie zugenommen habe. Eine Vielzahl der befragten Therapeuten war sich über die hohe Bedeutung des Themas Spiritualität einig. Sie werden damit bei ihrer täglichen Arbeit konfrontiert, fühlen sich dafür aber nicht hinreichend ausgebildet. Viele Ausbildungsinstitute „signalisierten eine inhaltliche Offenheit", zeigten sich aber noch verunsichert. Da sich die Psychotherapie in den letzten Jahren deutlich von einer Fokussierung auf Störungen wegbewegt und sich verschiedenen die Ressourcen stärkenden Strategien zuwendet, wird der Mangel an Konzepten beklagt, die die Spiritualität als Ressource anbieten. In dem Artikel wird weiterhin formuliert: „Mehrere Indikatoren sprechen dafür, dass in der Psychotherapieforschung und bei den Psychotherapeuten selbst eine konnotative Wende in Bezug auf Religiosität und Spiritualität stattgefunden hat – weg von einer überwiegend kritischen oder ignorierenden Haltung, hin zu einer ausgewogeneren, ressourcenorientierten Perspektive." In dem Artikel wird auch festgestellt, dass die Psychotherapeuten früher zu der am „ausgeprägtesten säkularen Berufsgruppe" zählten, eine repräsentative Umfrage aber heute ganz andere Ergebnisse liefere. Demnach berichtet die Mehrheit der Therapeuten, dass Spiritualität für ihr Leben eine große Bedeutung habe.

Wie dieser Einfluss auf die Therapie aussieht, ist aber ungewiss. Der Artikel verweist immer wieder auf etliche nationale und internationale Studien, die allesamt den hohen Stellenwert von Spiritualität in der Therapie betonen, aber den Mangel an entsprechenden abgesicherten Konzepten beklagen.

Nach über 20 Jahren als Psychologe empfand ich die einzelnen Therapiekonzepte, wie sie von den verschiedenen Therapieschulen angeboten werden, immer als reduziert. Jede Schule möchte sich von der anderen abgrenzen und alle zusammen möchten sich von den spirituellen oder gar religiösen Bereichen abgrenzen. Zwar nutzen viele Therapeuten spirituelle Ressourcen, aber es gibt im therapeutischen Kontext kaum eine Therapieform außer der BPT, die auch spirituelle Aspekte in ihrem Konzept explizit formuliert und anbietet. Spiritualität als Teil des Behandlungskonzeptes fehlt in den meisten Behandlungsformen. Hier gehen sehr viele Chancen verloren. Und natürlich geschieht das, ohne dass die Hilfesuchenden davon etwas mitbekommen, denn in der Regel werden Therapiekonzepte nicht kommuniziert.

Ich hatte den Eindruck, dass auch der Therapiebereich etwas Globalisierung vertragen könnte. Es wäre an der Zeit, die Horizonte etwas weiter nach hinten zu verschieben und größere Räume zu schaffen. Auf diese Weise können wir für uns selbst, aber auch für Ratsuchende viel mehr Ressourcen nutzen.

Ich möchte noch einmal deutlich formulieren, dass die BPT keine neue Buddhismus-Variante ist. Buddhistisch ist das Adjektiv in der BPT. Als Psychotherapeut habe ich eine Psychotherapiemethode entwickelt, die viele Inhalte aus den buddhistischen Lehren integriert. Als wissenschaftlich ausgebildeter Mensch habe ich es gelernt, meine Quellen anzugeben, und eine sehr bedeutsame Quelle für Psychotherapie generell ist aus meiner Sicht die buddhistische Lehre.

Im weiteren Verlauf werde ich eine Auswahl zentraler buddhistischer Begriffe im Hinblick auf ihre Anwendbarkeit beschreiben. Ich denke, dass dadurch meine Sichtweise noch deutlicher werden kann.

Bevor ich nun fortfahre, die BPT als Psychotherapiemethode darzustellen, möchte ich ein Schaubild vorstellen, das die Position der BPT innerhalb der buddhistischen Tradition aufzeigt.

Skizzenhafte Darstellung des Buddhismus

Bitte beachten Sie, dass 2600 Jahre Buddhismus eine extrem komplexe Vielfalt an inneren Strukturen hervorgebracht haben. Darüber gibt es detaillierte Veröffentlichungen. Das nachfolgende Schaubild möchte also nur eine sehr grobe skizzenhafte Darstellung davon anbieten, wie wir die Entwicklung des Buddhismus verstehen können.

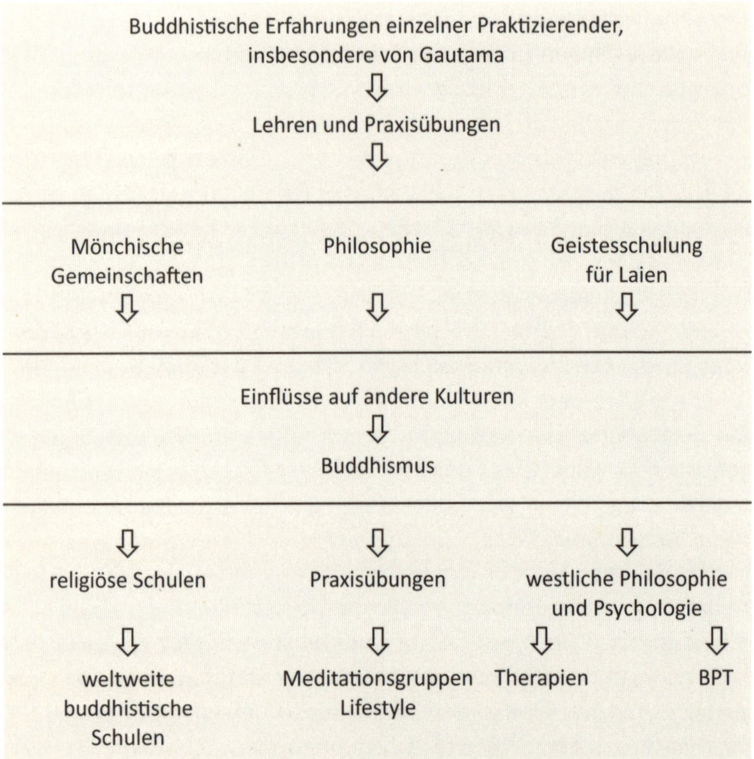

Die BPT steht also gewissermaßen auf alten mächtigen Säulen und wurde nicht aus dem Nichts geschaffen. Zudem möchte ich zeigen, dass die BPT keine neue oder alte buddhistische Schule repräsentiert. Die BPT ist in ihrem Kern eine Psychotherapie.

Ich möchte nun mit den Merkmalen und Kriterien fortfahren, die die BPT als Psychotherapie auszeichnet.

Die Kriterien der BPT als Psychotherapie

Jede Behandlung, die eine Psychotherapie sein möchte, muss folgende Kriterien erfüllen:

- Methodik und Behandlungskonzept
- Störungslehre
- Indikation und Kontraindikation
- Zielsetzung
- Menschenbild
- Unterschiede zu anderen Therapiemethoden
- Nachweis der Wirksamkeit
- Ausbildungsmöglichkeiten
- Quellenangaben

Die Methodik und das Behandlungskonzept der BPT

Die BPT integriert konkrete buddhistische und westlich-psychotherapeutische Lehr- und Praxismethoden, die in beiden Fällen schulenübergreifend und klientenzentriert eingesetzt werden.

Der gesamte Behandlungsplan umfasst

1. die Einführungs- und Stabilisierungsebene
2. die Konsolidierungsebene
3. die spirituelle Ebene

Diese Dreiteilung ist eine erste grobe Übersicht, um den Verlauf zu strukturieren. Weiter unten im Buch beschreibe ich dann den 19 Schritte umfassenden Behandlungsplan im Detail. Diese hier vorab dargestellten drei Ebenen stellen eine Rangordnung dar. Das bedeutet, dass immer bei der ersten Ebene begonnen wird. Auch Ebene 3 startet nicht vor Ebene 2. Allerdings besteht keinerlei Verpflichtung für die Klienten, die Behandlung bis Ebene 3 zu durchlaufen.

1. Die Einführungs- und Stabilisierungsebene

Zu Beginn erfolgt immer eine umfassende Einführung in die Herangehensweise der BPT. Die Klienten erhalten bildhafte und sehr anschauliche Skizzen zur Verdeutlichung der zugrunde liegenden Abläufe. Es wird also eine anschauliche Erklärung geliefert, die das aktuelle Empfinden der Klienten transparent macht.

Dann erfolgt stets eine Stabilisierungsphase. Es wird immer erst abgesichert, bevor etwas Kritisches ergründet wird. Konkret bedeutet das, dass Klienten Selbststeuerungstechniken kennenlernen, um sich, wie der Begriff schon verrät, besser selbst steuern zu können. Das heißt, sich selbst zu aktivieren oder zu beruhigen, wann und wo auch immer es notwendig erscheint. Das führt zu Erfahrungen von Selbstwirksamkeit, was wiederum die psychische Verfassung spürbar verbessert.

2. Die Konsolidierungsebene

Diese Phase spiegelt die positive Psychologie der BPT wider. Der Aufbau und die Absicherung von inneren Ressourcen hat große Priorität.

Ein deutlicher Schwerpunkt liegt in der konkreten Vermittlung von Selbstwirksamkeitserfahrungen. So konsolidiert sich das gesamte Selbsterleben. Wenn also unheilsame Abläufe eigenständig abgemindert werden können, erfolgt die Fokussierung auf die angestrebten Ziele, die positiven inneren Anteile. Konkret wird hier oft der innere Weise, der innere Heiler, der innere Gütige, der innere Gelassene etc. aufgebaut. All das führt zu einer Egostärkung. Ich gehe auf diese einzelnen Aspekte später noch ein.

3. Die spirituelle Ebene

Diese Ebene ist nur Klienten zugänglich, die sich zuvor durch die 1. und 2. Ebene psychophysisch gut absichern und konsolidieren konnten. Nach der Aufbauphase erfolgt nun auf dieser Ebene gewissermaßen die Abbauphase. Hier liegt die Erfahrung zugrunde, dass wir auch mit starken inneren Egostrukturen nicht glücklich werden, denn wir sind mit einem solchen Ego permanent den inneren Impulsen von „ich will...“, „ich mag...“, „ich mag nicht...“, „ich, ich, ich ...“ etc. ausgeliefert. Auf der Ebene der spirituellen Herangehensweise werden konkrete Techniken vermittelt, die zu Egominderung bis hin zu Egoauflösung führen.

Eine explizite Beschreibung des Behandlungsablaufs finden Sie im Kapitel 4.

Die Störungslehre der BPT

Die Störungslehre ist natürlich ein westlich-psychiatrischer Begriff, der beschreibt, wie nach dem jeweiligen Verständnis einer Psychotherapiemethode die verschiedenen Störungen entstehen und zu behandeln sind. Der Buddhismus ebenso wie die BPT verstehen Störungen nicht als Krankheiten oder Fehler einzelner Individuen, sondern als menschliche Normalität. Das bedeutet, dass wir nicht primär nur darauf eingehen, warum der einzelne Klient leidet. Es besteht das Wissen um die menschlichen Funktionsweisen, die unausweichlich zu leidhaften Erfahrungen führen. Der Einzelne leidet, weil er eben ein Mensch ist. Wir alle sind dem Leiden ausgesetzt. Das ist eine der buddhistischen Grundaussagen.

Die buddhistische „Störungslehre", also die Lehre über das menschliche Leiden, wurde vor 2600 Jahren formuliert. Sie bildet auch die Basis der Störungslehre der BPT und wird in buddhistischen Kontexten als die *Vier Edlen Wahrheiten* bezeichnet. Ich möchte kurz beschreiben, dass es dabei nicht um uralte Ideen, sondern um aktuelle Konzepte geht. Im nächsten Kapitel werden diese Vier Edlen Wahrheiten im Hinblick auf ihre Anwendbarkeit weiter durchleuchtet.

Wenn etwas wie diese Vier Edlen Wahrheiten über Generationen hinweg permanent geprüft wurde und dann 2600 Jahre lang bestehen konnte, bedeutet das einen sehr hohen Wahrheitsgehalt. Aber es gibt hier nichts zu glauben, denn das Motto lautet durchgängig: kennenlernen und selbst prüfen.

1. Der erste Aspekt der Störungslehre beschreibt die Bedeutung von Leid

Leid entsteht, wie eben schon angedeutet, unweigerlich und unabwendbar, es ist durch unsere menschliche Existenz vorgegeben, deshalb sind wir auch ausnahmslos alle davon betroffen. Niemand kann leben, ohne Probleme zu erfahren: Geburt, Alter, Krankheit und Tod sowie die vielen alltäglichen Probleme sind universell.

Es geht nicht um kranke Minderheiten, sondern um uns alle. Unser Organismus ist sehr störungsanfällig, ständig bedürftig und verletzbar; unsere geistigen Aktivitäten verlaufen in der Regel unbeaufsichtigt, unbewusst schnell und erzeugen permanent Spannungen, Konflikte und schwierige Impulse. Es ist nicht notwendig, „krank" zu sein, um schmerzliche Probleme zu erfahren. Wir alle werden früher oder später etwas erleben, das uns ängstlich, traurig oder wütend macht. Wir meinen zwar, dass wir sachlich-logisch nachdenken können, aber unser Verstand funktioniert sehr auf der Basis von erlernten Gewohnheitsmustern. Das erzeugt Routinen, die wir nicht mehr bewusst steuern. Selbst komplexe Handlungen, wie das Autofahren, führen wir unbewusst und automatisiert durch. Aus dieser Funktionsweise entstehen vielfältige Konsequenzen. Das Ausmaß unseres Unbewussten ist für uns alle relevant. Wir werden in diesem Buch dieses Phänomen noch aus verschiedenen Perspektiven beleuchten.

Dieser Aspekt der Störungslehre öffnet unser Verständnis für Krankheiten. Der nächste Aspekt vertieft das bislang Festgestellte.

2. Der zweite Aspekt der Störungslehre beschreibt die Ursachen von Leiden

Der eben genannte erste Aspekt, dass Leid unabwendbar immer wieder in unser Leben tritt, wird nun durch die Beschreibung der Ursachen vertieft. Die Ursachen betreffen allerdings nicht die unabwendbaren Katastrophen des Lebens, sondern die Klärung, wieso diese Abläufe in uns solche Auswirkungen haben. Die Ursachen beziehen sich also beispielsweise nicht auf das miese Wetter, sondern auf unsere Reaktionen auf das Wetter. Es geht auch nicht primär um die Ursachen für das Auftreten von Krankheiten, sondern eben auf unsere Reaktionen in Bezug auf diese Krankheiten.

Dieser zweite Aspekt des Leidens greift also die Tatsache aus dem ersten Aspekt auf und schaut nun auf unsere Reaktionen auf den ersten Aspekt des Leidens.

Wir erfahren Leid und dann reagieren wir darauf und leiden darunter.

Diese Reaktionen erzeugen in der Regel zusätzliches Leiden und haben sehr viel mit unserem Ego zu tun. Jemand kränkt uns, wir regen uns darüber auf, schimpfen oder grübeln und so verdoppeln wir unsere Probleme. Vielleicht fallen Ihnen jetzt ja Gegenargumente ein, wie: „Ja, aber man muss doch …“ Das wäre ein einfaches und wahrscheinlich weniger leidvolles, aber dennoch funktionales Beispiel für das eben Gesagte. Sie erfahren etwas und reagieren darauf. Das hat sehr viel mit dem menschlichen Ego zu tun. Unsere inneren Egostrukturen reagieren auf alle Reize, sie entscheiden über unsere Reaktionen und das damit verbundene Empfinden. Deshalb schauen wir uns diese Egoneigungen nun etwas genauer an:

Es gibt drei Varianten unserer Egoreaktionen:

- **Ego-Neigung:** Unbewusstheit
- **Ego-Neigung:** Anhaftung
- **Ego-Neigung:** Widerstand

Wir schauen uns diese Aspekte im nächsten Kapitel noch genauer an. An dieser Stelle zeigt uns der zweite Aspekt der Störungslehre unsere menschliche Neigung zu ungünstigen Reaktionsweisen. Wir erleben unweigerlich Leiderfahrungen und fügen dann noch etwas Leidvolles hinzu. Das macht uns zu Akteuren und zu Mitverantwortlichen. Gleichzeitig eröffnet es uns aber auch Handlungsspielräume.

3. Der dritte Aspekt der Störungslehre gibt uns Hoffnung

Dieser dritte Aspekt ist ein sehr hoffnungsvoller und liefert gewissermaßen das Gegengewicht zu den vorausgegangenen beiden Aspekten. Der dritte Aspekt verweist darauf, dass wir unser Leiden auflösen können, dass wir zum Beispiel lernen können, anders zu reagieren.

Dieser Aspekt ist überaus wichtig. Er gibt uns allen Hoffnung und zugleich ist er für Behandler eine sehr bedeutsame Hilfe. Wie schlimm auch immer die Situation ist, wie leidvoll und wie chronisch auch immer eine geschilderte Leidensgeschichte sein mag, stets ist ein Wandel möglich. Würden wir das aus den Augen verlieren, dann würden sich unsere Bemühungen sehr schwer anfühlen, sie würden zur Last und schließlich zur Überlastung.

Die Grundlage für eine positive und konstruktive Einschätzung, dass die Chance zu Veränderung besteht, ist die Tatsache, dass wir nicht auf Psychotricks aufbauen, sondern auf Naturgesetzen.

In uns wirken dynamische, biologische und psychosomatische Prozesse. Alles, was wir zukünftig unterlassen, führt zu inneren Veränderungen, und alles Heilsame, was wir wiederholen, wird sich in uns stärken. Probleme entstehen oft nur aus Wiederholungen unheilsamen Verhaltens oder Erfahrens. Der relevante Mechanismus lautet *Neuroplastizität.* Er beschreibt die Veränderungsfähigkeit einer jeden Nervenzelle und damit unseres Nervensystems und funktioniert unabhängig vom Alter.

Strukturelle Veränderungen sind nachweisbar möglich – in jedem Alter!

Vielleicht haben Sie den Eindruck, dass sich ältere Menschen kaum noch wesentlich verändern? Das ist leider oft die traurige Realität. Aber das entspricht keinem Naturgesetz und hat auch nicht primär etwas mit dem Alter, sondern mit der Mentalität und damit verbunden mit dem Lebensstil zu tun. Wenn wir nichts Neues mehr umsetzen, wenn unser Leben immer gleichförmiger wird, dann wird sich auch unser Nervensystem in diese Richtung reduzieren. Eine vermeidbare *Pseudo-Demenz* entsteht, weil unser Gehirn immer ein Abbild unseres Lebens ist.

Bleiben Sie also aktiv, bleiben Sie neugierig, probieren Sie immer wieder einmal neue Dinge aus. Solch eine Haltung stimuliert auch Ihr Nervensystem und führt zu positiven Entwicklungslinien.

Dieser dritte Aspekt der Störungslehre kann uns zu Recht Zuversicht geben und Hoffnung machen.

4. Der vierte Aspekt der Störungslehre betrifft die Umsetzung

Wir finden hier bei diesem Aspekt die Idee, dass wir aus unseren Problemen etwas Konstruktives gestalten können.

Problemminderungen oder Problemlösungen bedeuten immer auch die Kultivierung heilsamer Eigenschaften, und zwar in alle alltäglichen Lebensbereiche hinein. Wir können unsere Erfolge dann absichern, indem wir sie auch in unsere beruflichen Tätigkeiten hineinbringen, in die Art und Weise, wie wir Kontakte pflegen, wie wir kommunizieren, wie wir uns bemühen. Jeder Aspekt unseres Lebens bietet uns zugleich ein Übungsfeld und eine Chance, das bislang Erreichte zu festigen.

Dieser vierte Aspekt möchte Anregungen geben für unsere Überlegungen zur Zielsetzung. Sicherlich möchten wir selbst glücklich werden, aber wir sollten das nicht als Alleingang verstehen. Der vierte Aspekt möchte dazu anregen, unsere heilsamen Veränderungen mit anderen zu teilen. Wir verstehen uns als Menschen nicht isoliert, sondern in Verbindung. Das heilsame Engagement für uns selbst ist zugleich ein Engagement für das Netzwerk, in dem wir leben, und jeder aus diesem Netzwerk gibt es wieder an weitere Netzwerke. Dabei geht es natürlich nicht um Missionierung, sondern um ein Verständnis der wechselseitigen Verbundenheit und des nicht-eigennützigen Gebens.

Menschen ohne gezieltes Geistestraining unterliegen unbewussten Funktionsweisen und erzeugen so naturgemäß immer wieder „Störungen“.

Das Unbewusste oder die menschliche Neigung zu unbewussten Verhaltensweisen ist der zentrale Aspekt des Leidens. Schließlich bedeutet eine Bewusstwerdung unser Glück und das Verharren im

Unbewussten unser Unglück. Bitte überlesen Sie das nicht einfach, denn oft scheinen wir andere Erfahrungen zu machen. Wenn wir etwas Schmerzliches erleben, dann möchten wir das nicht noch bewusster durchleben. Wir lenken uns irgendwie ab und das erleben wir dann als Erleichterung. Wenn wir Klienten zu mehr Bewusstheit verhelfen möchten, dann sollten wir selbst zuerst verstehen, warum das ein wirklicher Vorteil ist. Vielleicht haben Sie oder finden Sie darauf eine eigene Antwort.

Die Herangehensweise der BPT erkennt in unbewussten, automatisierten Reaktionen keinen wirklichen Lösungsansatz. Probleme werden eher verdrängt oder zeitlich aufgeschoben als bewältigt. Das Vorhandensein von unzähligen inneren Automatismen drückt die normalen Funktionsweisen unseres Verstandes aus und ist zugleich die Ursache für unser Leben, das von Verwirrung, Anspannung, dem zu schnellen Verrinnen der Zeit, unserem großen Problem mit Muße und Genuss, der Unaufmerksamkeit und zahllosen weiteren Alltagsschwierigkeiten geprägt ist.

Die BPT folgt den Ausführungen der buddhistischen Wissenschaft des Geistes, die das menschliche Leiden auf eine Kombination aus unvermeidbaren Leiderfahrungen zurückführt, wie zum Beispiel Alter, Krankheit, Tod und viele alltäglich entstehende Probleme, sowie den menschlichen Reaktionen darauf. Diese Reaktionen betreffen insbesondere die Existenz des *Unbewussten* im Menschen. Das Unbewusste hört sich vielleicht zunächst einmal sehr nebulös an, meint aber die Funktionsweise unseres Verstandes, der gerne durch den Bau der eben erwähnten Automatismen für Entlastung sorgen will. Wir lernen etwas, wie zum Beispiel Fahrradfahren, unser Verstand entwickelt den Fahrradfahr-Automatismus und fortan fahren wir automatisiert, also unbewusst Fahrrad. Das mag für Einzeltätigkeiten vielleicht ja manchmal okay sein, aber leider wechseln wir im Alltag nur noch von einem Automatismus zum nächsten.

Die Neigung zu unbewussten Automatismen führt zudem noch dazu, dass Menschen sich schnell mit dem, was sie denken und tun, identifizieren. Der Grad der Bewusstheit reduziert sich so immer mehr. Wir haften unbewusst an unseren gewohnten Abläufen an und entwickeln mehr oder weniger heftige Widerstände, wenn wir uns darin gestört fühlen. Hier finden wir die drei zentralen Mechanismen für unser selbstgemachtes Leiden: Unbewusstheit, Anhaftung und Widerstände.

Die Typenlehre der BPT

Aus diesen drei grundlegenden menschlichen Neigungen entwickeln sich durch Wiederholungen Persönlichkeitstypen. Hier finden wir den Typus des Anhaftenden, den Typus des Widerständigen und den unbewussten und verwirrten Typus. Natürlich gibt es hier auch die Kombinationstypen.

Als anhaftender Typ reagieren Sie sehr auf ästhetische Reize, Sie mögen schöne Dinge und umgeben sich gerne damit. Ohne es vielleicht selbst zu bemerken, verfolgen Sie konservative Werte. Schönes sollte eben erhalten bleiben und konserviert werden. Dazu gehört auch, dass Sie an eigenen Vorstellungen und Meinungen festhalten.

Als widerständiger Typ reagieren Sie meist skeptisch und zurückhaltend. Sie überprüfen Dinge gerne selbst. Sie spüren oft eine kritische Distanz zwischen sich und anderen.

Als unbewusster Typ reagieren Sie oft etwas unkonzentriert. Vieles ist Ihnen nicht so wichtig. Sie übersehen Dinge und träumen viel.

Im Unterschied zu der westlich-psychiatrischen Typenlehre versteht die BPT einen Persönlichkeitstypus als eine Momentaufnahme, die aktuell noch stetig durch wiederholende Verhaltensweisen untermauert wird, sich aber relativ schnell durch geduldiges, korrigierendes Verhalten ändern kann.

Zusammenfassend möchte ich nochmals unterstreichen, dass die BPT den buddhistischen Lehren auch in der Feststellung folgt, dass nicht Minderheiten einer Gesellschaft, sondern ausnahmslos alle Menschen von dieser Dynamik betroffen sind.

Sind nun auch alle Menschen für die BPT-Behandlung geeignet?

Indikation und Kontraindikation für die BPT

Dieses Kriterium fragt danach, wer für die BPT geeignet ist und wer nicht.

Die BPT ist für eine breite Interessentengruppe, für Alt und Jung mit jedem Hintergrund geeignet. Tatsächlich gibt es keinerlei Ausschlusskriterien. Da das Spektrum der Techniken von sehr einfachen, basalen, stabilisierenden Grundübungen bis hin zu tiefgehenden, spirituellen Methoden reicht, ist es eine Frage der Kombination zwischen der Selbsteinschätzung eines Klienten und der gezielten Auswahl der indizierten Techniken. Deshalb können selbst sehr instabile Menschen von der BPT profitieren, natürlich nicht vom gesamten Angebot, sondern von einer gut durchdachten Auswahl.

Ich werde den Ablauf der BPT im 4. Kapitel noch genauer beschreiben, sodass deutlich werden dürfte, wie strategisch sicher ein Verlauf sein kann. Aus diesem Verlauf können dann die individuell hilfreichen Elemente herausgegriffen werden. Da die körperliche Absicherung und damit verbunden die Fähigkeit zur Selbststeuerung auf der Grundstufe sehr im Mittelpunkt steht, können insbesondere auch Menschen davon profitieren, die über die ansonsten sehr sprachlastigen Behandlungsformen nicht oder nur sehr eingeschränkt erreicht werden können. Ich habe hier vor allem Menschen im Blick, die wir in unserer Gesellschaft oft übersehen. Es sind die alten Menschen, die allzu oft einen schweren Lebensabend durchstehen müssen, es sind Kinder und Jugendliche, die allzu oft einfach nur zu funktionieren und etwas zu leisten haben, und ich denke auch an die vielen Menschen, die mit der deutschen Sprache nicht gut vertraut sind.

Hier sind nicht nur die körperbasierten Grundelemente der BPT äußerst hilfreich, sondern auch die BPT-Herangehensweisen über bildhafte Skizzendarstellungen. In dem Buch „Therapeutische Skizzen" sind weit über 250 Skizzen abgebildet, mit denen die BPT alle nötigen Inhalte zu transportieren vermag.

Noch einmal klar formuliert: Die BPT arbeitet mit einer stufenweise sich aufbauenden Methodik. Es werden anfangs immer konsolidierende Herangehensweisen genutzt. Deshalb gibt es für die BPT keine Kontraindikation.

Hochbelastete Klienten oder solche mit sehr schwachem Strukturniveau erhalten schützende, strukturierende Zuwendung. Sie werden angeleitet, strukturierende und selbstwirksame Erfahrungen zu machen. Auch aus den Selbstwahrnehmungsübungen, die uns im Hier und Jetzt besser verankern möchten, können alle Klienten gut Nutzen ziehen.

Ausreichend strukturierte Klienten erhalten zudem Interventionen, um Erfahrungen von sogenannten Ich-Minderungen wahrnehmen zu können, die unter anderem vorhandene destruktive Gewohnheitsmuster auflockern sollen. Aufgrund dieses Stufensystems in der Herangehensweise der BPT kann sehr individuell auf jede vorliegende Problematik beziehungsweise Zielsetzung eingegangen werden. Die BPT ist daher für jeden Interessierten geeignet.

Zwei verschiedene Klientengruppen

Es gibt natürlich sehr unterschiedliche Klienten und deren Eingruppierung ist auch nur als Inspirationshilfe gedacht. Allerdings hat diese Einteilung gar nichts mit dem Ausmaß der Probleme von Klienten zu tun, sondern mit ihrer Motivation.

Die eine Gruppe zeichnet sich dadurch aus, dass sie sehr eigenmotiviert und interessiert die angebotenen Übungen und Inhalte aufnimmt, diese konkret umsetzt und tagtäglich intensiv übt. Dann gibt es die Klienten der anderen Gruppe, die aus den unterschiedlichsten Gründen nicht zu einer regelmäßigen Übungspraxis kommen. Die erste Gruppe macht sehr schnelle spürbare und sichtbare Fortschritte, die andere Gruppe leider nicht.

Das wird allerdings nicht wie ein Naturgesetz hingenommen, sondern kommuniziert und bearbeitet. Neue Dinge zu integrieren ist immer eine Herausforderung, insbesondere deshalb, weil wir alle durch die vielen bestehenden Gewohnheitsmuster schon sehr in Anspruch genommen sind. Die zweite Gruppe benötigt also etwas mehr Unterstützung und Motivierung. Oft helfen da Wiederholungen, gemeinsames Üben und die gemeinsame Bearbeitung von konkreten Erinnerungshilfen und Tagesplänen etc.

Es gibt allerdings noch eine weitere Gruppe, die meistens gar nicht zum Üben kommt, weil sie erst gar keinen Zugang zur Unterstützung findet. Das ist die Gruppe der Behandler und Helfer selbst. Therapeuten und Therapeutinnen in Not werden in der Regel kaum nach professioneller Hilfe suchen. Therapeuten nutzen das, was sie selbst kennen. Das ist einer der Gründe, warum die helfenden Berufe zu den Risikoberufen gehören.

Das Menschenbild der BPT

Die BPT folgt der buddhistischen Wissenschaft des Geistes in ihrem konstruktiven Menschenbild. Die menschlichen Funktionsweisen sind relativ homogen. Wir alle sind unweigerlich immer mit Problemen konfrontiert und reagieren darauf in ähnlicher Weise mit unbewussten Automatismen. Deshalb findet bei der BPT keine generelle Differenzierung in Kranke und Gesunde statt.

Zudem verfügt jeder einzelne Mensch über alle notwendigen Fähigkeiten oder zumindest Veranlagungen, um seine Leiden zu überwinden.

Eines der Grundprinzipien allen Lebens ist der stetige Wandel, die Diskontinuität. Deshalb ist es möglich, sich in jedem Alter zu verändern. Das Phänomen der *Neuroplastizität* belegt dieses konstruktive Menschenbild.

Zudem ist Spiritualität ein menschliches Grundbedürfnis. Die Wahrnehmung dieses Bedürfnisses ist leider in uns nicht so stark ausgeprägt wie andere Grundbedürfnisse, zum Beispiel das Bedürfnis nach Nahrung, Schutz oder Sexualität. Die Umsetzung in der BPT erfolgt durch Anregungen zur Selbsterfahrung, dies allerdings erst nach der Konsolidierungsphase. So können sich die Klienten ihre eigene Meinung bilden.

Wie schon erwähnt, beraten und behandeln wir keine Kranken und schon gar keine sogenannten Fälle, sondern immer nur Menschen. Und diese Menschen treffen wir „auf Augenhöhe". Niemand ist nur gestört, dumm oder gehandicapt. Wir sind als Menschen gleichermaßen auf einem beschwerlichen Weg, aber in uns liegen alle notwendigen Veranlagungen, um aus diesem Weg ein faszinierendes Abenteuer zu gestalten. Das Thema der vorhandenen Veranlagungen ist synonym mit dem Thema der inneren Potenziale. Es ist überaus lohnenswert, der eigenen Potenziale gewahr zu werden. Nicht wenige spüren das wahrscheinlich nicht direkt. Deshalb ist eine konstruktive Heranführung an dieses Thema wichtig.

Die Zielsetzung der BPT

Ich arbeite, auch durch eine meiner Ausbildungen inspiriert, als klientenzentrierter Gesprächstherapeut, wie der Name schon sagt, klientenzentriert. Es gibt keine festen Zielvorgaben in der BPT. Es gibt Angebote und Anregungen, es gibt auch Strategien und ein generelles Vorgehen, aber keine rigiden Ziele.

Jeder Mensch ist willkommen und kann sein Anliegen formulieren. Dieses hat dann immer Priorität. Selbst wenn jemand nur abnehmen, weniger Angst, Trauer, Wut oder Schmerzen haben möchte, kann das mit der BPT effektiv angegangen werden. Da aber die Anfangszeit der Behandlung von Therapeuten genutzt wird, um Zusammenhänge und das BPT-Konzept zu verdeutlichen, erkennen die Klienten eigentlich immer die Chancen, die sie hier erhalten. Sie werden neugierig darauf, „was sonst noch so geht".

Es ist ein wenig so, als führten wir unsere Klienten auf eine Anhöhe. Von dort aus gibt es einen besseren Ausblick auf weitere Horizonte.

Die BPT möchte ihren Klienten ein positives und konstruktives Konzept anbieten. Für viele wird schnell deutlich, dass lediglich eine Symptombeseitigung, so entlastend das natürlich ist, nicht dauerhaft glücklich macht. Sie sind schließlich nicht deshalb glücklich, weil sie keine Angst oder Depression mehr haben. Bestenfalls sind sie für eine gewisse Zeit erleichtert, aber nicht nachhaltig glücklich. Oder bildhaft ausgedrückt: Ein schönes Haus wird nicht dadurch errichtet, dass wir den Unrat von der Baustelle entfernen. Die Weltgesundheitsorganisation WHO hat schon Mitte des 20. Jahrhunderts festgestellt, dass Gesundheit umfassender ist als das Fehlen von Beschwerden.

In der BPT ist der berühmte Leitsatz *„Der Weg ist das Ziel"* tatsächlich zentral, denn der Weg führt über Information und erste Übungen zur Absicherung und Konsolidierung. Dieser Weg ist jedoch ein innerer, sodass Absicherung und Konsolidierung nicht von außen kommen, sondern als innere Ressource aktiviert werden.

Jeder Schritt liefert uns wichtige Erfahrungen und ist daher wichtig und unentbehrlich. Es ist ein Stufenweg, weg von den Problemen und hin zu immer mehr Unabhängigkeit von äußeren Bedingungen, bis hin zu den spirituellen Bereichen. Einfacher ausgedrückt: Erst kümmern wir uns um die Wurzeln und dann erst um die Flügel.

So findet also sehr oft ein Zusammentreffen statt zwischen den Zielvorstellungen der Klienten und den Angeboten der BPT.

Jetzt ist alles gut

Wenn sich Menschen um Veränderung bemühen, dann haben sie meistens mehr oder weniger bewusst eine Idee vom aktuellen und vom gewünschten Zustand. Sehr oft meinen wir, dass es jetzt noch nicht gut ist, und wenn wir uns dann später befreien können, ist endlich der gute Zustand erreicht. Die Befreiung soll uns also irgendwie von hier wegbringen. Der angestrebte Zustand liegt demnach in der Ferne.

Dem entgegengesetzt vermittelt die BPT eine Vision von Befreiung als einem Zustand im Hier und Jetzt. In diesem Prozess erlernen wir im Akt des Befreiens ein tiefes *Annehmen* von dem, was jetzt ist. Es ist ein *Akzeptieren,* ein *Ja-Sagen* zu allen unseren Eindrücken, Empfindungen und Emotionen. *Wir befreien uns nicht von unserem Leben, sondern inmitten unseres Lebens!*

Setzen Sie sich doch jetzt einmal gerade hin, lockern Sie Ihre Muskeln etwas, achten Sie auf Ihre Schultern und auch auf Ihre Gesichtsmuskeln. Vielleicht lächeln Sie jetzt, atmen dann bewusst und lassen diese Bewusstheit sich in Ihrem ganzen Organismus ausbreiten. Wenn Sie das vollständig umsetzen, ist bereits alles erreicht.

Ich möchte betonen, dass wir in der BPT keine Kunststücke oder meditative Wunder vollbringen. Auf die Frage, was eine gute Therapie bringen soll, antworte ich gerne: „Nichts".

Falls ein Klient nach einigen Sitzungen feststellen sollte: „Ich glaube, das hier bringt mir nichts", können BPT-Therapeuten nur zustimmen, denn eine Therapie bringt nichts von außen. Die Klienten bekommen nichts geliefert. Sie erhalten sicherlich Informationen zur Selbsthilfe und auch Unterstützung auf diesem Weg, aber es ist immer ihr eigener Weg. Dabei geht es um innere, bereits vorhandene eigene Veranlagungen, die aktiviert werden. Diesen sehr wichtigen Aspekt schauen wir uns später noch etwas genauer an.

Die BPT möchte gerne die Sensibilität für die bereits vorhandene Vollkommenheit anregen. In der Regel verwirren viele negative, neutrale und selbst positive Reize unseren Geist. Es existieren jedoch sehr gut erprobte Methoden, die uns in die Lage versetzen, aus diesen Karussellen auszusteigen.

Vielleicht können Sie gerade in diesem Augenblick verstehen, was ich Ihnen sagen möchte, und vielleicht können Sie sich für einen Augenblick auf diese Zeilen einlassen. Ich möchte gerne meine Anregungen im Hinblick auf Ihre innere Gefasstheit wieder aufgreifen, die ich vor wenigen Sätzen empfohlen hatte. Alles andere kann einen Augenblick warten. Womöglich können Sie Ihre Körperhaltung wieder so einrichten, dass es für Sie angenehm ist. Achten Sie auf Ihren ruhigen Atemfluss beim Lesen. Alles ist jetzt für den Moment okay. Atmen Sie ruhig weiter. Alles ist okay. Die Ruhe kann sich in Ihnen weiter ausbreiten. Es ist eine klare und wache Ruhe. Alles ist jetzt gut. Wenn Sie das so wahrnehmen können, sind Sie jetzt befreit. Sie befinden sich bereits am Ziel.

Wir müssen also keinen langen Weg zurücklegen. Durch Bewusstheit können wir unseren Startpunkt und den Zielpunkt sofort „übereinanderlegen". Wir sind sofort da, *weil alles in uns ist.*

Unterschiede zu anderen Therapiemethoden

Entgegen der epidemiologischen Sichtweise vieler Therapieschulen, die Probleme nur für kleinere Prozentzahlen der Bevölkerung beschreibt, geht die BPT von einer universellen menschlichen Dynamik aus, die uns ausnahmslos alle immer wieder mit Leid konfrontiert.

Viele Psychotherapiemethoden fokussieren die Stabilisierung der Persönlichkeit. Die Ichstärke soll voll ausgebildet werden. Wenn oder falls das erreicht wird, gelten viele Behandlungen als erfolgreich abgeschlossen.

Die BPT bietet darüber hinaus konkrete Methoden an, um das solide Ichempfinden in einem weiteren Schritt wieder zu vermindern. Unsere Ichimpulse sind nach meiner Einschätzung zwar hilfreich dabei, um einige Probleme zu lindern, aber auch nicht alle, und sie sind zudem nicht wirklich hilfreich für die Entwicklung von innerem Frieden und Glück. Der stetige Zustrom von Ichimpulsen wurde schon kurz erwähnt, es ist dieses ewige: „Ich denke... ich meine... ich möchte... ich will..." etc. So finden wir keinen Frieden. Die Ichimpulse schaffen uns keine Befriedigung, zumindest nicht langfristig. Wahre Zufriedenheit erlernen wir erst durch das Loslassen unserer Ichimpulse, wie zum Beispiel der vielen Wünsche. Im Zen heißt es, dass wir Zufriedenheit erst dann erreichen, wenn wir aufhören, danach zu streben. Zufriedenheit beinhaltet einen Frieden, den wir nicht durch Anstrengung finden, sondern durch Loslassen. Einen nachhaltigen und tiefen Frieden können wir tatsächlich finden, wenn wir lernen, unsere vielen Bedürfnisse zu mindern. Das macht uns nicht sofort zu bedürfnislosen Menschen, sondern es löst unsere Fesseln, es verringert unsere Gewohnheitsmuster und festen Identifikationen und lässt uns bewusster entscheiden.

Dafür sind auch Zugänge zu den spirituellen Erfahrungsmöglichkeiten durch strukturierte BPT-Methoden sehr hilfreich, da wir auf diesem Weg selbst erfahren können, wie es sich anfühlt, wenn unsere Egoimpulse zur Ruhe kommen. Zudem sind spirituelle Erfahrungsmöglichkeiten generell eine große Ressource. Das Fehlen der spirituellen Ressourcen ist eigentlich in allen anderen Therapiekonzepten zu beklagen.

Bei den noch folgenden Ausführungen über die BPT werde ich die Unterschiede noch weiter verdeutlichen.

Nachweis zur Wirksamkeit der BPT

Die BPT wurde seit dem Jahre 2000 in klinischen und beratenden Kontexten im Hinblick auf die Vermittlung, Umsetzbarkeit und Effektivität praktisch erprobt. Im Jahre 2010 erschien das Konzept der Buddhistischen Psychotherapie BPT erstmals in Buchform.

Eine „Evaluationsstudie zur Wirksamkeit eines achtsamkeitsbasierten Verfahrens der BPT" wurde 2017 („peer reviewed") in der Zeitschrift „Spiritual Care" online und als Printausgabe 1/17 veröffentlicht. Sie untersucht die Effekte der BPT-Methode im Vergleich zur Verhaltenstherapie. Die Untersuchung fand über einen Zeitraum von zwei Jahren bei ca. 200 Klienten statt. Es konnte wissenschaftlich nachgewiesen werden, dass die BPT-Behandlungen zu signifikanten Symptomverbesserungen führen. Zudem konnte belegt werden, dass diese positiven Effekte stärker ausgeprägt sind als bei klassischer Verhaltenstherapie. Den großen Erfolg führe ich darauf zurück, dass ganzheitlichere Methoden immer erfolgreicher sein werden.

Ausbildungsmöglichkeiten

Seit 2011 besteht die Möglichkeit, sich zur Buddhistischen Therapeutin beziehungsweise zum Buddhistischen Therapeuten (BPT®) weiterbilden zu lassen. Meditationslehrer (BPT®) werden seit 2013 ausgebildet und die Ausbildung zum Achtsamkeitstrainer (ASST®) besteht seit 2015.

Zu den BPT-Therapeuten

Was zeichnet einen BPT-Therapeuten aus? Muss er erleuchtet sein, um BPT erfolgreich anwenden zu können? Nein. Ich vergleiche uns BPT-Therapeuten öfter mal mit einem Reiseführer. Ein guter Reiseführer ist immer ein Begleiter. Ein Reiseführer, der auf dem Gipfelkreuz steht und herunterruft: „Hier ist das Ziel", ist für die Wanderer, die aus dem Tal hochsteigen, ganz ungeeignet. Wir finden uns zusammen und gehen gemeinsam los. So sehen wir als BPT-Therapeuten recht schnell, wie gut die Kondition der Wanderer ist. Die Besonderheit, die das Bild vom Wandern deutlich verfälscht, liegt darin, dass alle Wanderer bereits am Ziel sind.

Es gibt viele Erzählungen von Menschen, die in die Welt zogen, um das Glück zu finden, nur um feststellen zu müssen, dass es immer schon bei ihnen war. Dieses heilsame innere Ziel ist allerdings meistens so überlagert von Stress und Problemen, dass der Zugang versperrt ist. Deshalb kommt es dann zu so etwas wie einer Reise, einer inneren Reise. Therapeuten müssen also keine neuen Wunder vollbringen oder ihren Klienten vollkommen neue Dinge über das Leben beibringen, sondern nur die bereits vorhandenen „eingerosteten" Türen wieder zugänglich machen.

Natürlich ist, wie bei allen anderen Dingen im Leben auch, die Authentizität von großer Bedeutung. Es sollte für Klienten spürbar werden, was das, was ihr BPT-Therapeut ihnen vermittelt, auch für ihn selbst bedeutet. Deshalb erlernen die BPT-Therapeuten auch nicht nur eine Methode, sondern werden ebenso selbst auf ihre Ego-Dynamik hinterfragt.

Als BPT-Therapeuten verfügen wir über eine Methode, die uns in vielfacher Weise das Leben erleichtert. Das kann durch ein tiefes Vertrauen in die Methode gesichert sein. Die BPT ist mittlerweile wissenschaftlich gut abgesichert. Es geht schließlich nicht um Psychotricks, sondern um Naturgesetze. Wenn wir regelmäßig mit Engagement üben, werden sich unweigerlich Wirkungen einstellen. Wir nutzen jahrhundertealte Methoden, die mit modernen neurowissenschaftlichen und psychotherapeutischen Techniken kombiniert wurden und durch die Wissenschaft heute verifiziert werden.

Zudem können wir dankbar dafür sein, dass wir einen Job machen dürfen, bei dem wir für uns und andere heilsame Kräfte mobilisieren und spirituelle Bereiche vertiefen.

In Kapitel 7 werden wir uns noch weitere Aspekte darüber anschauen, was es bedeuten kann, BPT-Therapeut oder BPT-Therapeutin zu sein.

KAPITEL 2

Anwendungsbeispiele von zentralen Begriffen

Was wir behandeln

Natürlich behandeln die BPT-Therapeuten das, wofür sie von ihren Klienten beauftragt werden. Wenn Frau Maier ihre Angst loswerden möchte, ihre Depressionen, Schmerzen oder etwas anderes, dann steht das als Ziel klar und deutlich im Fokus. Allerdings bieten BPT-Therapeuten Wege zu diesem Ziel an, die auf einer Strategie des zugrunde liegenden Behandlungskonzeptes basieren.

Zum Selbstverständnis der BPT-Therapeuten gehört aber auch die schon erwähnte Idee, dass eine BPT-Behandlung sich nicht nur auf die Eliminierung von Symptomen bezieht. Etwas nachhaltig Positives lässt sich nicht durch die Auflösung von etwas Negativem aufbauen. Wer Positives aufbauen möchte, muss logischerweise etwas Positives aktiv kultivieren.

Um das vorhandene Potenzial entfalten zu können, ist oft auch die Bearbeitung von Problemen, zum Beispiel zur Lösung von Blockaden, notwendig, doch die Kultivierung heilsamer Kompetenzen steht vor der Konfrontation mit den unheilsamen Anteilen.

Die Klienten kommen allerdings oft mit einer Idee von Behandlung, die sich auf die Manipulation äußerer *und negativer* Umstände und Dinge bezieht. Sie möchten, dass der Partner, die Kollegen, die Vorgesetzten, die Verwandten, die Kinder etc. anders reagieren.

Eine Behandlungsstrategie hilft

Es bedarf einer feinfühligen Lenkung und Steuerung des Behandlungsprozesses, die uns anfangs wegführt von äußeren Bedingungen und hin zu uns selbst, also nach *innen.*

Diese Schritte sind mit einer Behandlungsstrategie zu vermitteln, die ich gerne mit einer Bergsteigerstrategie vergleiche: *erst sichern, dann klettern.* Das beruhigt viele Klienten und mildert Ängste.

Zudem ist es auch für uns Behandler eine große Erleichterung, wenn wir wissen, dass sich unsere Klienten selbst gut absichern können. Nicht zu wissen, ob ein Klient sich bis zur nächsten Sitzung sicher ist, gehört zu den sehr unangenehmen Seiten des Therapeutenberufs. Mit Hilfe der Bergsteigerstrategie lassen sich diese heiklen Aspekte aber deutlich abschwächen. Diese Bergsteigerstrategie wird mit Hilfe der Achtsamen Selbststeuerung umgesetzt. Ich gehe darauf noch ein.

Wir blicken also zum Beispiel nicht auf eine desolate Ehesituation des Klienten, sondern erst einmal nur auf die Funktionsweisen des Klienten. Wie kann er sich selbst beruhigen? Welche Ressourcen stehen zur Verfügung? Daran anknüpfend erfolgen dann die ersten Selbststeuerungsübungen. Weil wir nicht die Fehler analysieren, sondern die normalen menschlichen Verhaltens- und Empfindungsweisen, funktioniert dieses Behandlungskonzept sehr konstruktiv.

Wir wenden uns also von außen nach innen und hier wartet recht sorgenvoll das menschliche Ego. Klingt logisch, aber meinen Buddhisten nicht, es gebe gar kein Ego? Solche scheinbaren Widersprüche sollten wir klären, damit wir ohne Unklarheiten den Weg weiterverfolgen können. Deshalb möchte ich hier ein paar zentrale Begriffe klären.

Zentrale Begriffe der BPT

Zuerst schauen wir uns den Begriff des Ego an und dann folgen ein paar weitere zentrale Begriffe, die mit unserem Ego verknüpft sind.

Das Ego und seine Egoanteile

Der Begriff *Ego* findet sich vor allem in der spirituellen Literatur. In anderen Kontexten, wie zum Beispiel im wissenschaftlichen Bereich, wird vom *Ich* gesprochen. Damit ist zwar das Gleiche gemeint, aber das Ich klingt neutraler. Mit dem Egobegriff verbinden viele Menschen eher problematische Zusammenhänge im Sinne von Egotrip oder Egoismus. In der BPT wird sowohl der Ich- als auch der Egobegriff genutzt, doch auch hier zeigen Egoimpulse oft eine stärkere Dynamik in unserem Empfinden.

Das Ego ist in mehrfacher Hinsicht von besonderer Bedeutung. Einerseits finden wir hier unser Bild von uns selbst, hier ist die Ebene unseres Verstandes, und andererseits finden wir hier eine große Quelle für Probleme. Die BPT folgt der buddhistischen Lehre, die uns zeigt, dass unsere leidvollen Empfindungen zumeist aus zwei Faktoren bestehen: einem Sachverhalt, der in uns Spannungen erzeugt, und dann unsere Egoreaktionen darauf.

Als Neugeborene kommen wir ohne Ego/Ich auf die Welt. Diese Struktur bildet sich in den ersten Lebensjahren in uns, aber sie kann sich ein Leben lang verändern und weiterentwickeln. Wir werden uns die Details noch genauer unter dem Gesichtspunkt des Umgangs mit unserem Ego anschauen.

An dieser Stelle möchte ich unterstreichen, dass wir bei unserem Ego oft eine möglichst feste innere Struktur annehmen. Bei genauerer Betrachtung muss sich das leider als Illusion herausstellen. Nur wenn wir kontinuierlich bestimmte Egoanteile immer wieder aktivieren, bleiben sie uns erhalten. Wenn Sie zum Beispiel ein ausgeprägtes Sucht-Ego in sich kultiviert haben, dann könnten Sie sich als eine süchtige Persönlichkeit beschreiben, sich damit also identifizieren und alles so belassen. Schließlich meinen Sie ja, es sei Ihre Persönlichkeit. Tatsächlich aber kann dieser Egoanteil nur so lange Bestand haben, wie Sie weiterhin ein süchtiges Verhalten umsetzen. Mindern Sie dieses, verändert sich Ihre innere Struktur und damit dann auch Ihre Persönlichkeit.

Wir müssen also feststellen, dass der Begriff Ego eine unzulässige Verkürzung darstellt. In der buddhistischen Lehre finden wir Erklärungen, die uns zeigen, dass es gar kein Ego gibt. Das widerspricht scheinbar unserem eigenen Empfinden, bei dem wir natürlich unser Ego spüren. Als Therapeuten behandeln wir ausgiebig die verschiedenen Egoreaktionen. Ichstrukturen sind für Therapeuten eine zentrale innere Instanz, die es zu analysieren und zu behandeln gilt. Sollte das etwa eine Illusion sein?

Die Lösung liegt darin, dass die buddhistische Lehre lediglich aussagt, dass es kein *festes, stabiles, unabhängiges* Ego gibt.

Tatsächlich gibt es in uns kein singuläres, fest umrissenes, neurologisches Areal, das unser Ego ausmacht. Stattdessen finden wir Egostrukturen vor. Das bedeutet, dass unser Ego in viele Facetten aufgeteilt ist. Wir finden also Egofacetten, Egomodule oder Egoanteile.

Jeder Mensch hat fast unerschöpflich viele Veranlagungen für die unterschiedlichsten Egoanteile. Welche sich davon kultivieren lassen und welche nicht, ist eine sehr spannende Frage. So besitzen wir alle eine ganz individuelle Konstellation von Egoanteilen.

Die nachfolgende Abbildung 4 zeigt uns zwei Personen mit unterschiedlichen Egoanteilen. Es gibt große „dunkle" und große „helle" Anteile, aber auch kleine „helle" und „dunkle".

Es hat sich als sehr hilfreich erwiesen, solche inneren Anteile anschaulich darzustellen. So können wir alle immer wieder einmal im Akt des Bewusstseins feststellen, dass jetzt wieder nicht wir als Ganzes, sondern nur ein bestimmter Egoanteil dominant wurde.

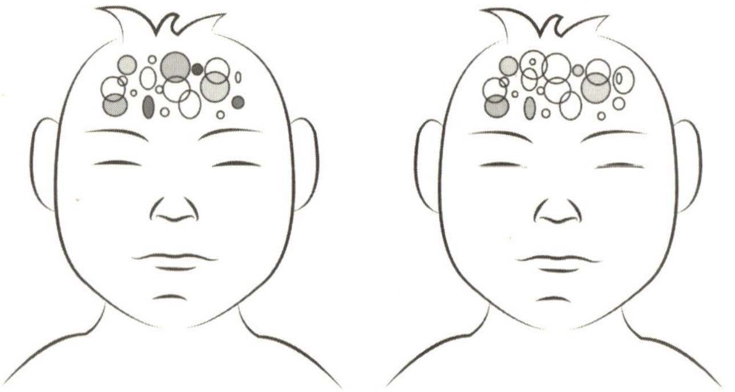

Abb. 4

Dieser Aspekt ist ein sehr zentraler. Er zeigt uns unsere Vielfalt, das Potenzial, relativiert aber auch aktuelle Empfindungen. Das, was wir jetzt denken und empfinden, entspricht nicht unserem „Wesen", sondern wird nur sehr stark von einem aktivierten Egoanteil geprägt. Deshalb ist es eigentlich sinnvoller, nicht von unserem Ego zu sprechen, sondern vielmehr von unseren *Egoanteilen.*

Wenn wir an uns selbst denken oder von uns sprechen, dann benutzen wir eine extreme begriffliche Verkürzung, indem wir nur an ein „Ich" denken oder davon sprechen. So entsteht der fehlerhafte Eindruck, dass es ein einzelnes, festes Ich oder Ego gibt. Stattdessen baut sich unser Ich aber aus Fragmenten oder eben Egoanteilen auf.

Egoanteile sind zum Beispiel der innere Selbstkontrolleur, der innere Angsthase, der innere Kampfhund, der innere Trauerkloß, der innere Antreiber, der innere Genießer, der innere Perfektionist, der innere Grübler, der innere Berater, das innere Kind, der innere Schweinehund etc. Jeder von uns verfügt über außerordentlich viele dieser Egoanteile. Einige harmonieren miteinander, einige widersprechen sich auch und führen zu unseren inneren Konflikten. Der eine Egoanteil in uns möchte shoppen gehen, der andere Egoanteil rät eher zur Zurückhaltung. Der eine Egoanteil in uns möchte dem Chef gerne die Meinung sagen, der andere Egoanteil ist eher ängstlich-vermeidend.

Aus dem gleichen Grund gibt es auch keine nur depressiven, nur ängstlichen, nur wütenden, geschweige denn nur schlechte oder nur gute Menschen. Sicherlich gibt es Menschen, die viele „dunkle“ menschliche Veranlagungen zu unheilsamen Egoanteilen mitbekommen und/oder kultiviert haben. Aber auch in ihnen existiert das volle Potenzial an heilsamen Egoanteilen, wenn vielleicht auch nur als kleine Anteile oder sogar nur als Veranlagung.

Neben den eben genannten Eigenschaften können sich Egoanteile auch heilsam oder unheilsam miteinander verbinden. Die Herangehensweise der BPT zeigt uns hier einen differenzierteren Blick auf solche Strukturen, die nämlich deutlich komplexer strukturiert sein können, als wir manchmal vermuten. So kann sich zum Beispiel der innere Angsthase mit dem inneren Kampfhund verbinden, der innere Pedant kann sich mit dem inneren Rechthaber verbinden, und der innere Verliebte kann sich mit dem inneren Träumer verbinden. Zudem können natürlich auch noch komplexere Gebilde entstehen.

Schauen wir uns das einmal an einem bekannten Beispiel an.

Das innere Kind ist ein recht bekannter innerer Egoanteil. Mit diesem Anteil wird in Beratung und Therapie viel Kontakt gesucht.

Der Egoanteil des inneren Kindes weist oft komplexe zusätzliche Verknüpfungen auf. So kann das innere Kind beispielsweise mit dem inneren Wütenden, dem inneren Zerstörer, dem inneren Rücksichtslosen und dem inneren Schreihals verbunden sein. Es könnte aber auch mit dem inneren Opfer, dem inneren Hilflosen und dem inneren Stummen verknüpft sein. Hier ist eine genauere Betrachtung immer sehr lohnenswert.

Jeder von uns trägt seine ganz spezielle Egomischung in sich. Eines der damit einhergehenden Probleme ist die menschliche Neigung, darin etwas Festes wahrzunehmen. Wenn wir uns selbst wahrnehmen, neigen wir sehr dazu, uns damit zu identifizieren. Wenn wir andere Menschen betrachten, neigen wir sehr dazu, einzelne gerade sichtbare

Egoanteile als festen Ausdruck der Persönlichkeit anzunehmen. Jemand verhält sich zum Beispiel bedrohlich und wir gehen schnell davon aus, dass es sich eben um eine bedrohliche Person handelt.

Wenn in uns ein Egoanteil initiiert wurde und der Identifikationsprozess angelaufen ist, dann werden hauptsächlich nur noch dazu passende Verhaltensweisen wiederholt. Wenn Sie meinen, dass Sie ein zuverlässiger Mensch sind, dann werden Sie sich sehr darum bemühen, Ihr eigenes Bild von sich immer wieder zu bestätigen. Es beginnt ein Kreislauf aus sich selbst verstärkenden Abläufen. Auf diese Weise bilden sich dann Strukturen, die wir als Persönlichkeit oder Charakter wahrnehmen.

Persönlichkeit, Charakter und das Selbst

Die eben beschriebenen Egoanteile entsprechen in ihrer Summe also unseren *Persönlichkeitsanteilen.* Unsere Persönlichkeit entspricht der individuellen Mischung aus unterschiedlich großen und kleinen Egoanteilen, die wiederum individuell miteinander verknüpft sind. Wenn sich als dominante Struktur beispielsweise der innere Pedant mit dem inneren Rechthaber, dem inneren Reinlichkeitsfanatiker und dem inneren Angsthasen verbindet, ergibt sich daraus eine andere Persönlichkeitsstruktur, als wenn sich der innere Gelassene mit dem inneren Weisen und dem inneren Diplomaten verbindet. Mit „Verbinden" ist hier ein Strukturaufbau durch erfolgreiches Wiederholen gemeint. Die so entstandene Struktur benötigt immer wieder eine regelmäßige Aktivierung, denn sonst würde sich diese Struktur wieder abbauen.

Es gibt also auch nicht die eine feste *Persönlichkeit* oder den einen festen *Charakter.* Das sind alles dynamisch biologische Strukturen in uns, die sich permanent verändern können oder zumindest könnten, wenn wir uns nicht so intensiv mit diesen Vorstellungen identifizieren würden. Nicht selten formulieren Menschen solche Sätze wie zum Beispiel: „Ich bin eben so", oder: „Nein, das passt nicht zu mir."

Leider entwickeln sich solche bedeutsamen inneren Strukturen bei uns quasi per Zufall. Kaum jemand plant oder entwirft seine eigene Persönlichkeit. Warum ist das eigentlich so? Sonst überlassen wir doch auch nicht alles dem Zufall. Der Urlaub wird durchgeplant, doch bei einer so lebensentscheidenden Dynamik wie unserer Persönlichkeit fällt uns nichts anderes ein, als zu improvisieren? Etwas passiert und wir versuchen *irgendwie* damit umzugehen. Jede Wiederholung festigt in uns etwas, das wir selbst vielleicht bei genauerer Betrachtung gar nicht möchten.

Dieser Aspekt stellt schon in der Anfangszeit der BPT-Behandlung einen sehr zentralen Sachverhalt dar, den wir uns sehr genau anschauen. Ich werde darauf noch eingehen.

Die Egoanteile oder auch die Ichstrukturen sind bei jedem Menschen unterschiedlich solide ausgeprägt. Je nach Strukturniveau werden wir in der BPI unterschiedlich damit umgehen. Wenn es sich um einen Menschen mit einer geschwächten Egostruktur handelt, ist zuerst eine Konsolidierung notwendig. Wenn aber die inneren Strukturen stabil genug ausgebildet sind, dann werden wir in der BPT diese sogenannten Egoidentifikationen, also die Idee von einer festen Persönlichkeit, kritisch hinterfragen. Jede Festlegung auf eine Idee von sich selbst ist ein Halt und eine Orientierungshilfe, zugleich aber auch eine Ein- und Ausgrenzung. Mit diesem teuer erkauften Halt kastrieren wir unser Potenzial. Wir werden enger und durch jede Wiederholung verfestigen sich unsere inneren Strukturen. Auf einer Ebene ist es ein bisschen so wie mit einem Korsett: Es kann Halt geben, aber je enger es geschnürt wird, desto weniger Luft bekommen wir. Auf einer anderen Ebene passt der Korsett-Vergleich aber gar nicht, weil hier nicht genügend deutlich wird, wie sehr wir durch die Aktivierung bestimmter Anteile in uns andere Aspekte unterentwickelt lassen.

Alle Ego-, Ich- oder Persönlichkeitsanteile bilden unser *Selbst* oder auch unser Selbstbild. Das Selbst ist also ein Konzept, eine Zusammenstellung von Ich- oder Egoanteilen. Unser Selbstbild ist als unreflektierter innerer Maßstab für sehr viele unserer Entscheidungen und Meinungen verantwortlich, denn wir verhalten uns eben entsprechend unseres Selbstbildes. Interessanterweise sprechen wir hier auch von einem Bild, so als würde es sich bei unserem Selbst um eine Art festes Standbild handeln. Tatsächlich ist es aber eher wie ein Film, der sich immer aufs Neue aktualisiert oder sich zumindest aktualisieren könnte.

In unserem Selbst sind allerdings ganz individuell einige Ichanteile dominanter als andere. Solche kleineren Einheiten, unsere Egoanteile, nehmen wir dann als innere Stimmen und als Handlungsimpulse wahr.

Der Verstand

Die Qualität unserer inneren Stimmen oder Impulse nehmen wir oft als *Verstand* wahr. Wenn wir unsere Egoanteile beispielsweise als Stimme unseres inneren Beraters wahrnehmen oder unseres inneren Diplomaten, des inneren Buchhalters, des inneren Rationalen, dann haben wir den Eindruck, dass hier der Verstand zu Wort kommt. Wenn dagegen der innere Hysteriker, der innere Hypochonder, der innere Panikmacher zu Wort kommt, können wir auch diese Stimme leider oft als wahrhaftig wahrnehmen. Wir glauben in solchen Momenten an das, was diese Anteile uns suggerieren, aber mit ein wenig Beruhigung werden wir erkennen können, dass sie nicht zu unserem Verstand gehören, dass sie sogar unseren Verstand einnebeln können.

Ein witziges und zugleich zutreffendes Statement lautet: *Glaube nicht alles, was du denkst.* Das wirkt amüsant, aber es beinhaltet auch die beängstigende Information, dass wir uns selbst nicht blind vertrauen dürfen. Sowohl unsere Egostimmen als auch unsere Emotionsimpulse basieren nur zu oft auf unklaren, verwirrten inneren Zuständen. Ohne ein gezieltes Geistestraining unterliegen wir unbewussten Gewohnheitsmustern, deshalb dürfen wir uns dann selbst nicht vorbehaltlos trauen.

Das Gleiche gilt übrigens auch für unsere Emotionen. Auch diese zeigen keinen klaren inneren Zustand an. Sie sind das Produkt von früheren Erfahrungen, Einstellungen, Bewertungen und anderen Dingen, die unseren Geist eintrüben.

Das Grundlagentraining zur inneren Klärung ist jedoch relativ leicht zu erlernen. Es ist zugleich auch das Grundlagentraining der Achtsamen Selbststeuerung ASST, das später hier noch beschrieben wird.

Das gesamte innere System der bislang genannten Anteile nimmt in uns immer wieder verschiedene Energieniveaus an. Hier kommt unser *Bewusstsein* ins Spiel. Wir können es als eine Energie in uns wahrnehmen, die entweder sehr schwach ist, sodass wir uns als müde erleben; sie kann auch gut aktiv sein und wir fühlen uns wach und konzentriert; oder die Energie ist zu hoch und wir sind erregt oder gestresst. Diese Energieform und die Qualität unserer Egoanteile entscheiden darüber, wie sich das Bewusstsein in uns ausdrücken kann. Die Ausdrucksformen des Bewusstseins können tatsächlich sehr unterschiedlich ausfallen.

Wir schauen uns das im nächsten Abschnitt einmal an.

Der Geist

Der Begriff *Geist* wirkt womöglich etwas „angestaubt", aber er ist das Forschungsobjekt und auch der Trainingsgegenstand in der buddhistischen Wissenschaft des Geistes. In den nachfolgenden Ausführungen versuche ich zu verdeutlichen, wie wenig „Staub" auf diesem Thema liegt.

Ein Begriff, der sich auf das gleiche Phänomen bezieht, ist das *Bewusstsein.* Nach diesem Abschnitt zum Geist gehe ich noch auf das Bewusstsein ein.

Oft wird beim Thema Geist differenziert zwischen dem *kleinen Geist,* damit ist unser Verstand gemeint, und dem *großen Geist* (Big Mind), mit dem ein höherer Bewusstseinszustand gemeint ist. Das hat weniger mit Theorie als mit Erfahrung zu tun. Wenn unser unruhiger Verstand zur Ruhe kommen kann und kein Egoanteil irgendwelche Impulse sendet, finden wir einen Zugang zu einem Erfahrungsbereich jenseits unserer eingeschränkten Verstandes- oder Egobereiche. Dieser Bereich wird *Big Mind* genannt.

Solange unser „kleiner Geist" aktiv ist, herrscht in uns viel Geschäftigkeit. Unser Verstand liefert uns unablässig Impulse und Gedanken. Bei diesem inneren „Lärm" ist der Big Mind für uns nicht wahrnehmbar. Um dafür einen Zugang zu bekommen, müssen wir lernen, innerlich leiser zu werden. Dieses Leiser-Werden entspricht der Meditationspraxis, die insbesondere dem Zweck dient, Kontakt zu unseren geistigen Tätigkeiten herzustellen. Das beginnt natürlich auf der Ebene unseres „kleinen Geistes", dem Verstand, und kann sich als Zugang zum Big Mind vertiefen.

Die Selbsterfahrung im Kontakt mit unserem Big Mind ist von kaum beschreibbarer Heilkraft. Wir finden hier einen Weg, der uns nicht erst die tausend angesammelten Problemerfahrungen „durchkauen" lässt. Diese Idee tragen wir alle in uns: Erst müssen wir unsere Probleme bearbeiten, bevor wir Frieden finden können.

Ungeachtet unserer vielen schmerzlichen Erfahrungen und aktuellen Probleme können wir jedoch durch Meditation einen Zugang zu einer inneren Kraft herstellen, die uns das Empfinden von Heilsein und Ganzsein erfahren lässt. Mit solchen Erfahrungen können wir vollkommen neue und heilsame Seiten an uns erleben, sodass wir dann mit solchen Qualitäten unsere Probleme auf eine ganz andere Weise angehen können.

Einschränkend möchte ich aber auch nicht unerwähnt lassen, dass der Zugang zum Big Mind sehr vom Zustand unseres kleinen Geistes abhängig ist. Der Kontakt zu unserem Verstand ist oft nicht gerade einfach. Wir möchten zur Ruhe kommen, aber in uns toben die Impulse, die Gedanken und Ideen. Ohne gezielte Übungen lässt sich unser Verstand nicht beruhigen. Nicht ohne Grund greifen sehr viele von uns zum Abschalten zu chemischen Hilfsmitteln.

Wir haben unseren kleinen Geist hochgezüchtet, aber leider ungeschult gelassen. Wir füttern ihn tagtäglich sowohl mit Informationen als auch mit einem permanenten Strom von Reizen. Unser kleiner Geist oder Verstand wird von uns nur passiv entwickelt. Wir füttern ihn fleißig, aber wir schulen ihn nicht. Sie können mit Ihrem Verstand vielleicht manchmal Probleme mehr oder weniger gut lösen, aber auch nur, wenn Ihr Verstand zufällig gerade nicht abgelenkt, müde oder angespannt ist. Unser Verstand hat sehr viele Ähnlichkeiten mit einem unerzogenen Hund. Deshalb sprechen wir in diesem Zusammenhang auch gerne von unserem Hundegeist.

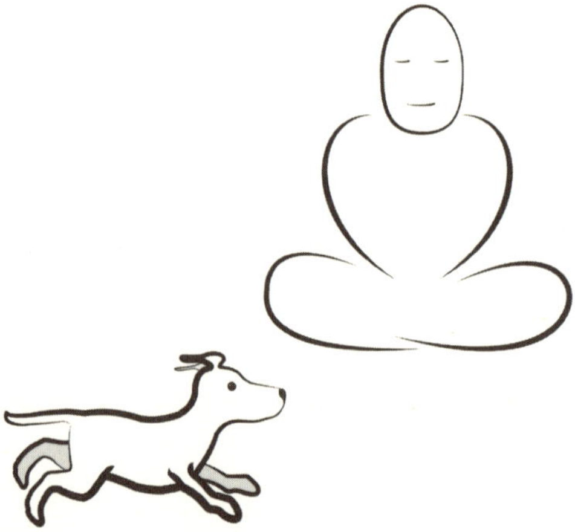

Abb. 5

Sie haben sicherlich schon öfter mal versucht, zur Ruhe zu kommen: entweder wenn Sie abends einschlafen möchten oder wenn Sie eine Pause einlegen und sich erholen wollten. Ihr Körper hat nach Ruhe verlangt, aber Ihr Hundegeist hat keine Ruhe gegeben: „Was? Jetzt Ruhe? Aber ich will doch was anderes. Ich will spielen, ich will, ich will ...“ Der Hund gibt dem Herrchen oder Frauchen Befehle! Sie kennen bestimmt auch Situationen, in denen Sie sich zum Beispiel auf ruhige Musik konzentrieren, einfach mal nur so dasitzen wollen, oder womöglich meditieren Sie manchmal. Selbst wenn es äußerlich ruhig bleibt, ist es sehr schwer, diese Ruhe auch innen zu spüren. Sobald in solchen Situationen dann etwa Geräusche von draußen auftauchen, ist endgültig Schluss mit Ruhe. Ihr Hundegeist rennt von Ihnen vollkommen unkontrollierbar „kläffend" zur Geräuschquelle und Sie spüren die Energie Ihres aufgeregten Hundegeistes deutlich: „So eine Sauerei, wer stört denn da schon wieder!?" Falls von außen keine Reize kommen, wird Ihr Hundegeist Ihr Herumsitzen schnell langweilig finden. Er wird alles Mögliche anstellen, um Ihre Aufmerksamkeit zu bekommen.

Die sanfte und liebevolle „Hundedressur" ist ein wesentlicher Arbeitsbereich der BPT.

Denn erst wenn unser Hundegeist auf uns hört, wenn er friedlicher und ruhiger wird, finden wir einen Weg, der uns tiefer Kontakt mit uns selbst aufnehmen lässt und wir einen Zugang zum Big Mind finden. Wir beschäftigen uns mit dem Hundegeist später nochmals genauer.

Jetzt schauen wir uns ein paar weitere Details zu dem Thema „Geist" an. Je mehr wir darüber kennenlernen, desto besser können wir unseren Weg finden. Zu Anfang dieses Abschnittes habe ich schon darauf hingewiesen, dass wir die Begriffe Geist und Bewusstsein als synonym verstehen können.

Das Bewusstsein

Ich möchte an dieser Stelle das buddhistische Verständnis von unserem Bewusstsein noch etwas vertiefen. Die westliche Sicht auf dieses Phänomen möchte uns ein Bild vom Bewusstsein vermitteln, das wie eine Einheit funktioniert: das *eine* Bewusstsein. Es kann zwar schwächer oder stärker funktionieren, aber anscheinend wirkt es wie eine messbare Größe, die zum Beispiel mittels EEG (Elektroenzephalogramm) quantifizierbar wird. Zwar bleibt uns bis heute Bewusstsein in Bezug auf seinen Ursprung verborgen, doch seine Ausdrucksformen lassen sich messen.

Wenn wir uns selbst diesem Phänomen in uns zuwenden, dann können wir unser Bewusstsein als ein sehr variables Geschehen erkennen. Wir können unser Bewusstsein als Konzentration bündeln, wir können es als Achtsamkeit weiten und wir können durch gezieltes Geistestraining,

wie etwa Meditation, unser Bewusstsein sogar von uns loslösen und noch mehr erweitern. In der transzendenten Meditation weiten wir das Bewusstsein über unsere persönliche Grenze hinaus.
Zudem funktioniert unser Bewusstsein auf sehr unterschiedlichen Ebenen. Es kann sehr dumpf funktionieren, zum Beispiel wenn wir schlafen oder durch bestimmte Substanzen betäubt sind. Es kann aktiver werden und wir fühlen uns wacher. Es kann gut adäquat angespannt sein und wir können uns konzentrieren. Natürlich kann es auch übererregt sein und wir fühlen uns gestresst. Es ist also eine Art von Bewusstseinsleiter mit vielen Sprossen.

Die nachfolgende Abbildung 6 fragt uns nach unseren Bewusstseins-Leitersprossen.

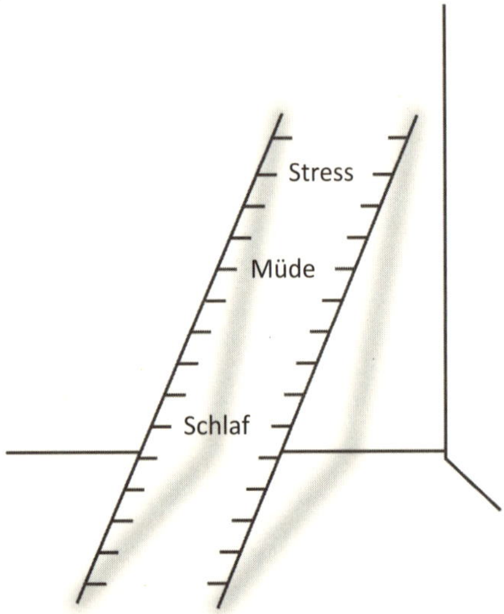

Abb. 6

Allerdings führt Dauerstress dazu, dass diese Feinabstufungen wegbrechen. Die Leitersprossen werden weniger. Dauergestresste Menschen werden, wenn der Stress nachlässt, sofort müde und schlafen schnell ein. Dieses Phänomen erleben viele Entspannungstrainer, die den Fehler machen, ihre Klienten auf eine Matte zu legen, in Decken zu hüllen und dann mit beruhigenden Tönen sanft zu beschallen. Spätestens nach drei Minuten schnarchen die ersten Teilnehmer und die Restgruppe reagiert verärgert.

Die eigenständige bewusste Regulation des Bewusstseinsniveaus ist hochinteressant und bedeutsam. Für diese wichtige Selbststeuerung ist es eine Voraussetzung, die inneren Abläufe wahrzunehmen.

Können Sie die Feinabstufungen Ihres Bewusstseins in sich wahrnehmen? Wenn 0 % Tiefschlaf ist und 100 % vollkommene Überforderung, wie hoch ist jetzt Ihr Bewusstseinspegel?

Fast alle Befragten geben immer ganz glatte Zahlen an, wie zum Beispiel 40 % oder 60 %. Seltener werden 25 %, 23 % oder 75 % genannt und noch nie hat jemand 23,47 % angegeben.

Die eigenverantwortliche Selbstwahrnehmung und Selbststeuerung dieser Vorgänge ist eine zentrale BPT-Thematik. Natürlich versuchen viele Menschen, diese Regulation herbeizuführen, aber nur allzu oft passiert dabei der Griff zu den zu schnellen Lösungen mittels Pusher oder Downer, also Schlafmittel, Beruhigungsmittel, Alkohol, Nikotin, Koffein, Teein oder andere chemische Mittelchen zum Aktivieren oder Beruhigen. Die Chemie soll dann unsere Position auf der Leiter regulieren. Das ist eine deutlich ungünstige Wahl, denn es geht tatsächlich auch ohne Chemie. Sie werden hier konkrete Alternativen angeboten bekommen.

Die buddhistische Sicht auf unser Bewusstsein ist ebenfalls recht spannend. Hier werden acht Bewusstseinsformen wahrgenommen.

Eine etwas genauere Betrachtung dieser verschiedenen Bewusstseinsformen erfüllt keinen Selbstzweck. Vielmehr verdienen diese Strukturen eine besondere Beachtung, weil sie zum einen im Geistestraining das Objekt unserer Betrachtungen sind und gleichzeitig auch die Werkzeuge für diese Betrachtungen darstellen. Aufgrund dieser Dynamik ist unsere Analyse nie objektiv.

Stellen Sie sich vor, dass ein Krimineller das Verbrechen aufklären soll, das er selbst begangen hat. Diese Sachlage entspricht dem Zustand unserer Identifikation mit einem Egoanteil, mit dem wir wiederum die Welt betrachten. Wenn wir uns zum Beispiel mit unserem inneren Angsthasen identifizieren, werden wir die Abläufe in der Welt nur sehr eingeschränkt wahrnehmen und bewerten.

Es liegt also auf der Hand, dass wir einen neutraleren Beobachter benötigen. Genau dieser Beobachter ist bereits in uns vorhanden, zumindest als Veranlagung. Deshalb wird im Geistestraining immer wieder diese Struktur angesprochen: zur Ruhe kommen und den inneren Beobachter aktivieren; erst einmal nichts verändern, sondern lediglich in Ruhe betrachten. So können wir den Grad der Klarheit durch selbstkritische Selbsterkenntnis erhöhen. Als Anregung für diesen Prozess möchte ich die buddhistische Sicht auf unser Bewusstsein zumindest in einigen Grundzügen umreißen.

Die acht Formen des Bewusstseins

Wahrscheinlich liest sich das Nachfolgende ungewohnt. Viele empfinden das so, weil wir uns kaum differenzierter mit inneren Abläufen beschäftigen. Wir nehmen etwas wahr, unsere Aufmerksamkeit ist ganz von dem Objekt unserer Wahrnehmung in Anspruch genommen, doch die inneren Abläufe, die diesen Vorgang erzeugen, empfinden wir als automatisiert. Es geschieht einfach und wir erleben gewissermaßen immer nur das Endprodukt. Zusätzlich erleben wir innere Abläufe meistens als eine Einheit: das *eine* Bewusstsein in uns, das uns das *eine* Ich-Gefühl erschafft.

Aus buddhistischer Sicht, die sich über viele Generationen auf Wissen und Erfahrungsberichte stützt, verfügen wir über verschiedene Bewusstseinsformen. Die erste Kategorie der Bewusstseinsformen ist noch relativ roh, sie betrifft unsere Sinne.

- Das Sehbewusstsein ist natürlich an unseren Sehsinn gekoppelt.
- Das Hörbewusstsein ist an unseren Gehörsinn gekoppelt.
- Das Riechbewusstsein ist an unseren Riechsinn gekoppelt.
- Das Geschmacksbewusstsein ist an unseren Geschmackssinn gekoppelt.
- Das Tastbewusstsein ist an unseren Tastsinn gekoppelt.
- Das Geistbewusstsein ist als sechster Sinn vorhanden, da wir auch mit unserem Geist Wahrnehmungen erzeugen können. Das Geistbewusstsein ist, wie auch die fünf anderen Sinnesbewusstseinsformen, eine noch grobe Bewusstseinsform, da sie sehr an unseren physischen Sinnen haftet.

Die nächste Bewusstseinsform ist aber schon etwas feiner.

- Das Egobewusstsein liefert eine zumeist unbewusste Filterung von allen Erfahrungen. Es konstruiert eine Weltsicht auf der Basis einer Idee von uns selbst: „Ich bin heute reizbar“, und schon werden die Informationen aus den Sinnesbewusstseinsformen anders gefiltert und verarbeitet.
- Das Speicherbewusstsein speichert unsere zurückliegenden und prägt unsere gegenwärtigen Erfahrungen.

So können wir zumindest erahnen, dass für eine aktuelle Wahrnehmung komplexe Vorgänge in uns ablaufen – Vorgänge, die alles andere als objektiv und sicher sind. Um zum Beispiel ein Objekt visuell wahrnehmen zu können, ist natürlich ein entsprechender Reiz in der Außenwelt notwendig, ebenso ein intaktes Sehorgan, dazu gehört auch die Funktionsfähigkeit der Sehrinde im Großhirn.

Interessanterweise konnte neurowissenschaftlich nachgewiesen werden, dass wir sehr viele Reize vollkommen unbewusst in uns aufnehmen, und das sogar bis auf das hohe Niveau unseres Großhirns. So werden sehr viele visuelle Reize bis zur Sehrinde im Großhirn geleitet und dort verarbeitet. Dennoch nehmen wir diese Vorgänge oft selbst gar nicht bewusst wahr. So kann zum Beispiel ein Vogel in Ihrem Sichtfeld auftauchen und Ihr Gehirn reagiert auf den Vogel, trotzdem sehen Sie ihn nicht beziehungsweise sehen Sie ihn, aber nehmen ihn nicht wahr.

Unser Gehirn nimmt also mehr wahr als wir selbst, und zwar deshalb, weil unser Sehbewusstsein nicht auf alles reagiert. Wenn etwa zur gleichen Zeit unser Geistbewusstsein sehr in Anspruch genommen wird, kann schon einmal unser Seh-, Riech-, Tast- oder Geschmacksbewusstsein nachlassen.

Die Umsetzung dieser Sachverhalte bedeutet in der BPT, dass wir regelmäßig unsere Sinne bewusst aktivieren. Was sehe ich jetzt? Was höre ich jetzt? Was fühle ich jetzt? Was rieche ich jetzt? Was schmecke ich jetzt? Was denke ich jetzt?

Dieses scheinbar simple Training wirkt sich auf mehreren Ebenen aus. Die bewusste Aktivierung der Sinne bringt uns sofort ins Hier und Jetzt: Es erhöht, als Kurzzeiteffekt, unsere Bewusstheit für den Augenblick, es unterbricht dadurch unbewusste Gewohnheitsmuster und zugleich ist es, als Langzeitwirkung, eine Schulung für unsere verschiedenen Sinnesbewusstseinsformen. Bewusstes Sinnestraining ist also immer auch Bewusstseins- oder Geistestraining.

Daraus entstehen auch Auswirkungen auf höhere Bewusstseinsfunktionen. Unser Egobewusstsein sensibilisiert sich immer mehr und unser Speicherbewusstsein erzeugt eine heilsame Erinnerungsspur, die wiederum unser Egobewusstsein günstig beeinflussen kann.

Bewusstsein lässt sich wie alles andere auch trainieren. Allerdings wird an dieser Stelle wieder die Notwendigkeit einer Grundsatzentscheidung deutlich. Wenn wir nämlich auf der einen Seite unser Bewusstsein schulen möchten, aber auf der anderen Seite unser Bewusstsein immer wieder mit unheilsamen Konsumgewohnheiten betäuben oder überstimulieren, erzeugen wir Selbstsabotage.

Ich möchte Ihnen gerne noch eine sehr alltägliche Situation schildern, mit der Sie eine Variante dieser Thematik vielleicht selbst erfahren können: Wenn Sie zum Beispiel abends im Bett liegen und einschlafen möchten, dann wird Ihr Sehbewusstsein gedämpft, denn Sie schließen die Augen und das Sehbewusstsein erhält keinen weiteren Input mehr. Vielleicht machen Sie sich noch Gedanken, sodass Ihr Geistbewusstsein aktiv bleibt. Gleichzeitig kann dann auch Ihr Hörbewusstsein seinen Dienst einstellen, weil Ihre Gedanken für Sie wichtiger sind als aktuelle äußere Reize. So geht es auch mit dem Riech-, Tast- und Geschmacksbewusstsein. Ihre Bewusstseinsaktivitäten reduzieren sich also von Ihnen unbemerkt. Sie selbst haben aber noch den Eindruck, wach und in Gedanken zu sein, denn schließlich ist ja Ihr Geistbewusstsein noch aktiviert.

Entweder mindert sich das Geistbewusstsein dann auch irgendwann und Sie fallen tiefer in den Schlaf oder Ihr Geist hält Sie in einem mehr oder minder aktiven Zwischenstadium. Interessant wird es, wenn Ihr Partner Sie in solch einer Situation anstupst und Sie darauf aufmerksam macht, dass Sie zum Beispiel schnarchen, stöhnen, unruhig sind etc. Vielleicht wundern Sie sich, weil Sie zwar in Gedanken, aber doch scheinbar wach waren. Zumindest hatte sich das für Sie so angefühlt. Das Schnarchen oder andere Regungen haben Sie nicht wahrgenommen, weil Ihr Hör- und Tastbewusstsein nicht mehr aktiv waren. Gewissermaßen war Ihr Körper schon mit einigen Sinnesbewusstseinsformen eingeschlafen, aber Ihr Geistbewusstsein war noch nicht in den Schlafmodus gewechselt und hatte Ihnen stattdessen Wachheit vermittelt.

Sobald eine Bewusstseinsform übermäßig aktiviert wird, können andere in den Hintergrund treten und wir verlieren das Bewusstsein für den entsprechenden Kanal. Jemand berührt Sie und Sie verlieren das Hörbewusstsein und nehmen kaum noch etwas anderes wahr als Informationen aus dem Tastbewusstsein, vielleicht noch gekoppelt mit dem Geistbewusstsein. Oder Sie sehen etwas und nur noch Ihr Sehbewusstsein ist aktiv, Ihre anderen Bewusstseinsformen schalten sich ab.

Wenn Menschen einen Text lesen und sonst alles andere um sich herum nicht mehr wahrnehmen, dann ist das nicht immer eine aktive (Konzentrations-)Fähigkeit, sondern manchmal nur eine individuelle

Reaktionsweise verschiedener Bewusstseinsformen. Bei einigen von uns sind Bewusstseinsformen stärker miteinander gekoppelt, bei anderen funktionieren sie isolierter.

Natürlich sind die Aktivitäten unseres Egobewusstseins und dessen Verbindungen zum Speicherbewusstsein von ganz besonderer Bedeutung. Diese Formen sind feinerer Art, da sie nicht mehr direkt an unsere Sinne gekoppelt sind.

Das Egobewusstsein ist eine Instanz, die wir möglichst intensiv wahrnehmen sollten. Der jeweilige Egoanteil, der gerade aktiviert ist, manipuliert unsere Wahrnehmungsmöglichkeiten erheblich. Ist zum Beispiel gerade Ihr innerer Kampfhund aktiviert, dann wird dieser Egoanteil ein Egobewusstsein schaffen, das selten hilfreich wirkt.

Das Speicherbewusstsein bestimmt unsere Vision von unserer eigenen Geschichte. Auch dieses Thema ist ein Kapitel für sich, denn leider arbeitet auch dieses Bewusstsein nicht exakt. Wir speichern eben keine digitalen Filme ab, sondern immer nur Fragmente, die je nach Bedarf im Erinnerungsprozess dann oft recht kreativ wieder miteinander verbunden werden. Unser Bewusstsein füllt ungefragt und von uns unbemerkt vorhandene Lücken.

Zudem reagiert unser Egobewusstsein darauf sehr unkritisch. Aktivierte Bereiche erhalten ihre Berechtigung alleine schon durch deren Aktivierung. Wir nehmen es wahr und der Identifikationsprozess führt dann dazu, dass wir den Eindruck entwickeln, dass wir das wirklich *sind.* Es geht dann nicht mehr um Anteile oder Teile einer Erinnerung, sondern es geht um uns selbst. Wir spüren nicht mehr, dass sich zum Beispiel ein ängstliches Egobewusstsein aktivieren konnte. Nein, wir selbst *sind* durch und durch ängstlich. Dann verfügen wir oft nicht mehr über andere Anteile, zum Beispiel mutigere, die natürlich ebenso in uns existieren. Auch die Erinnerungsgeschichten in uns sind dann keine Geschichten mehr, sondern sie werden zu festen Fakten in uns.

Eine zulässige Vereinfachung des eben Dargestellten ist die Differenzierung in das Sinnesbewusstsein und das Geistbewusstsein. Es mag etwas umständlich wirken, die Begriffe extra zu definieren, aber wir sollten diesen „trockenen“ Schritt trotzdem umsetzen, damit wir ein Thema gemeinsam sinnvoll ergründen und in uns vertiefen können. Erst eine differenzierte Sicht ermöglicht uns einen differenzierteren Umgang mit dieser Thematik und deutlich subtilere Übungsvarianten.

Ich möchte nun noch ein paar weitere Begriffe aufzeigen, die aus den buddhistischen Traditionen stammen, aber auch im therapeutischen, Beratungs- oder Coachingalltag hervorragend nutzbar gemacht werden können.

Die nachfolgenden Begriffe stehen beispielhaft für alle anderen buddhistischen Begriffe. Es gibt keinen Begriff, der nicht therapeutisch einzusetzen wäre. Diese Begriffe werde ich relativ knapp und hauptsächlich in Bezug auf ihre Anwendbarkeit darstellen. Eine ausführliche Beschreibung finden Sie zum Beispiel in dem Buch „Buddhistische Psychotherapie".

Gehen wir davon aus, dass sämtliche buddhistischen Begriffe sowohl im Alltag als auch in der BPT für uns nutzbar sein können.

Die Auswahl an Begriffen, die ich getroffen habe, erfolgte willkürlich. Einige Begriffe tauchen im Behandlungsalltag regelmäßig auf und gehören zum Behandlungskonzept; andere habe ich ausgewählt, weil sie auf den ersten Blick so exotisch wirken und ich gerne zeigen möchte, dass jeder Begriff alltagstaugliche Qualitäten besitzt.

Schauen wir uns also die folgenden Begriffe an: die Vier Edlen Wahrheiten, der Innere Edle Kern, Karma, Reinkarnation, Samsara, Achtsamkeit, die Wesensmerkmale: Leerheit, Ichlosigkeit, Diskontinuität, Interdependenz.

Die Vier Edlen Wahrheiten

Die Formulierung „Edle Wahrheiten" mag für westliche Ohren recht ungewöhnlich klingen, doch ich möchte Ihnen gerne zeigen, wie aktuell deren Inhalt ist und wie die Umsetzung in der BPT aussieht.

Zuerst noch einmal die Kurzdarstellung der Vier Edlen Wahrheiten.

Die Vier Edlen Wahrheiten als Behandlungskonzept

1. Leiden ist unvermeidbar
2. Leiden hat drei Ursachen
3. Leiden kann beendet werden
4. Es gibt einen Weg zur Beendigung von Leiden

Ich habe den Begriff „Leiden" hier verwendet, weil er für die Übersetzung der Vier Edlen Wahrheiten am häufigsten genutzt wird. Das ist offenbar auch einer der Gründe, warum viele Menschen meinen, dass für Buddhisten die Welt düster und leidvoll sei. Das verdient wohl eine differenziertere Betrachtung. In den ursprünglichen alten Texten wird von *Dukkha* gesprochen. Dukkha wird zwar sehr oft mit Leiden übersetzt, aber wir dürfen das nicht zu eingegrenzt verstehen, denn es betrifft nicht nur direkte Leidempfindungen. Der bekannte Abt Muho des Zen-Klosters Antaiji in Japan gibt zu bedenken, dass sich der Wortursprung von Dukkha auf einen Wagen bezieht, dessen Achse beschädigt ist. Wir können uns damit zwar fortbewegen, aber eben nur holprig. Die buddhistische Lehre besagt also keinesfalls, dass das Leben nur Leid und Schmerz ist, sondern dass es holprig ist.

Spüren Sie auch, dass etwas nicht rundläuft? Aber warum ist das so?

Die Anwendbarkeit der Ersten Edlen Wahrheit

Das Erkennen und das Verinnerlichen der Ersten Edlen Wahrheit möchten uns zeigen, dass im menschlichen Funktionieren vieles nicht „rundläuft". Wir finden darin dann eine gewisse Normalität. So möchte uns die Erste Edle Wahrheit zu einer entspannteren Umgangsweise mit unseren Problemen anregen: *Reg dich nicht jedes Mal auf, Probleme sind unvermeidbar!*

Diese Wahrheit möchte uns auch mit unseren Erwartungshaltungen konfrontieren. Zahllose Probleme entstehen unabwendbar. Niemand kann verhindern, dass wir altern und krank werden. Irgendwann sterben die Großeltern, dann die Eltern, dann wir selbst und dann auch unsere Kinder. Zudem sind wir als Menschen sehr von äußeren Bedingungen abhängig; wir sind bedürftig und funktionieren nicht wie ein Schweizer Uhrwerk, sondern eher wie ein Organismus, der improvisieren muss, ein Lebewesen, das ständigen Mangel in sich erfährt und deshalb mit der Welt interagieren muss. Das erzeugt vielfältige Probleme.

So wie Menschen funktionieren, sind leidvolle Erfahrungen vorprogrammiert. Das betrifft uns ausnahmslos alle. Die Epidemiologie täuscht: Nicht nur kleine Prozentzahlen von Menschen haben Probleme. Wir sind ausnahmslos alle von dieser Dynamik betroffen.

Wenn wir als Behandler selbst Probleme haben oder die Klienten damit zu uns kommen, dann liegt kein Fehler vor. Niemand war zu dumm oder hatte das Pech, schlechte Eltern gehabt zu haben. Manches ist schrecklich, aber leider ist es schrecklich normal.

Die Erste Edle Wahrheit sagt uns: Probleme sind normal! Sie sind nicht gut, aber sie sind eben auch keine fehlerhaften Ausnahmen. Sie sind Teil unseres Lebens.

Daraus leitet sich der folgende Grundsatz ab: *Was auch immer passiert, mache es nicht noch schlimmer, als es bereits ist!*

Schauen wir uns das Phänomen mit Dukkha jedoch etwas genauer an. Dieses „Nicht-Rundlaufen“ basiert auf vielfältigen Faktoren. Einige davon haben sogar auf den ersten Blick tatsächlich etwas Angenehmes. Auch schöne Dinge können uns nämlich in ihren Bann ziehen, unseren Geist eintrüben und uns Probleme bereiten. Sie haben doch bestimmt auch schon viel Zeit mit sehnsuchtsvollen Gedanken verbracht wie: „Wie schön das aussieht. Das möchte ich unbedingt haben. Wenn ich das nur hätte, ginge es mir bestimmt super …“

Leidvolles und Lustvolles können Dukkha erzeugen.

Dass negative Aspekte des Lebens zu Problemen führen ist leicht verständlich, aber dass wir auch Probleme durch die schönen Dinge des Lebens haben sollen, das erscheint paradox und auch kompliziert. Wo soll da die Lösung zu finden sein?

Schauen wir uns einmal den leidvollen Aspekt von Dukkha an. Woran denken Sie, wenn Sie an immer wiederkehrendes Leiden denken? Eine wichtige Unterteilung wäre zum Beispiel das selbstgemachte und das fremdgemachte Leiden. Es gibt also unterschiedliche Leidensvarianten. In den buddhistischen Lehren finden wir eine Stufenfolge des Leidens.

1. Das sinnlich-physische Leiden

Diese erste Stufe ist für jeden Menschen leicht spürbar. Es ist der konkrete Bereich der Schmerzen. Wenn wir uns mit dem Hammer auf den Daumen hauen, dann tut es eben weh. Wenn unser Körper krank wird, dann spüren wir diese Probleme schmerzhaft. Viele Menschen verhungern und verdursten. Das sind schreckliche Beispiele für sinnlich-physisches Leiden.

2. Das Leiden der Vergänglichkeit

Diese Form des Leidens ist oft nicht sofort einzuschätzen. Es betrifft unsere unreflektierten Erwartungen an Konstanz und Beständigkeit, zudem aber auch unseren Widerstand gegen das Naturgesetz des stetigen Wandels. Wenn sich Liebgewonnenes plötzlich ändert, dann reagieren wir so, als wäre etwas Falsches geschehen. Unsere starke Neigung zum Festhalten ist hier eine Hauptursache für Leiden.

3. Das Leiden aufgrund unserer menschlichen Unbewusstheit

Diese dritte Stufe umfasst unser menschliches Funktionieren als Gesamtursache. Selbst noch als erwachsene Menschen funktionieren wir hauptsächlich auf der Basis von erlernten und tiefer angelegten Automatismen. Diese inneren Gewohnheitsmuster erzeugen ein Leben, das wir wie im Modus des „Autopiloten" abspulen. Dieser Modus erleichtert uns viele Abläufe. Wir müssen nicht mehr darüber nachdenken, uns weniger konzentrieren und die Dinge gehen uns zügiger von der Hand. Dass dabei unsere Bewusstheit eingebüßt wird, hat die Evolution einfach in Kauf genommen.

Unser inneres Funktionieren, die innere Dynamik, tendiert also immer in Richtung Unbewusstheit und leider nie in Richtung Bewusstheit. Je unbewusster wir reagieren, desto mehr Leiden entsteht. Dieser Aspekt des unbewussten Leidens erklärt auch, warum selbst scheinbar positive Dinge zu leidvollen Erfahrungen führen können. In tiefer Unbewusstheit streben wir nach schönen Dingen und möchten negative vermeiden. Damit verbringen wir unser Leben.

Wie wir Leid verdoppeln

Leider ist es für uns ungewohnt, unsere inneren Abläufe und Reaktionen genauer unter die Lupe zu nehmen. Einerseits lassen wir uns von äußeren Reizen sehr ablenken, natürlich von den negativen ebenso wie von den positiven. Deshalb finden wir oft in uns anstatt Klarheit eher Unruhe vor. Wenn dann unsere Emotionen heftiger werden, verstärken sich diese Eintrübungen noch um ein Vielfaches. Wir nehmen dann unsere leidvollen Empfindungen wie ein inneres diffuses Knäuel, ein schmerzliches Gemisch wahr und unsere lustvollen Empfindungen wie einen vollkommen richtigen Impuls. So vermischen sich lustvolle und leidvolle innere Abläufe zu generell problematischen Empfindungen.

Eine erste hilfreiche Herangehensweise könnte darin bestehen, unser Leiden als ein Produkt zu sehen, das aus nur zwei Aspekten zusammengesetzt ist: einem Ereignis und unseren Reaktionen darauf. Die Ampel wird rot und wir reagieren darauf gereizt. Wir werden missachtet und wir reagieren verletzt. Wir entdecken ein reizvolles Objekt im Schaufenster und wir empfinden Begehren.

Leider nehmen wir solche Abläufe meistens nur als eine diffuse Einheit wahr. Mit einer derartigen Idee, dass es sich dabei um eine Einheit handelt, kommen Klienten in die Behandlung. Da ist diese große Angst, diese schwere Depression oder ein anderes Problem. Die Erkenntnis, dass all diese Dinge zusammengesetzte Konstrukte sind, werden wir hier noch vertiefen. Eine erste Zergliederung zeigt uns einen selbst erzeugten Anteil. Schließlich *reagieren* wir alle immer auf Vorkommnisse. Doch *wie* reagieren wir? Wie reagieren Sie, wenn innere Spannungen auftauchen? Vielleicht jedes Mal anders? Und wie viel an Bewusstheit retten Sie in solche Situationen hinein?

Hier können wir dann oft die bekannten Konjunktive wiederfinden: „Eigentlich wäre ...", „Eigentlich sollte ..." oder „Eigentlich könnte ...".

Diese Erste Edle Wahrheit regt uns zum Denken und Umdenken an. Wie funktionieren wir und ginge es auch anders? Daraus lassen sich zahlreiche Ableitungen machen. Eine davon besteht in der *Okay-Übung.* Wir erleben etwas, das wir normalerweise als Problem wahrgenommen hätten. Stattdessen sagen wir uns selbst: „Es ist okay!" Es ist vielleicht nicht gut, aber jetzt ist es okay.

Die Okay-Übung

Die Ampel ist schon wieder rot. „Es ist okay!"

Die Kollegen nerven. „Es ist okay!"

Das Fahrrad wurde geklaut. „Es ist okay!"

Ich bin heute mit Grippe aufgewacht. „Es ist okay!"

Ich habe den Zug verpasst. „Es ist okay!"

Ich kann zurzeit meinen Beruf nicht wechseln. „Es ist okay!"

Die Bereitschaft dazu, scheinbar negative Erlebnisse zu befrieden, ist meistens hoch. Aber wie sieht es damit aus, die schönen Empfindungen zu abzumildern?

Sie bekommen ein verführerisches Angebot, woraufhin Sie innere Spannungen in sich wahrnehmen, die Sie als positiv aufregend interpretieren. Sie sagen sich: „Es ist okay!" Dann lassen Sie los und betrachten, wie Ihr Begehren langsam vergeht.

Vielleicht regen sich Widerstände in Ihnen. „Es ist okay!" Womöglich suchen Sie nach Argumenten, die Ihre Widerstände untermauern. „Auch das ist okay!"

Aus gewohnten Mustern herauszukommen ist nie leicht. Schließlich sollen Sie nicht in Ihren Problemen verharren oder auf die schönen Dinge des Lebens verzichten. Es geht hier in einem ersten Schritt um das Auflösen von unbewussten Gewohnheitsmustern und Automatismen.

Diese Anregungen stellen unser „normales“ Empfinden in Frage. Sie scheinen darauf hinzudeuten, dass wir uns selbst nicht blind vertrauen dürfen. Wir spüren in uns eine schöne Empfindung, aber wohin führt sie uns? Wir erleben leidvolle Erfahrungen, doch auch diesen können wir viele Probleme hinzufügen. Es gibt hier Auswirkungen, die wir beachten sollten und die zu Einschränkungen führen können.

Viele Strategien der BPT werden im Gegensatz zur buddhistischen Lehre in Abhängigkeit zu der individuellen Persönlichkeit differenziert angeboten. Ein wesentliches Kriterium ist hier die Stabilität der Persönlichkeit. Menschen mit labiler Persönlichkeit, mit Ich- oder Egoschwäche erhalten immer zuerst eine Ich- oder Egostärkung. Dafür stehen viele psychotherapeutische Methoden zur Auswahl. Generell werden Menschen mit einer Ichschwäche beziehungsweise einer Persönlichkeitsstörung dazu angehalten, die vorhandenen Empfindungen ernst zu nehmen, sich selbst ernst zu nehmen. Das ist manchmal ein aufwendiger, aber sehr lohnenswerter Lernprozess.

Diesbezüglich werden alle Egoregungen als wichtig reflektiert. Natürlich können hier gerne auch Krankheiten als etwas gesehen werden, das intensiv mit der Person verbunden ist: „Ich bin jetzt krank und ich muss das ernst nehmen.“ Solche Identifikationen werden in der buddhistischen Lehre als Probleme identifiziert und diese Qualität haben sie auch. Aber wir setzen sie wie eine Medizin sehr gezielt ein, um ein geschwächtes Individuum erst einmal zu stärken.

Ist aber die Persönlichkeit, sind die Egostrukturen stabil genug, erfolgen kritische Reflexionen und Übungen zur Abmilderung. Egoregungen werden dann eher als problematische Impulse interpretiert und Krankheiten als etwas betrachtet, das wie eine Zugabe passiert, aber nicht zur Persönlichkeit gehört. Nach dem Motto: „Ich bin nicht ängstlich, ich habe nur einen Angstanteil in mir.“

Ein Mensch mit adäquater Egostärke könnte mit solchen oder ähnlichen Herangehensweisen experimentieren wie: „Ich bin nicht krank, nur mein Körper hat gerade die Grippe.“

Der angestrebte Weg ist also nur mit einer ausreichend stabilen Persönlichkeit zu beschreiten. Da hier manchmal nicht ganz sichere Einschätzungen entstehen können, beginnen wir immer mit Konsolidierungstechniken zur Egoabsicherung. Das ist ein natürlicher Vorgang, denn wir alle sind als Menschen, selbst wenn wir eine solide innere Struktur haben, immer wieder Dukkha-Situationen ausgesetzt.

Die Erste Edle Wahrheit zeigt uns die Normalität von Problemen: *Leiden ist normal, Menschen reagieren menschlich.* Davon sind wir alle gleichermaßen betroffen. Da die helfenden Berufsgruppen zu den sogenannten Risikoberufen zählen, ist es logischerweise nicht auszuschließen, dass im Behandler/Klienten-Kontakt auch mal die Behandler mehr leiden als die Klienten. Menschen leiden eben von Zeit zu Zeit – und das umso mehr, je weniger bewusst sie leben. Das hat unter anderem zur Folge, dass die BPT auf „Augenhöhe" stattfindet. Ich habe in all den Jahren nur sehr wenige wirklich kranke Menschen erlebt. Die meisten Menschen leiden, weil sie eben Menschen sind. Sie reagieren menschlich. Ein nahestehender Mensch stirbt oder verlässt uns, ein Unfall passiert, der Job ist stressig oder geht verloren, der Körper streikt. Es gibt sehr viele normale Gründe, warum Menschen traurig, ängstlich, reizbar oder schmerzhaft reagieren. Zwar bietet die BPT gezielte Methoden an, um diese Verkettungen zwischen Geschehnissen und unseren Reaktionen darauf zu lösen, aber für die vielen Menschen ohne spezielles Geistestraining entstehen auf diese Weise innere Probleme.

Die Pathologisierung durch die Gesellschaft

Die Kategorisierung in Kranke und Gesunde wird immer wieder kritisiert. Natürlich ist eine fachgerechte Diagnose und Einschätzung des Ist-Zustandes oft hilfreich, aber wir dürfen die Schattenseiten dabei nicht ignorieren.

Durfte vor einigen Jahren ein Mensch noch ein Trauerjahr haben, wenn ein Angehöriger verstarb, verkürzten Fachgremien, die festlegen, was pathologisch ist und was nicht, diese Zeitspanne immer mehr. Heute gelten schon nach sechs Wochen depressive Trauersymptome als krank. Auf diese Weise werden immer größere Gruppen in unseren Gesellschaften pathologisiert. Wird jemand als krank eingestuft, entsteht ein Sachzwang in Richtung Behandlung. Diese wiederum ist in ärztlichen Kontexten untrennbar mit der Pharmakotherapie verbunden. So verbinden sich kommerzielle Interessenverbände auf sehr unheilvolle Art und Weise mit der Behandlung.

Ein weiterer Aspekt ist die Reaktion der Klienten. Für viele ist es eine große Hilfe, wenn sie ihren Problemen einen Namen geben können. Daher wirkt es meistens unbefriedigend, wenn ein Arzt oder Therapeut ihnen vermittelt: „Anscheinend leiden Sie, aber ich finde dafür keinen Anhaltspunkt. Ich weiß nicht, was Ihnen fehlt." Aus dieser Dynamik heraus diagnostizieren Fachleute dann eine „idiosynkratrische Funktionsstörung" oder etwas ähnlich Nichtssagendes.

Der Umgang mit Diagnosen ist ein bedeutsamer Aspekt im Miteinander zwischen Behandler und Klient. Jemandem oder etwas an ihm einen Namen zu geben ist immer auch ein Ausdruck von Macht. Nicht wenige Diagnosen kommen mit solchen Hintergründen zustande. Wenn sich Klienten nicht so zeigen, wie es manche Behandler wünschen, werden auch mal Diagnosen als eine Art von aggressiver Gegenübertragung vom Behandler gegeben.

Als Fazit möchte ich dazu anregen, dass Behandler offen mit Ihren Klienten über die diagnostischen Einschätzungen sprechen. Dabei sollte aber immer der temporäre Charakter von Symptomen unterstrichen werden. Das Wesen der Natur ist unter anderem Diskontinuität. Wir können uns mit dem entsprechenden Training vollständig wandeln. Dieses heilsame Wissen sollte den diagnostischen Dialog durchziehen.

Die BPT formuliert sehr eindeutig den Fokus auf das Heilsein der menschlichen Existenz. Das schließt zwar Probleme nicht aus, aber wir haben eben Probleme und sind nicht per se krank.

Mit dieser Ersten Edlen Wahrheit nehmen wir den Druck aus der Situation. Klienten sind nicht schuldig, sie sind weder dumm noch haben sie Pech gehabt oder hatten die falschen Eltern. Menschen werden einfach immer wieder mit Problemen konfrontiert. Das kann gar nicht oft genug wiederholt werden. Es ist okay.

Natürlich bleiben wir nicht bei der Feststellung stehen, dass es eben Probleme gibt. Die Zweite Edle Wahrheit führt uns nun einen Schritt weiter und auch tiefer, denn sie zeigt uns die Ursachen für unser Leiden auf.

Die Anwendbarkeit der Zweiten Edlen Wahrheit

Es folgt hier zunächst eine vereinfachte Darstellung innerer Leidensabläufe. Der Begriff „vereinfacht“ möchte auf ein Angebot hinweisen, nämlich die komplexen Abläufe, die wir selbst erleben und von denen Klienten berichten, mehr zu systematisieren und daher in einer Weise zu vereinfachen, mit der wir dann viel leichter leben können. Es bedeutet eine Erleichterung, wenn wir aus einem „Knäuel“ an Schilderungen, Ideen, Meinungen und Erfahrungen eine übersichtliche Struktur schaffen.

Intuitiv meinen Sie vielleicht, dass menschliches Leiden Tausende von Ursachen und ebenso viele Ausdrucksformen kennt, aber in der BPT nutzen wir ein System, das die gesamte Ursachensuche und Symptomerklärung vereinfacht.

Natürlich sind sehr viele äußere Ursachen möglich: ein Autounfall, eine Kündigung, eine Trennung, eine Operation etc. Dann gibt es unser *inneres* Reagieren darauf, das wir in nur drei Bereiche zusammenfassen können. Das zeige ich gleich noch. Alles das führt in uns zu immer gleichen Abläufen. Das bedeutet, dass wir alle sehr ähnlich reagieren. Gemeint sind hier vegetative Reaktionen: Wenn wir etwas Bedeutsames erleben, egal ob negativ oder positiv, reagieren wir immer mit inneren *Spannungsveränderungen* im vegetativen Nervensystem VNS. Entweder erleben wir innere Anspannungen oder einen Energieverlust. Dieser innere Motor funktioniert scheinbar autonom, denn wir haben nicht gelernt, ihn zu steuern. Daher dreht er höher oder weniger hoch, je nachdem, was wir gerade erleben. Die „Drehzahl“ hat allerdings maximale Auswirkungen auf unsere Gesundheit. Als weitere Auswirkung erfolgen dann im nächsten Schritt psychosomatische Reaktionen.

Sie sehen hier also einen universellen Dreierschritt:

Jeder (1) äußere und innere Reiz hat einen Einfluss auf das (2) VNS und das wirkt sich auf unseren Organismus aus und (3) erzeugt weitere Symptome und Handlungsimpulse.

Diese Verkettung erleben wir zumeist nur als eine einzige schnelle Reaktion. Manchmal nehmen wir sogar nur noch den dritten Schritt, das Symptom, wahr.

Ohne gezielte Selbststeuerungsübungen sind wir also vollkommen abhängig von Reizen, die in unser Bewusstsein treten und uns ungefiltert aufregen. Wir haben es hier mit einer universellen menschlichen

Reaktionsweise zu tun. Vielleicht bemerken viele Menschen solche inneren Vorgänge nur bei Extremreaktionen des VNS und nehmen die Feinabstufungen oft gar nicht wahr. Das ist bedenklich, weil nämlich die Aktivitäten dieses inneren Motors zu zahllosen weiteren Symptomen führen. Da die Tätigkeiten im VNS in uns alle Vitalfunktionen steuern und direkt unser Immunsystem beeinflussen, ist es von höchster Bedeutung, wie sich diese Abläufe entwickeln und vor allem: Wie können wir darauf einen heilsamen Einfluss nehmen? Oft meinen wir nämlich, dass wir nur irgendwie (3) die Symptome beseitigen sollten.

Die zwischengeschaltete Instanz zwischen den Ursachen und den individuellen Reaktionen ist bekanntlich unser vegetatives Nervensystem VNS. Deshalb finden wir hier den idealen Ansatzpunkt, um unser Leiden zu mildern – und zwar nicht für jede einzelne Situation, sondern grundsätzlich!

Wenn wir diese grundlegende Instanz unseres VNS durch bewusste Haltungs- und Atemübungen kontrollieren lernen, besitzen wir den perfekten Schlüssel für unsere gesamte Selbststeuerung.

Die Grundlagenübung

Wir verändern durch spezielle Haltungsübungen unser Bewusstsein, denn die Körperhaltung und die Geisteshaltung sind eng miteinander verknüpft. Neben den Haltungsübungen werden Atemübungen durchgeführt, die gleich mehrere Wirkmechanismen in Gang bringen. Zuerst einmal erhöht die Bewusstheit für unseren Atem unser Körperbewusstsein. Zudem regulieren wir durch gezielte Atemübungen unseren Gasaustausch optimaler, der Sauerstoffanteil erhöht sich, was positive Effekte mit sich bringt. Weiterhin steuern wir mit diesen gezielten Atemübungen aktivierende oder beruhigende Areale im VNS an.

Eine einfache Methode liefert uns also maximale Effekte. Dazu gebe ich Ihnen im weiteren Verlauf noch zusätzliche Beschreibungen.

Schauen wir uns die Ursachen für unsere Probleme noch einmal genauer an, die in uns selbst liegen. Schließlich haben oder hätten wir darauf mehr Einfluss als auf äußere Ursachen. Als Inspiration nutzen wir für diesen Schritt die buddhistische Sicht, die uns die Zweite Edle Wahrheit aufzeigt.

In unserer Entwicklung vom Kleinkind zum Erwachsenen bilden sich die Ich- oder Egostrukturen in uns. Sie sind eigentlich dafür geschaffen, unser Leben zu erleichtern. Sie sind die Basis für unser Selbstempfinden und unseren Verstand. Wir können damit Probleme lösen, aber eben auch Probleme erzeugen.

Alles hat seinen Preis: Der Preis dafür, dass wir über Egostrukturen verfügen, ist relativ hoch, denn diese Strukturen haben eine extrem hohe Wirkungskraft in uns. Das ist eigentlich okay, aber leider lernen wir in unserer Kultur nicht, adäquat damit umzugehen. So wachsen diese Strukturen unkontrolliert in uns und erzeugen Probleme.

Von diesen Problemen berichtet uns die Zweite Edle Wahrheit. Sie zeigt uns, dass unser ungeschultes Ego insbesondere zu drei sehr bedeutsamen Auswirkungen führt. Die Zweite Edle Wahrheit handelt von den Ursachen unserer Probleme, von unseren selbst erzeugten inneren Ursachen. Von diesen dreien ist eine besonders bedeutsam, weil sie die beiden anderen begünstigt. Diese erste von drei Ursachen ist unsere starke Egoneigung, *unbewusst* zu reagieren. Wie schon erwähnt, kannten Buddhisten bereits 2600 Jahre vor Sigmund Freud das Phänomen des menschlichen Unbewussten.

Der Begriff *das Unbewusste* hört sich womöglich etwas diffus an, aber er bezieht sich auf sehr konkrete Abläufe. In erster Linie ist hier die starke menschliche Neigung gemeint, automatisiert zu reagieren. Wir lernen etwas, unser Verstand baut daraus einen Automatismus und fortan müssen wir nicht mehr so konzentriert sein, denn der Automatismus kann einfach abgespult werden. Alles wird zur Routine. Das Leben rauscht an uns vorbei, denn fortan sind wir auf Autopilot unterwegs. Das ist eine sehr bedeutsame Thematik, die in der BPT intensiv bearbeitet wird. Wenn wir unbewusst reagieren, dann neigen wir sehr stark zu *Anhaftungen* und *Widerständen,* den beiden anderen Ursachen für unser Leiden. Auf diesem Verständnis des inneren Funktionierens basiert die „Störungslehre" der BPT.

Die drei Ursachen des Leidens zeigen verschiedene Facetten, die durch weitere ähnliche Begriffe verdeutlicht werden. Diese Aspekte sind keine theoretischen Konstrukte, sondern sehr reale in uns wirksame Mechanismen. Mit etwas Übung kann diese jeder in sich und natürlich auch in allen anderen Menschen wahrnehmen. Sie bilden sehr mächtige Ursachen für unser Leiden.

Die drei Ursachen des selbst erzeugten Leidens

1. *Unbewusstheit* oder Unwissenheit, Verblendung, Verwirrung, Unaufmerksamkeit, Abgelenktsein, Sinnestrübung, Ignoranz, Verleugnung, Zerstreutheit etc.
2. *Anhaftungen* oder Identifikationen, Festhalten, Beharren, Klammern, Begehren, Mögen, Wünschen, Habenwollen, Sammeln, Horten, Gier, Sucht etc.
3) *Widerstände* oder Abneigungen, Gegenwehr, Hass, Nichtmögen, Abstoßen, Widersetzen, Nichtwollen, Ablehnung, Wegwerfen etc.

Diese Facetten der Zweiten Edlen Wahrheit können recht gut mit den „Kopfbildern" der BPT verdeutlicht werden. Ich möchte das mit der nachfolgenden Abbildung 7 zeigen.

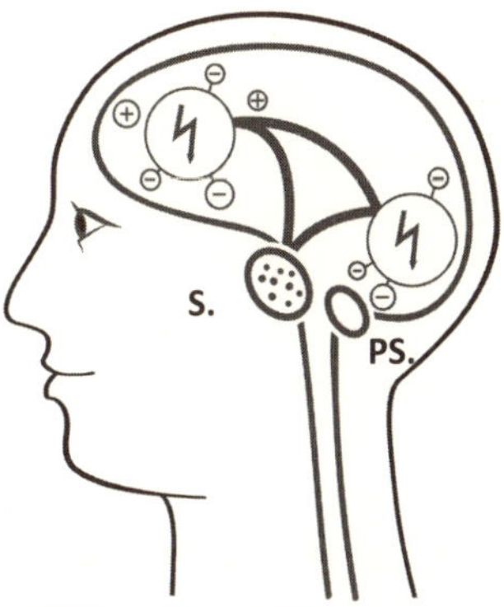

Abb. 7

Im Verlauf der BPT-Sitzungen erkläre ich das Kopfbild immer in der zweiten Stunde, während in der ersten Stunde die Kontaktaufnahme mit dem Klienten und die Anamnese im Mittelpunkt stehen. Die Verbindung zwischen der Anamnese der individuellen Thematik, also der Erhebung der relevanten Daten des Klienten, die in der ersten Stunde eruiert werden, und der in der zweiten Sitzung folgenden Beschreibung der Zusammenhänge mit Hilfe des Kopfbildes besteht in einer äußerst effektiven universellen Vereinheitlichung. Das ist viel einfacher, als es hier klingt. Gemeint ist hier das Thema der *Selbststeuerung,* das die Verbindung zwischen der individuellen Thematik und meinem Ansatz herstellt. Egal mit welchem Thema ein Klient in die Behandlung kommt, eigentlich geht es immer um die Wiedererlangung von Selbststeuerung.

Das hat natürlich sehr viel zu tun mit unserem Steuerorgan, dem Gehirn. Alles, was die Klienten berichten, alle Ihre Sorgen und Nöte, alle Erinnerungen, Wünsche und Schmerzen, all das wird im Gehirn gesteuert. Mit dieser Erklärung beginne ich dann, ein Kopfbild zu zeichnen, das wie die Abbildung 7 aussieht. Dann zeige ich, dass hinten im Gehirn bildhafte Erinnerungen verschaltet sind und im vorderen Bereich des Gehirns Egoanteile bestehen, die unsere Gedanken steuern. Beide Bereiche sind mit einer Struktur verbunden, die tiefer im Gehirn angesiedelt ist: im vegetativen Nervensystem VNS. Damit ergibt sich ein Dreieck aus Verknüpfungen.

Dieses Dreieck kann unterschiedlich stark ausgeprägt sein. Bei einer moderaten Ausprägung können unzählige von diesen Dreiecken existieren und unsere vielen Automatismen bilden. Wird ein Dreieck auf unheilsame Weise übermächtig, entwickeln sich sogenannte Bermudadreiecke. Recht bedeutsame von diesen sind zum Beispiel das Angst-Bermudadreieck, das Wut-Bermudadreieck, das Trauer-Bermudadreieck, das Sucht-Bermudadreieck oder das Schmerz-Bermudadreieck.

Platons Höhlengleichnis in unserem Kopf

Auf diesem Verständnis basiert auch das berühmte Höhlengleichnis, das von dem griechischen Philosophen Platon sinnbildlich beschrieben wird. Darin sieht er uns Menschen in einer Höhle gefesselt und die Bilder von draußen nehmen wir als Schattenrisse an der Höhlenwand wahr. Allerdings meinen wir, wir wären frei und nähmen die Realität wahr.

In diesem Zustand besteht vollkommene *Unbewusstheit.* Wir sind der *Anhaftung,* dem Gefesseltsein, unterworfen und entwickeln *Widerstände* gegen Informationen, die diesen Zustand kritisch hinterfragen.

Dieser Zustand der Fesselung wirkt von außen betrachtet sehr drastisch. Umso erstaunlicher ist, dass wir Gefesselte unsere Ketten in der Regel gar nicht wahrnehmen. Ein bedeutsamer Aspekt ist dabei sicherlich die Tatsache, dass es sich hier um innere Fesseln handelt, mit denen wir heranwachsen. Wenn wir aber einmal unsere Fesselungen erfahren haben, wenn wir selbst spüren, wie sehr wir nur funktionieren, wie vielen Automatismen wir folgen, dann entstehen Fragen – eine ganz besonders: Wie können wir uns befreien?

Ein anderer berühmter Grieche war Diogenes, der in einer Tonne gelebt haben soll. Er war der Ansicht, dass wir unsere einengende

Zivilisation abstreifen sollten. Dafür sollten wir leben wie Hunde. Das griechische Wort *Kynos* bedeutet „Hund", wir sollten also ein kynisches Leben führen. Davon leitet sich auch das Wort „zynisch" ab. Wir finden hier zwar durchaus Anregungen, um Fesseln zu lösen, aber es ist ein Weg, der uns *unterhalb* unserer Möglichkeiten ins Animalische führt. Vielleicht werden Sie sich daran erinnern, wenn es in Kapitel 3 um die *Lebenspyramide* gehen wird. Wir finden durch die BPT konkrete Anregungen, die uns nicht *unterhalb* unseres Menschseins ins Hündisch-Animalische, sondern *oberhalb* unseres Menschseins ins Bewusste und Spirituelle zu führen vermögen.

Der erste Schritt dahin ist immer ein erkennender, das heißt, erst einmal wahrzunehmen, was jetzt ist. Dieser Erkenntnisvorgang scheint für viele nur ein kleines Detail zu sein, nach dem Motto: „Ja, schön und gut, jetzt weiß ich es, aber wie befreie ich mich denn?" Unterschätzen Sie jedoch nicht die Kraft des Erkennens, denn sie kann schon zu vielen heilsamen Korrekturen führen. Natürlich erhalten die Suchenden konkrete Anregungen, aber lassen Sie uns noch etwas bei dem verweilen, womit wir es in uns zu tun haben.

Die Abbildung 7 zeigt uns innere Strukturen, die entweder in schwächerer Form als Automatismen oder in stärkerer Form als Bermudadreiecke funktionieren. Sie sind mit Gedanken und Erinnerungen verbunden; zudem wurzeln sie im vegetativen Nervensystem VNS, von dem Sie Ihre Energie erhalten.

Die Struktur des VNS ist ebenfalls von großer Bedeutung. Hier beschreibe ich meinen Klienten zuerst die Auswirkungen des Sympathikus, den ich als Stresszentrum vorstelle; dann beschreibe ich den Parasympathikus, das Peace- oder Ruhezentrum.

Für die Beschreibung der Aktivitäten des *Stresszentrums,* den Sympathikus, beziehe ich die vom Klienten geschilderten Beschwerden mit ein. Vor allem die Zusammenhänge zwischen einer zu hohen Aktivität des Stresszentrums und einer dadurch bedingten geringeren Immuntätigkeit und gleichzeitig erhöhter Übersäuerung sind hier zentrale Themen. Etwas detaillierter betrachtet, zeigen auch Angst, Sorgen, Grübelei, Schmerzen und jede andere Art der inneren Anspannung in der Regel höhere VNS-Aktivitäten und damit verbunden auch geringere Immunwerte und höhere Säurewerte im Organismus an.

Das Kopfbild (Abbildung 7) zeigt eindrücklich, dass das vegetative Nervensystem VNS wie ein innerer Motor eine sehr zentrale Rolle spielt. Äußere Einflüsse können unseren inneren Motor genauso aktivieren wie Erinnerungen, Gedanken oder Körpersymptome, wie zum Beispiel Schmerzen. Die Aktivität dieses inneren Motors wird dann zu einer bedeutsamen Ursache für die vielfältigsten Symptome. Die zugrunde liegende Dynamik ist also universell, sie ist bei uns allen gleich; nur die speziellen Auswirkungen sind individuell etwas unterschiedlich. Bei einigen von uns drückt sich das als Nervosität und innere Unruhe aus, bei anderen als Angststörung, als Reizbarkeit, Dünnhäutigkeit oder als erhöhte Schmerzempfindlichkeit.

Zudem reduziert sich die Abwehr unseres Immunsystems bei zu hoher VNS-Aktivität. Diese Immundefizite führen dann zu Entzündungen, grippalen Infekten oder zu anderen Symptomen. Gleichzeitig heilen vorhandene Erkrankungen verzögert oder gar nicht.

Diese Zusammenhänge zwischen psychischen Abläufen, wie Gedanken und Erinnerungen, vegetativen Aktivitäten und dem Immunsystem, sind von äußerster Wichtigkeit. Sie belegen die hohe Relevanz von gezielter Psychotherapie bei *allen* Erkrankungen. Wir können lernen, unser Immunsystem selbst zu aktivieren.

Sinkt die „Motorleistung" unseres VNS stark, drohen Antriebs- und Motivationsverlust, Übergewicht, Trägheit, Lustlosigkeit, Anhedonie (fehlendes Lustempfinden) oder Depressionen.

Stellen Sie sich Herrn Maier vor, der seinen inneren Motor über längere Zeit belastet hatte, weshalb sein VNS schnell mit Anspannungen reagiert, und stellen Sie sich Herrn Müller vor, dessen VNS ausgeglichen ist. Beide betreten nun einen vollen Saal, in dem sie gleich einen Vortrag halten sollen. Vielleicht reagieren beide Männer mit vollkommen gleichen vegetativen Spannungsreaktionen. In solchen Situationen reagieren fast alle Menschen mit Anspannung. Einige interpretieren diesen Anlass als freudige Aufregung, andere als Stress. Nur bei Herrn Maier führt das jedoch zu einem Zusammenbruch, Angstreaktionen, Herzrasen, Schweißausbruch, Schwindelgefühlen, Übelkeit bis hin zum Herzinfarkt oder irgendeinem anderen Symptom.

Psychische und physische Reaktionen lassen sich in der Regel durchaus gut nachvollziehen, auch wenn sie nicht immer auf Röntgenbildern zu sehen sind.

Die Quintessenz daraus möchte uns vermitteln, dass wir nicht jedes psychische und physische Symptom oder gar den ganzen Menschen pathologisieren sollten. Längst nicht jedes Symptom wurzelt in einer schlechten Kindheit, gewalttätigen Eltern oder Traumatisierungen. Die BPT distanziert sich explizit von solchen Psychologisierungen. Stattdessen werden die Zusammenhänge zwischen zurückliegenden Belastungen, Erinnerungen, Gedanken, vegetativen Reaktionen, dem Körperzustand, dem Konsumverhalten, dem Reizinput und gesundheitsrelevantem Verhalten beleuchtet. Mit ein paar einfachen Faktoren lassen sich dann die Kopfbilder skizzieren, die den aktuellen Zustand transparent machen.

Die Suche nach einer Ursache ist natürlich menschlich. Wenn es uns nicht gut geht, möchten wir wissen, warum das so ist. Leider fallen wir bei einer derartigen Suche oft in überholte Denkschemata zurück. Das betrifft allerdings vor allem Ärzte, die sich sehr auf technische Diagnostik, wie MRT, Röntgen oder andere Tests, fokussieren.

Das hat viel mit den Vorstellungen zu tun, wie sich Dinge entwickeln. Ich möchte dazu eine kurze Ausführung machen.

Die Ursachensuche ist nicht ungefährlich, denn hier werden oft Urteile gefällt, die für die Betroffenen weitreichende Konsequenzen haben können. Besonders unangenehm ist zudem die Sachlage, dass oft keine eindeutig herausragende Ursache für Beschwerden gefunden wird. Sie spüren zum Beispiel Schmerzen, aber der Orthopäde findet keine „ausreichende“ Erklärung dafür. Oder Sie spüren andere Symptome und der Facharzt „kann nichts finden“. In solchen Situationen wird fast immer psychologisiert, die Erklärung ist dann nebulös psychosomatisch: „Ich finde nichts. Es ist alles okay. Es muss also psychosomatisch sein.“ Diese und andere falsche Vorstellungen über menschliches Funktionieren und die Psychosomatik erzeugen viele Probleme. Zudem spiegeln sie ein altes und überholtes Ursachen-Modell wider. Es ist das sogenannte monokausale Modell: Wenn eine Wirkung zu sehen ist, muss auch eine Ursache vorliegen. Ist keine Ursache aufzufinden, muss die Wirkung eine eingebildete sein.

Im Gegensatz dazu bestehen bereits seit vielen Jahrzehnten das systemische und auch das chaostheoretische Ursachen-Modell. Diese Modelle bilden das sogenannte wissenschaftliche Paradigma, an dem sich die Fachleute orientieren sollten: auch Ärzte. Nach diesem Modell können Wirkungen selbst durch sehr kleine Ursachen, die sich kombinieren, zu großen Effekten werden. Wenn wir das aber zurückverfolgen möchten, können wir nichts Signifikantes mehr entdecken. Ein großes B muss also nicht aus einem großen A hervorgegangen sein.

Wir sollten also bei der Ursachensuche vorsichtig bleiben. Es entstehen oft Probleme und Symptome, ohne dass wir sofort auf klare Ursachen stoßen. Nicht jedes Mal ist unsere Psyche oder unsere Vergangenheit schuld daran. Erfahrungsgemäß können sich oft unmerklich auch kleine Belastungen steigern, die jeweils den inneren Motor aktivieren und ihn dadurch wachsen und größer werden lassen. Unser inneres Energiegleichgewicht wird destabilisiert und damit kommt es zu Problemen. Die Funktionsweisen des VNS sind also sehr beachtenswert. Wir finden an genau dieser Stelle einen effektiven Ansatz für die zu lernende Selbstregulation.

Das VNS mit den neurochemischen Spannungsmustern wirkt sich aber auch auf unser Gehirn aus. Innere Spannungszustände lassen ebenso auch Egoareale anwachsen. Doch auch die sich mit jeder Wiederholung verfestigenden Bahnen zwischen bestimmten Gedanken im vorderen Gehirn, den dazugehörigen bildhaften Erinnerungen im hinteren Gehirn und deren Verbindung mit dem Stresszentrum im VNS weiter unten im Gehirn sind von großer Bedeutung. Sie bilden das neurophysiologische Fundament für unsere festen Gewohnheitsmuster. Diese bilden wiederum die innere Struktur, die zu unserem unbewussten Denken, Empfinden und Verhalten führt. Hier finden wir die Struktur des *Unbewussten.* Gleichzeitig führen diese inneren Bahnen dazu, dass wir anhaften. Sind diese Strukturen aktiviert, dann fühlen wir uns mit diesen Abläufen sehr identifiziert, eine kritische Distanz fehlt oft und die *Anhaftung* ist groß. Zudem wehren wir uns gegen Alternativen, wir wollen es so und nicht anders. Das ist unser *Widerstand.*

Wir finden hier also dieselben neurophysiologischen Strukturen, die wir aus der Zweiten Edlen Wahrheit als Ursache für unsere Probleme kennen.

Abbildung 7 zeigt ein inneres Dreieck, wie wir es alle in uns tragen. Bei einigen ist es das Angst-Bermudadreieck, bei anderen das Sucht-, Wut-, Schmerz-, Grübel- oder Trauer-Bermudadreieck. Diese innere Struktur in uns hält uns gefangen und legt recht anschaulich die Basis unserer unbewussten Impulse offen. So bleibt das sogenannte Unbewusste nicht länger ein mysteriöses und diffuses Ding in uns, sondern zeigt sich als klarer und anschaulicher Wirkmechanismus.

Das Buch „Psychosomatik ist die Art und Weise, wie wir alle funktionieren“ (2015, 2016) beschreibt bereits im Titel den Inhalt. Es ist ein Büchlein mit nur 96 Seiten, das die eben genannten Zusammenhänge anschaulich und leicht verständlich beschreibt und für die Klienteninformation bestens geeignet ist. Auch das Phänomen der Psychosomatik schauen wir uns später noch genauer an.

Zudem wird überdeutlich, dass es im Kontext unseres unbewussten Funktionierens nicht nur um Unwissenheit als eine Form des Nicht-Wissens, sondern um ein aktives Irr-Wissen geht. Wir sind regelrecht gefangen in unseren Meinungen und festen Ansichten. Wir spüren zum Beispiel nicht, wenn sich ein innerer Egoanteil aktiviert und uns seine eingeschränkten Sichtweisen und Impulse aufdrängt. Ist beispielsweise unser innerer Besserwisser aktiviert, dann haben wir nicht den Eindruck, dass dieser innere Besserwisser-Anteil uns bestimmt. Stattdessen meinen wir, dass wir es eben einfach besser wissen. Das Gleiche passiert auch bei all unseren anderen Egoanteilen. Der innere Angsthase, der innere Kampfhund erzeugen in uns ebenso eine feste Weltsicht wie der innere Verliebte.

Aus einem Anteil wird in unserem Empfinden dann unsere ganze Persönlichkeit. Solche inneren Egoanteile sind vernetzt mit gedanklichen Anteilen, Erinnerungen und auch vegetativen Energien. Hier entstehen immer innere Kreisläufe und Gewohnheitsmuster, wie sie in Abbildung 7 dargestellt werden konnten.

Derartige Kreisläufe finden wir nicht nur in uns, sondern auch um uns herum.

Samsara – Der Leidenskreislauf

Das eben beschriebene Phänomen der inneren Bermudadreiecke stellt natürlich gewissermaßen nur die Spitze unserer Problematik dar. Eine Ebene unterhalb unserer Bermudadreiecke, von denen jeder Mensch mehrere besitzt, finden wir den Bereich unserer bereits erwähnten zahllosen inneren *Automatismen.* Diese sind genauso aufgebaut wie die Bermudadreiecke, aber sie sind für uns meistens nicht so direkt spürbar. Es ist unser Funktionsmodus. Wir wachen morgens auf und schon aktivieren sich automatisch zum Beispiel unsere Morgenhygieneautomatismen; dann kommen die Frühstücksautomatismen, gefolgt oder kombiniert mit den Kommunikationsautomatismen; dann folgen zum Beispiel die Autofahrautomatismen, die Jobautomatismen, die Freizeitautomatismen etc. Parallel dazu laufen permanent unzählige Bewegungs- und Koordinationsautomatismen sowie Denk- und Konsumautomatismen ab. Scheinbar ganz unvermittelt geht der Tag dann zur Neige, auch das Wochenende ist rasch vorbei, der Urlaub verfliegt rasend schnell und die Jahre ziehen dahin. Wir finden hier eine innere Struktur vor, die unser Leben sehr stark überschattet. Doch das ist nicht prinzipiell eine Störung, sondern es ist die Art und Weise, wie unser Verstand funktioniert. Er ist wie ein dummer Roboter, der vermittelt: „Ich baue aus allem, was du mir gibst, einen Automatismus, weil ich glaube, dass das generell immer eine Erleichterung ist."

Sicherlich ist es sehr hilfreich, dass wir nicht jeden Tag aufs Neue Autofahren lernen müssen. Dass wir Routinen zur Verfügung haben erleichtert viele Abläufe. Aber die zu simple menschliche Strategie „Alles, was gut funktioniert, wird wiederholt" wird zu unreflektiert und im Übermaß abgespult. Damit stufen wir uns zu einer Maschine herab.

Der Weg heraus ist aber möglich. Allerdings gibt es dafür ein paar Dinge zu beachten. Denn selbst wenn wir unsere Probleme erkennen und dem etwas Heilsames entgegensetzen möchten, indem wir zum Beispiel mit Yoga und Meditation beginnen, funktioniert unser Verstand so, dass er diese neuen Tätigkeiten realisiert und daraus ziemlich schnell einen Automatismus baut, sodass wir immer Anfangserfolge spüren. Das stärkt diese Strukturen nochmals. Bereits bald aber haben wir deshalb wieder Ressourcen frei, die unser Verstand natürlich mit vielen anderen Inhalten auffüllt. So spulen wir dann schon bald während unserer Meditation oder während dem Yoga unbewusst unsere erlernten Automatismen ab und grübeln darüber, was wir heute noch alles zu erledigen haben. Es fällt uns sogar schwer, uns auf das zu konzentrieren, was wir als sinnvoll erachten. Immer ist unser Geist aktiv und ruhelos. Unser Verstand erschafft durch die Entwicklung von immer neuen Automatismen auch noch weitere geistige Ressourcen, die wir dann aber nicht gezielt einzusetzen gelernt haben, sodass sie von unserem unruhigen Geist für alle möglichen, meist unsinnigen Spekulationen, Erinnerungen etc. eingesetzt werden.

Das nehmen wir natürlich auch wahr und beginnen zu hadern und uns zu ärgern über uns und unsere Unfähigkeit, bei der Sache zu bleiben. Nur zu oft entsteht dann die Fehleinschätzung, dass Methoden wie Yoga oder Meditation, aber auch jede andere Aktivität für andere anscheinend gut sind, aber nicht für uns. Es passt wohl einfach nicht, schließlich waren wir ja schon immer aktivere Menschen, vielleicht gehen wir doch besser zum Tennisspielen oder zum Fitnesstraining.

Dieser Abschnitt zeigt uns innere Kreisläufe, die natürlich auch mit äußeren Kreisläufen korrespondieren. *Samsara* ist ein Begriff für ein Leben in solchen Kreisläufen. Samsara meint „noch nicht befreit", feststeckend in Leidenskreisläufen und im unerleuchteten Leben. Samsara ist also kein esoterischer Begriff, sondern eine Umschreibung für unser problematisches inneres Funktionieren. Dieses Funktionieren erleben wir als vollkommen normal und meist auch als richtig. Die inneren Automatismen sind für uns eben nicht direkt spürbar. Das ist grob vergleichbar mit der folgenden Geschichte.

Die Fische und das Wasser

Im Ozean treffen zwei junge Fische einen alten Fisch. Dieser grüßt locker und sagt: *„Na Jungs, wie ist das Wasser?"* Die zwei Fische schwimmen weiter. Nach einer Weile meint einer der beiden jungen Fische zum anderen: *„Was meinte der Alte denn bloß mit Wasser?"*

So wie die beiden jungen Fische nehmen auch wir Gewohntes sehr oft als ganz selbstverständlich hin. Das geht so lange gut, bis uns eine „Welle" erfasst, uns an Land spült und wir dort zappeln. Spätestens dann dämmert es uns, was Wasser ist.

Das, was wir regelmäßig wiederholen, wird sich in uns festigen. Es wird ein Teil von uns und das bedeutet, dass wir uns intensiv damit identifizieren, sodass wir darin keinen Fremdkörper mehr erkennen können. So festigt sich unsere Welt.

Diese Dynamiken sind in der BPT ein großes Thema. Schließlich ist das eine Hauptursache für unser persönliches wie auch das weltweite Leiden, das wir unseren Mitmenschen, den Tieren, der gesamten Natur, dem Planeten und damit auch uns selbst antun. Wir versuchen ein glückliches Leben aufzubauen, achten aber gar nicht darauf, dass unsere Konsumgewohnheiten massive Problemketten in Gang halten. Das ist so, als würden Sie Wasser aus einen Ruderboot schöpfen, ohne zu realisieren, dass direkt neben Ihren Füßen ein Loch im Rumpf des Bootes ist, durch welches das Wasser nachläuft. Sie könnten einfach einen Korken hineindrücken und würden dadurch Ihr Leben erleichtern, aber das würde bedeuten, dass Sie Ihre Gewohnheitsmuster unterbrechen, mit offenen Augen Bilanz ziehen und Ihr eigenes Tun hinterfragen müssten. Es bedarf eben ein wenig innerer Stärke, um die Tatsache anzuerkennen, dass unser Boot ein Loch hat.

Viele Menschen streben nach dem einfachen Glück, das sie in die Geschäfte lockt. Prüfen Sie doch einmal selbst, wie viel Aufmerksamkeit und Geld Sie in Ihre äußere Erscheinung stecken. Im Gegensatz dazu muss es aber dann im Supermarkt unbedingt günstig und billig sein. Achten Sie bei solchen Überlegungen unbedingt darauf, welcher innere Egoanteil sich da zu Wort meldet. Oft ist es unser innerer Ignorant, der uns vermittelt: *Ist doch egal.* Diese Egal-Haltung führt Sie zu zahlreichen Problemen und bindet Sie an Samsara. Das hält uns im Leidensrad gefangen.

Die geschilderte Dynamik der inneren Gewohnheitsmuster, mit denen wir uns schnell identifizieren, ist einer der Hauptgründe, warum sehr viele Menschen gar keine Idee zur persönlichen Weiterentwicklung haben. Sie fühlen sich mit dem, was sie haben, weitgehend wohl oder haben zumindest den Eindruck, dass es eben ihre Persönlichkeit, ihr Leben und ihr Schicksal ist. Die Ausschöpfung des eigenen Potenzials, die Weiterentwicklung des eigenen Niveaus, die Kultivierung von einem verantwortlichen, mitfühlenden, umweltbewussten Verhalten ist immer noch vielen fremd und unbequem.

Selbst wenn die Art und Weise des eigenen Funktionierens immer wieder zu Problemen führt, wird das irgendwie als natürlicher Verlauf oder als Fremdverschulden wahrgenommen. Es folgen ein paar Krisen mit improvisierten Selbstheilungsversuchen, aber das reicht nicht für generelle Überlegungen. Es ist traurig, dass nur wenige Menschen „erwachen“ und viele nicht.

Unser Funktionieren auf der Basis von Automatismen hält uns in einer scheinbar bequemen Gefangenschaft. Die Eintrübung unseres Geistes wird als Normalzustand empfunden. Sogar gefährlichste Selbstvergiftungen, wie wir sie bei den verschiedenen Süchten erleben, werden als dringende eigene Bedürfnisse fehlinterpretiert.

Nur die inneren Bermudadreiecke sind deutlich einfacher zu spüren, denn sie vermitteln Leiden pur. Zwar führt auch das nicht bei jedem Menschen zum „Umdenken“, eigentlich sollte es Klardenken heißen, doch für einige ist es die Frustrationsenergie, die sie für die ersten Schritte zur Wandlung nutzen.

Wie aber können wir diese spürbaren inneren Leidenskreisläufe durchbrechen? Sofort bietet unser Verstand uns einen vorhandenen Automatismus an: *„Neulich hast du doch eine Flasche Wein getrunken und dich dabei total entspannt, das war doch ganz lustig";* oder: *„Beim Sport kannst du doch so gut abschalten";* oder *„Nimm halt die Medikamente wieder, das hilft."* Wir alle versuchen uns von Problemen zu distanzieren und bemerken oft nicht, dass wir damit die vorhandenen inneren Problemstrukturen nur weiter stärken.

Wenn uns jemand darauf aufmerksam macht und uns rät: *„Komm, beruhige dich mal ... und probiere es mal anders",* dann spüren wir schnell innere Widerstände. Wir leiden zwar, aber doch auch aus gutem Grund – und das möchten wir uns nicht wegnehmen lassen. Wenn wir dann noch Kritik wittern, geht uns die Sache sowieso zu weit. *Selbstschutz ist natürlich auch einer unserer Automatismen.* Wir spüren ihn meistens als eine sehr vertraute innere Stimme oder zumindest als einen inneren Impuls, dem wir unbedingt vertrauen können.

Widerstände

Womöglich bemerken Sie Widerstände bei dem Thema „Widerstände"? Haben Sie Widerstände? Oder meinen Sie vielleicht, dass Sie nur bei notwendigen Dingen Widerstand entwickeln?

Schauen wir uns unsere Widerstände einmal etwas genauer an. Sie dienen natürlich auch, wie eben schon erwähnt, dem Zweck unseres Selbstschutzes. Widerstand ist immer auch Selbstverteidigung, was sich eigentlich doch ganz sinnvoll anhört.

Dabei ist aber zu bedenken, dass es sehr unterschiedliche Varianten der Selbstverteidigung gibt. Zudem mahnt uns die Zweite Edle Wahrheit, dass Widerstand zu den Ursachen für unser Leiden gehört. Widerstand scheint also sowohl zu helfen als auch Probleme zu schaffen. Das sollten wir uns genauer ansehen.

Die Qualität des eigenen Selbstschutzes hängt direkt von der Qualität der eigenen Bewusstseinsfähigkeit ab. Kleine Kinder haben deshalb kaum Selbstschutzkompetenzen. Hier sind keine physischen, sondern psychische Kräfte gemeint. Ein geschulter Psychotherapeut kann also aus der Qualität der Selbstschutzkompetenzen eines Erwachsenen ziemlich klare Rückschlüsse auf die psychische Verfassung des Betreffenden ziehen. Wenn zum Beispiel jemand auffällig oft kritische Sachverhalte verdrängt, sie leugnet oder gar abspaltet oder auf andere Menschen projiziert – all das sind Selbstschutztechniken –, dann spricht vieles dafür, dass der Betreffende zumindest im Augenblick überfordert ist. Er ist zu geschwächt, um sich mit kritischen Fragen zu konfrontieren. Wenn jede Kritik gleich als Angriff empfunden wird, ist die psychische Verfassung sehr labil. Selbst formal mächtige Staatsführer verraten durch ihre aggressive Abwehrhaltung, mit der sie jeden Andersdenkenden als Gegner oder gar Terroristen einstufen, ihre eigene psychische Schwäche.

Durch eine Kritik, auch Selbstkritik, wird unser Verhalten oder gar unsere Persönlichkeit hinterfragt. Ist die Persönlichkeit geschwächt, müssen Schutzmaßnahmen getroffen werden. Das kann bewusst oder teilbewusst erfolgen, aber es geschieht zumeist unbewusst. Menschen, die keine Kritik vertragen, sind bestenfalls oberflächlich auf der Verhaltens- und Aktionsebene stark, ihre Psyche ist jedoch eher schwach. Auf diese Weise können wir besonders abwehrende Menschen adäquater einschätzen, nämlich nicht als starre oder sture Menschen, sondern als psychisch geschwächte Menschen.

Abwehrfunktionen

Als Beispiele für psychische Abwehrmaßnahmen sind eben schon ein paar genannt worden: Verdrängung („Ich habe diesen Wunsch gar nicht"), Verleugnung („Das habe ich gar nicht mitbekommen"), Abspaltung („Mein Mann ist ein perfekter Mensch"), und Projektion („Nicht ich, sondern du hast das Problem"). Ein paar weitere psychische Abwehrmaßnahmen sind: Regression („Ich bin ganz klein und schwach"), Vermeidung („Da gehe ich nicht mehr hin"), Verschiebung („Nicht mein Mann, sondern sein Chef ist schuld"), Verneinung („Das ist für mich gar kein Problem"), etwas ungeschehen machen wollen (Händewaschen nach einem Vergehen), Rationalisierung („Ich reagiere nur als Kopfmensch"), Somatisierung („Mir geht´s gut, nur mein Körper spinnt"), Idealisierung oder Entwertung („Mein Held"/„Der Allerletzte"), Isolierung („Vielleicht passiert meinem Nachbarn etwas Schlimmes"), Depersonalisation („Ich bin 1,75 m groß, wiege 48 kg und fühle mich furchtbar dick"), Derealisation („Alle wollen etwas von mir"), Sublimierung („Wenn ich Sorgen habe, dann treibe ich Sport, gehe einen trinken oder ich stricke, male, tanze" etc.).

Wir alle haben ein ganzes Arsenal an psychischen Möglichkeiten, relevante Aspekte des Lebens nicht wahrnehmen zu müssen. Selbstschutz mag also vordergründig erst einmal gut klingen, aber wir müssen dieses Phänomen achtsam betrachten. Prüfen Sie gerne die Liste der eben aufgeführten psychologischen Abwehrmechanismen in Bezug auf Ihr eigenes Selbstschutzverhalten.

Wenn ein Mensch psychisch labil ist, machen viele Selbstschutzaktivitäten einen Sinn. Je bewusster das gehandhabt werden kann, desto besser. Es geht also nicht darum, den Widerstand aufzugeben, sondern sich diesen bewusst zu machen. So lassen sich zumindest konstruktivere Methoden nutzen. Ist die psychische Verfassung aber ausreichend stabil, können die Widerstände durchaus abgearbeitet und sukzessive aufgegeben werden.

Diese Thematik führt uns zu einem sehr wichtigen Punkt, und zwar den Hindernissen auf unserem Weg zu einem glücklichen Leben. Natürlich vertritt die BPT den Standpunkt, dass wir, um etwas Positives zu erreichen, auch unbedingt etwas Positives aufbauen müssen. Allein durch Problemlösung erlangen wir also kein Glück. Schließlich bauen wir auch kein Haus, indem wir nur ein Loch für das Fundament graben. Irgendwann sollten wir mit dem Aufbau beginnen. Für einen möglichst reibungslosen „Aufbau" ist es allerdings lohnenswert, die Hindernisse identifizieren zu können. Einige davon haben wir eben schon als psychische Widerstände kennengelernt. Im nun folgenden Abschnitt möchte ich die psychischen Widerstände einordnen und zugleich einen Überblick über das Gesamtfeld unserer Hindernisse geben.

Unsere Hindernisse auf dem Weg zur Befreiung

Es gibt sicherlich zahllose Hindernisse, sodass wir manchmal den Überblick verlieren könnten. Deshalb dient eine Übersicht unserer Hindernisse einer klaren Sicht.

Auf einer groben Ebene können wir zwischen äußeren und inneren Hindernissen unterscheiden.

Äußere Hindernisse

Natürlich kann fast alles in der Außenwelt zu einem Hindernis für uns werden. Wir können die äußeren Hindernisse aber grob unterteilen in Hindernisse, die auf uns zukommen, obwohl wir das gar nicht wünschen, und in Hindernisse, die wir uns selbst schaffen. Beispiele für den ersten Fall wären eine plötzliche Kündigung, eine schwerwiegende Diagnose oder eine Naturkatastrophe, aber natürlich auch die vielen

Alltäglichkeiten, die auf uns einströmen und uns in Anspruch nehmen. Beispiele für den zweiten Fall wären der schöne Mantel im Schaufenster, das neue Auto vom Nachbarn oder das Fernsehprogramm. Das sind zwar auch Dinge in der Außenwelt, aber erst unsere inneren Reaktionen darauf lassen Spannungen in uns entstehen.

Oft ist uns der wahre Charakter einer Sache nicht sofort zugänglich. Äußere Objekte, die unsere Aufmerksamkeit auf sich ziehen und die wir positiv bewerten, erkennen wir kaum als Hindernisse. Im Gegenteil, wir begehren sie und fühlen uns damit auf dem rechten Weg. Tatsächlich aber führen sie uns in das bekannte dunkle Tal der Abhängigkeiten und der Probleme. Hier finden wir bereits einen Übergang von äußeren zu inneren Hindernissen.

Innere Hindernisse

In diesem Bereich der inneren Hindernisse können wir zwischen psychischen und physischen Hindernissen unterscheiden. Ähnlich wie bei den äußeren Faktoren fällt es uns auch hier nicht immer leicht, den Hindernischarakter zu erkennen. Wenn wir zum Beispiel ein starkes, scheinbar positives Verlangen empfinden, dann bewerten wir das unreflektiert meistens eher als etwas Wichtiges, dem wir nachgehen sollten.

Psychische Hindernisse

Unsere psychischen Abläufe sind komplex und leider weder primär darauf ausgerichtet, uns glücklich zu machen, noch uns die Welt so zu zeigen, wie sie tatsächlich ist. Dafür wird unsere Psyche zu stark von unseren Erinnerungen, Egoregungen, körperlichen Funktionen und äußeren Faktoren beeinflusst. Als dominante psychische Faktoren, mit denen wir leben lernen sollten, sind die hier im Rahmen der Zweiten Edlen Wahrheit bereits vorgestellten drei Ursachen für unsere Probleme zu nennen:

- Unsere starke Neigung zur *Unbewusstheit* ist ein großes Hindernis.
- Unsere starke Neigung zur *Anhaftung* ist ein großes Hindernis.
- Unsere starke Neigung zum *Widerstand* ist ein großes Hindernis.

In der buddhistischen Lehrrede über Achtsamkeit finden wir eine weitere Beschreibung von fünf wichtigen inneren Hindernissen:

- Unsere starke Neigung zu *Begierden* ist ein großes Hindernis.
- Unsere starke Neigung zur *Rastlosigkeit* ist ein großes Hindernis.
- Unsere starke Neigung zur *Trägheit* ist ein großes Hindernis.

- Unsere starke Neigung zum *Zweifel* ist ein großes Hindernis.
- Unsere starke Neigung zum Übelwollen ist ein großes Hindernis.

Wenn wir den Hindernischarakter erkennen können, ist zumeist schon ein vorsichtigerer Umgang mit solchen Neigungen möglich. Etwas zu begehren fühlt sich vielleicht gut an, aber es erzeugt keinen inneren Frieden. Rastlosigkeit kann uns zwar Energie liefern, aber unkontrolliert leiden wir darunter. Trägheit fühlt sich auch bequem an, aber sie kann uns sehr tief herunterziehen. Zweifel helfen uns bisweilen, aber auf Dauer lähmen sie uns, und im Übelwollen fühlen wir uns meistens im Recht, nähren damit aber schlimme Selbstanteile in uns.

Zudem verfügen wir über physiologische Abläufe, die uns klare Hindernisse aufzeigen. Schon Goethe schrieb, dass sich uns zum geistigen Flügel so schnell kein körperlicher dazugesellen wird.

Physische Hindernisse

Unser Stoffwechsel macht uns komplett abhängig von Atemluft, Nahrung und Wasser. Unser körperliches und psychisches Bedürfnis nach regelmäßigem Schlaf setzt uns Grenzen. Von besonderer Bedeutung sind die Steuerungseinheiten in uns, unser Nervensystem. Eigentlich sollten sie uns auf unserem Weg zur Befreiung dienlich sein, aber auch hier finden wir Sachzwänge und Abläufe vor, die uns hemmen und manipulieren.

Wenn wir unsere inneren Steuerungseinheiten in Bezug auf unsere Möglichkeiten zur Befreiung betrachten, dann sollten wir dafür die sogenannten fünf Gehirne in uns kennenlernen;

1. *Das Großhirn* sollte uns durch kognitive Ressourcen unterstützen, ist aber selbst sehr durch Automatismen geprägt.
2. *Das Limbische Gehirn* sollte unsere Gefühle vermitteln, ist aber durch unreflektierte Impulse geprägt.
3. *Das Vegetative Nervensystem* sollte unsere Vitalfunktionen regeln, ist aber als innerer Motor sehr im Ungleichgewicht.
4. *Das sogenannte Hundegehirn im Bauch* stellt ein Nervenvolumen in der Größe eines Hundegehirns im Magen-Darm-Bereich dar, dessen genaue Auswirkungen immer noch nicht ganz geklärt sind.
5. *Das sogenannte Bakteriengehirn* bezieht sich auf ca. 2 bis 3 Kilogramm Bakterien, die jeder Erwachsene in sich beherbergt und

deren vielfältige Einflussnahme auf unser Empfinden, Denken und Handeln zwar feststeht, aber noch völlig unerforscht ist.

All das sind Fakten, mit denen wir leben, aber uns dessen kaum bewusst sind. Für unsere Bemühungen in Richtung Befreiung spielen sie jedoch eine maximale Rolle.

Ziehen wir hier ein vorläufiges *Fazit:* Es gibt auf den unterschiedlichsten Ebenen in uns und um uns herum Hindernisse, die wir nicht ignorieren können. Wie gehen Sie mit Hindernissen um? Weichen Sie ihnen aus? Oder bleiben Sie ihnen gegenüber standhaft? Wahrscheinlich lässt sich das nicht pauschal beantworten, doch in unserer Kultur hat der Kampf einen hohen Stellenwert. Wir sollten uns unseren Hindernissen und Herausforderungen stellen und uns bemühen, sie zu bezwingen. Auf diese Weise entstehen viele Varianten des Kampfes. Da auch viele frühere Kämpfe erfolgreich waren oder zu sein schienen, wiederholen wir solche Muster. Wir haben uns für ein Ziel angestrengt und es dann erreicht. Je mehr Anstrengung, desto größere Chancen auf Erfolg, meinen wir deshalb.

In dem Bemühen um Problemlösungen kämpfen wir oft aber gegen uns selbst, und deshalb kann es auf diese Weise keinen Gewinner geben. Erst ein bewusster Umgang mit uns selbst und unseren Hindernissen und ein Nachspüren von deren Auswirkungen eröffnen uns größere Handlungsspielräume.

Wie eben schon erwähnt, wird sich uns zum geistigen Flügel so schnell kein körperlicher dazugesellen, aber vielleicht ist das auch gar nicht notwendig. Womöglich eignet sich der geistige Flügel sowieso nicht zum Abheben. Selbst wenn wir von unserem oder gar aus unserem Leben abheben könnten, werden wir den Weg verfehlen.

Dagegen könnte es schon einmal hilfreich sein, wenn wir aufhören würden, mit dem einen geistigen Flügel wie wild um uns zu schlagen, in dem hoffnungslosen Bemühen, auf diese Weise abzuheben. Vielleicht ist es ja an der Zeit, etwas Neues auszuprobieren. Wenn sich unser Geist nicht mehr damit abmüht, nur irgendwie abzuheben, und stattdessen seine zweite Hälfte wertfrei akzeptieren lernt, den Körper, dann sparen wir eine Menge an unnötiger Energieverschwendung. Wenn sich unser Geist achtsam unserem Körper zuwendet, also seinen Blick, der beim Abheben-Wollen stets nach „oben" gerichtet ist, nun weglenkt und ihn zum Körper richtet, dann verbinden wir uns mit dem Augenblick, der Gegenwart, denn unser Körper mit den Sinnen führt uns zu uns selbst. Dieser Weg, der uns nicht von der Physis weg, sondern gewissermaßen durch sie hindurch zu führen vermag, lässt uns genauso zu dem werden, der wir schon immer waren: zu einer Einheit von Geist und Körper. Dieses Einswerden funktioniert deshalb, weil beide natürlich, also von Natur aus, eins sind. Ich werde später noch im Rahmen der Technik der Achtsamen Selbststeuerung ASST einen Weg beschreiben, wie wir die Relevanz unseres Körpers bewusst erfahren und für uns nutzbar machen können.

Unsere menschliche Art zu funktionieren bedeutet, dass wir keine geeichten Messinstrumente sind, die die Umwelt exakt aufnehmen. Unsere Ego-Tätigkeiten mit den dazugehörigen Impulsen zu Unbewusstheit, Widerstand und Anhaftung erzeugen einen Wahrnehmungsfilter. Sie haben sicherlich auch schon bemerkt, dass Sie je nach Geistesverfassung die Welt unterschiedlich wahrnehmen.

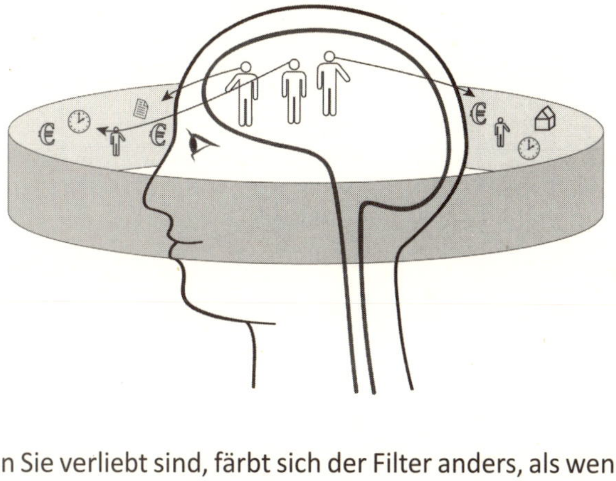

Abb. 8

Wenn Sie verliebt sind, färbt sich der Filter anders, als wenn Sie traurig sind. Die innere Grundstruktur, die diese Dynamik erzeugt, wurde mit dem vorausgegangenen Kopfbild (Abbildung 7) transparent gemacht und möchte hier durch Abbildung 8 nochmals mit einer anderen Variante in Erinnerung gerufen werden.

Natürlich stellt die Verminderung dieser Dynamik und die Restrukturierung unserer Gewohnheitsmuster eine Hauptaufgabe der BPT dar.

Ich habe die Abläufe in Verbindung mit den drei Ursachen des Leidens bislang sehr kritisch dargestellt. Bei genauerer Betrachtung fällt natürlich sofort auf, dass wir es hier mit inneren Strukturen zu tun haben, die einen komplexen Charakter besitzen. Das bedeutet, dass sie keinesfalls nur negativ sind.

Die positiven Seiten von Unwissenheit, Anhaftung und Widerständen

Diese drei Faktoren haben sehr unheilsame Auswirkungen, aber tatsächlich existieren hier auch positive Aspekte, die wir verstehen müssen, um einen möglichst praktikablen Weg zu finden.

Gerade in der Anfangszeit des Praktizierens kann es nützlich sein, an heilsamen Übungen anzuhaften und unheilsamen Gewohnheiten zu widerstehen. Wir werden immer einige Bereiche in uns und um uns herum nicht wahrnehmen. Jeder Blick, egal ob nach innen oder nach außen gerichtet, eröffnet einen Kosmos an Details. Daher ist ein gewisses Maß an Unaufmerksamkeit durchaus menschlich. Auch wird die Funktionsweise unseres Gehirns, die sehr auf Automatismen beruht, dazu beitragen, dass wir schnell heilsame Gewohnheiten bilden können. Es geht also nicht darum, *ob* wir unsere Funktionsweisen loswerden, sondern *wie* wir sie gestalten. Der Grad an Bewusstheit entscheidet darüber, wie wir davon profitieren können. Ein bewusster Automatismus kann durchaus hilfreich sein. Je bewusster wir jedoch werden, desto weniger automatisch funktionieren wir.

Der Leitsatz in diesem Zusammenhang lautet: *Wir befreien uns nicht von unseren Empfindungen, sondern wir befreien uns inmitten unserer Empfindungen.*

Nachdem wir uns die Zweite Edle Wahrheit mit den Überlegungen zu den Ursachen des Leidens angesehen haben, kommen wir nun zur Anwendbarkeit der Dritten Edlen Wahrheit.

Die Anwendbarkeit der Dritten Edlen Wahrheit

Die zentrale therapeutische Botschaft lautet hier: *Wir können das Leiden mildern und transformieren.* Wir können uns verändern!

Das bedeutet, dass Veränderungen möglich sind: zu jeder Zeit, in jeder Situation, in jedem Alter, vor jedem Problemhintergrund. Vielleicht können wir nicht in jeder Situation glücklich sein, aber Veränderung bedeutet auch nicht permanentes Glück. Wenn wir leiden, so können wir Einfluss darauf nehmen lernen, aktiv werden und aus einem Empfinden von Hilflosigkeit herauskommen.

Manchmal können wir die äußeren Umstände nicht ändern. Manchmal gibt es auch in uns Probleme, die wir nicht abstellen können. Aber wir können lernen, einen heilsameren Umgang damit zu finden. Das bedeutet, dass wir uns selbst ändern können. Oberflächlich betrachtet kann das unserem Empfinden von uns selbst widersprechen. Oft haben Menschen das Gefühl, konstant, beständig, gleichförmig zu sein. Sie haben sicherlich auch den Eindruck, dass Sie heute kein anderer Mensch sind, als Sie es gestern waren. Aber Sie sind heute ein anderer Mensch, als Sie es zum Zeitpunkt Ihrer Einschulung waren, denn seitdem hat keine einzige Körperzelle von damals überlebt. Falls Sie doch noch Ähnlichkeiten, zum Beispiel in Ihrem Empfinden, entdecken, dann basiert das nur darauf, dass Sie bestimmte Abläufe oft wiederholt haben.

Früher hieß es „Einem alten Hund bringt man keine neuen Kunststücke bei“. Tatsächlich scheinen sich viele ältere Menschen nicht zu verändern, sie verhärten eher. Das ist eine echte Gefahr. Es kann gar nicht oft genug wiederholt werden: *Alles, was wir wiederholen, wird sich festigen.*

Heute zählt es zu den Fakten, dass diese Idee vom unbelehrbaren „alten Hund“ nicht zutrifft, weil sie überholt ist. Das Wesen der Natur ist Veränderung. Das Phänomen der *Neuroplastizität* beschreibt die Wandlungsbereitschaft unserer Nervenzellen und liefert *die Basis für unsere Lernfähigkeit.* Daraus folgt ein weiterer Leitsatz der BPT: *Wir verwenden keine Psychotricks, sondern verlassen uns auf Naturgesetze.* Denn Neuroplastizität basiert auf einem Naturgesetz: Regelmäßiges, möglichst freudiges Üben verändert unser Nervensystem, unser Empfinden, unsere Kompetenzen und damit unsere ganze Welt.

Nicht nur Verhaltensänderungen sind möglich, sondern auch tiefe Umstrukturierungen sind realisierbar. Die nachfolgende Entwicklungslinie zeigt uns den Weg.

Absicht à Handlung à Gewohnheit à Charakter à Schicksal à ....

Unsere Absichten bestimmen die Qualität unserer Handlungen. Argumentiere ich mit jemand, um ihn zu unterstützen oder um recht zu behalten? Handle ich auch eigenem Antrieb oder unter Druck? Das wird die Qualität meines Handelns prägen. Auch hier führen viele wiederholte Handlungen zu Gewohnheitsmustern und diese bilden dann unseren Charakter. Das ist die dynamische Struktur, die sich durch die vorausgegangenen Faktoren gebildet hat und weiterentwickelt. Natürlich beeinflusst unser Charakter unser Schicksal. Mit einem friedfertigen Charakter haben Sie andere Schicksalswege zu erwarten als mit einem wütenden Charakter.

Überprüfen Sie, mit welcher Haltung, Absicht oder Intention Sie etwas tun. Das kann sich in Ihnen festigen. Deshalb ist es oft weniger entscheidend, was Sie tun, sondern warum Sie es tun und mit welcher inneren Haltung.

Die bislang beschriebenen Zusammenhänge, die unsere unbewussten Neigungen zu Gewohnheitsmustern, unsere Widerstände und die erheblichen Neigungen zu Anhaftungen aufgezeigt haben, liefern natürlich ausreichend Erklärungen, warum die Verwirklichung dieser Dritten Edlen Wahrheit nicht gerade leicht ist. Leider wird nicht jeder einen Weg daraus finden. Wir können diesen zwar aufzeigen, doch es ist eine individuelle Entscheidung, ihn selbst zu beschreiten. Nicht wenige Menschen verbleiben in ihren Gewohnheits- und Leidenskreisläufen. Einige von ihnen erkennen auch was sie da tun, aber die Motivation zur Veränderung ist nicht in jedem. Menschen, die in einer relativ guten Ausgangssituation sind, finden den Zugang dazu meistens schwerer. Es sind oft die Leidenden, die ihre Chance jetzt nutzen möchten. Nicht selten hilft sogar der Leidensdruck. Das bedeutet, dass besonders belastete Menschen manchmal mehr Engagement mitbringen. Die Benachteiligten finden also nicht selten ihren Weg, während andere Menschen es vorziehen zu „funktionieren" und weiter in ihren Kreisläufen unterwegs sind.

Diesbezüglich benötigen wir als Helfende ein gutes Feingefühl, um eine adäquate Motivierung zu leisten, jedoch niemanden auf einen Weg weiterführen zu wollen, nur weil wir meinen, dass es gut für ihn sei. Manche Menschen benötigen mehr Zeit und manche werden es wohl in diesem Leben nicht schaffen. Es ist wichtig, an der richtigen Stelle auch loslassen zu können, doch dieses Loslassen sollte keine bittere Enttäuschung sein. Es ist alles okay.

Ich möchte nochmals unterstreichen, dass insbesondere diese Dritte Edle Wahrheit für uns Behandler sehr heilsam ist. Das kann gar nicht oft genug erwähnt werden: „Ja, jeder Mensch, egal mit welchem Hintergrund und egal wie lange die Leidensgeschichte bereits andauert, jeder kann sich ändern."

Wenn Herr Maier in die Behandlung kommt und davon berichtet, dass er seit 30 Jahren unter Ängsten und Alkoholismus leidet, wenn Frau Müller erzählt, dass sie seit Jahrzehnten unter Depressionen und Schmerzen leidet, dann herrscht oft eine Atmosphäre der Schwere im Raum. Manchmal fühlt sich Leiden wie Blei an. Deshalb ist die tiefe Verinnerlichung dieser Dritten Edlen Wahrheit so wichtig. Vielleicht werden Herr Maier und Frau Müller ihre Probleme nicht los, aber sie können zumindest lernen, heilsamer damit umzugehen und ihre eigene Form von Glück zu finden.

Der stetige Wandel ist ein Naturgesetz. Wenn Unheilsames lange Zeit besteht, muss es aktiv aufrechterhalten worden sein. Hier gilt es, den Weg des adäquaten Loslassens zu finden: ein Weg, der in der BPT von zentraler Bedeutung ist. Die Dritte Edle Wahrheit liefert uns also eine konstruktive und heilsame Vision, denn sie bietet ein positives und kraftvolles Menschenbild.

Doch es ist auch wichtig, sich vor zu hohen Erwartungen zu schützen. Da die BPT seit vielen Jahren für Hilfesuchende da ist, existiert ein großer Erfahrungsschatz. Dieser bezieht sich natürlich auch auf Entwicklungsverläufe. Es wurde schon zu Anfang illustriert, dass die Klienten mit der Abbildung 1 die Darstellung einer aufsteigenden Wellenlinie erhalten. Diese Skizze zeigt recht deutlich den üblichen Fortschritt: Nach ersten Anfangserfolgen kommt es aus unterschiedlichen Gründen früher oder später zu Rückschlägen und das wird auch in Zukunft so bleiben.

Diese Skizze ist sehr hilfreich und sollte im *Therapiebuch* vorne eingezeichnet werden. Wenn es dann mit der Entwicklung wieder einmal etwas abwärtsgeht, hilft sie uns zu verstehen, dass es sich nur um ein normales Zwischentief handelt. In solch einem Tief verlieren viele den Überblick und meinen, wieder ganz unten gelandet zu sein, so als hätten ihre Bemühungen nichts gebracht und alles sei sinnlos. Der Blick auf diese Skizze rückt dann die Tatsachen wieder an den richtigen Platz.

Es geht auch nicht darum, die Tiefs unbedingt zu unterdrücken. Sie sind wie Wellen im Ozean, sie kommen und gehen. Das ist natürlich. Wir lernen das „Surfen" und verlieren uns nicht mehr in den Wellentälern, sondern praktizieren unsere Übungen weiter. Beide Zyklen, auf und ab, hoch und nieder, haben ihren Sinn. Überall finden wir Lernchancen vor.

Die Dritte Edle Wahrheit ist, wie alle anderen Edlen Wahrheiten auch, keine schöngeistige Philosophie, sondern bietet Anleitungen für mehr Achtsamkeit, Anleitungen, bewusst wahrzunehmen, zu denken und zu handeln. Insbesondere die Umsetzung ist von großer Bedeutung. Die BPT hat zwar auch Lehrinhalte, doch die praktischen Übungen sind von mindestens ähnlich hoher Bedeutung. Ein weiterer Aspekt von Praxis wird nun im nächsten Abschnitt verdeutlicht.

Die Anwendbarkeit der Vierten Edlen Wahrheit

Diese Wahrheit möchte uns daran erinnern, dass das *Erkennen* und selbst das *Verinnerlichen* nicht ausreichen. Auch wenn diese beiden Schritte als Vorbedingung unentbehrlich sind, geht es dann um einen dritten Schritt, nämlich die *Verwirklichung,* also die Umsetzung des Erreichten in den Alltag. Die wahre Praxis findet nicht auf der Yogamatte oder dem Meditationskissen statt, sondern in unserem Alltag. Alle Lebensbereiche sind davon betroffen. Wenn Sie ein Geistestraining umsetzen, aber in Ihrem Beruf weiterhin unheilsamen Gewohnheitsmustern folgen, wenn Sie unachtsam kommunizieren, wenn Sie grüblerischen Gedanken nachhängen oder schädliche Konsumgewohnheiten nicht aufgeben oder reduzieren können, dann werden Ihre Bemühungen stark ausgebremst.

Ein Aspekt der Verwirklichung betrifft also Ihre eigene Umsetzung, ein anderer Aspekt die Verknüpfung mit anderen fühlenden Wesen. Wir üben nicht primär für uns alleine, sondern für alle fühlenden Wesen. Die Verbundenheit führt uns genau in diese Richtung. Das gibt unseren Übungen mehr Weite. Buddhistische Gelehrte sprechen von einer Widmung, die wir unseren Übungen geben können. Wir üben und vorher und nachher widmen wir diese Übungen auch den anderen: „Für alle fühlenden Wesen."

Aufgrund der Verbundenheit finden unsere Bemühungen um andere auch den Weg wieder zurück zu uns. Zudem ist es eine sehr wichtige Erfahrung, dass die tiefsten Übungsmöglichkeiten nicht in der Einsamkeit, sondern im Kontakt mit anderen liegen.

Die letzte Meisterprüfung

Ein weit fortgeschrittener Meister bittet seinen Lehrmeister um die letzte Meisterprüfung, um ihm den Weg in die Befreiung zu zeigen. Der Lehrmeister schaut ihn lange an und sagt dann: Such dir eine Frau.

Natürlich sind nicht die Frauen die schwerste Prüfung, sondern die Nähe zu einem Partner, welchen Geschlechts auch immer. Ein Mensch, der an unserer Seite lebt, ist immer eine Herausforderung. Daher kann zu Recht gesagt werden, dass *der Sinn einer Beziehung nicht darin liegt, uns glücklich, sondern uns bewusst zu machen.*

Wenn Sie das „Glück" hatten, einen Menschen zu finden, mit dem Sie innerhalb der Beziehung Ihre Konflikte austragen können, dann ist das sicherlich manchmal anstrengend, aber übersehen Sie die darin liegende Chance nicht. Viele Paare trennen sich recht schnell, sodass sich kaum Lernmöglichkeiten ergeben können.

Unsere Lernmöglichkeiten sind umso intensiver, je verbundener eine Beziehung sich entwickelt. Hier finden wir tiefe Übungswege. Genau das meint die Vierte Edle Wahrheit: Lass dich ein. Geh tief in eine Beziehung. Achte dabei aber unbedingt auf die Art und Weise, wie du denkst und redest, wie du mit deinem Partner und anderen Menschen, mit allen fühlenden Wesen umgehst. Die Vierte Edle Wahrheit zeigt uns, dass alles miteinander verbunden ist, dass unsere Art zu handeln viele und dabei meistens unübersehbare Auswirkungen hat. Das Leid, das wir anderen zufügen, allen fühlenden Wesen, auch den Tieren, hat vielfältige Auswirkungen. Wir können nur handeln, wenn unser Geist uns dorthin lenkt. Wenn wir uns anderen gegenüber verletzend verhalten, dann ist auch unser Geist destruktiv. Wenn wir Tiere töten lassen, dann ist zumindest Verblendung oder Gleichgültigkeit am Werk. Die Egal-Haltung, mit der wir handeln, führt uns in unserem Leben in viele Krisen.

Die Vierte Edle Wahrheit möchte uns also wachrütteln. Das, was wir tun, ist relevant, es hat immer Wirkungen, auch wenn wir das manchmal gar nicht sofort erkennen können.

Natürlich ist es grundlegend wichtig, wie wir unseren Geist einstimmen, aber innere Prozesse dürfen nicht unser letztes Ziel sein. Die Umsetzung ist entscheidend. Üben hat keinen Selbstzweck. Erfolge sollten geteilt werden. Glück, das wir teilen, verdoppelt sich.

Die Anwendbarkeit des Inneren Edlen Kerns

Dieses Thema offenbart verschiedene Ebenen. Dies habe ich in dem Buch „Der leichte Weg“ detaillierter ausgeführt. Einerseits finden wir hier eine Symbolebene, da es in unserem Körper keinen solchen Kern gibt. Allerdings existiert sehr wohl die Qualität und Energie des Inneren Edlen Kerns. Unser Edler Kern ist ein schönes Symbol für ein grundsätzliches Heilsein und eine tatsächlich in uns wirksame heilsame Kraft. Schließlich geht es hier nicht um Theorie, sondern darum, diese Kraft auch tatsächlich selbst zu erfahren. Zudem symbolisiert der Edle Kern ein sehr positives und konstruktives Menschenbild.

Die nachfolgende Abbildung 9 links zeigt uns eine westlich-psychiatrische Sicht auf den Menschen.

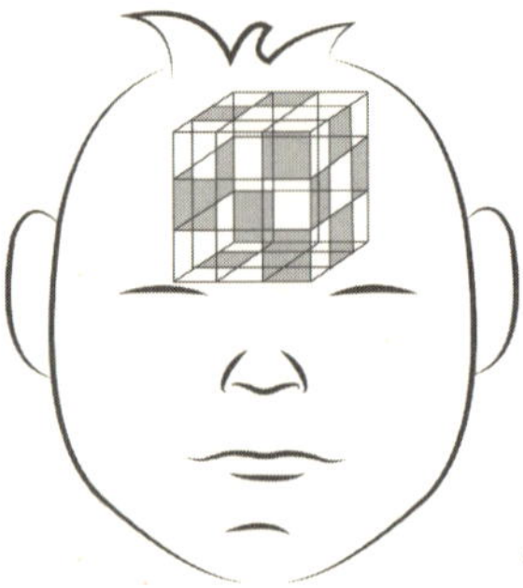

Abb. 9

Westlich-psychiatrische Sicht

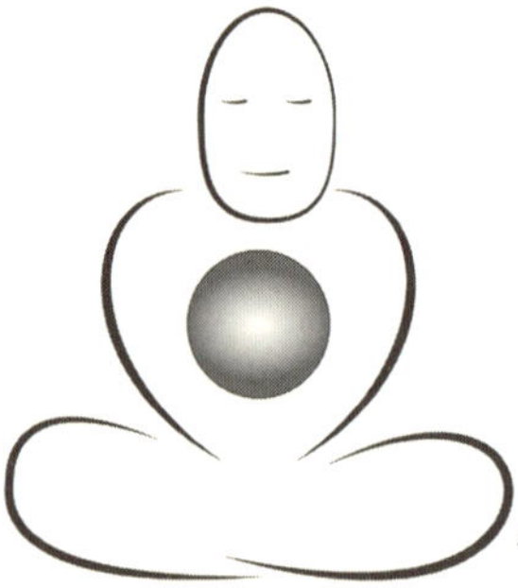

Abb. 10

Buddhistische Sicht

In unserer Kindheit bildet sich nach Auffassung westlicher Fachleute eine innere Struktur, die sich hoffentlich stabil ausbilden kann. Tut sie das nicht, liegen strukturelle Defizite vor und die betreffende Person wird ein Leben lang unter vielen Problemen leiden. Das ist zum Teil auch nachvollziehbar, denn vom Kleinkind bis zum Erwachsenen müssen sich Halt gebende Strukturen in uns bilden. Westliche Fachleute sind der Meinung, dass diese inneren Strukturen, die sogenannten Ichstrukturen, die Basis unseres Seins ausmachen und daher möglichst stabil in uns ausgebildet werden sollten.

Die rechte Abbildung 10 möchte uns dagegen die Existenz eines Inneren Edlen Kerns nahelegen. Diese Qualität bringen wir mit auf die Welt, und unabhängig von allen Lebenserfahrungen bleibt diese

Struktur unberührt erhalten. Um es nochmals zu verdeutlichen: Die Darstellung ist symbolisch zu verstehen. Der Edle Kern ist keine kreisrunde Bowlingkugel, sondern eine Kraft, die in uns fließt und die uns mit allem verbindet.

Der Edle Kern liefert zudem ein heilsames Menschenbild und erklärt und lokalisiert die Qualität unserer Probleme als nicht wesensimmanent. Das bedeutet, dass unsere Probleme nicht bis in den Edlen Kern hinein vordringen, sondern ihn nur umhüllen können (vgl. Abbildung 11).

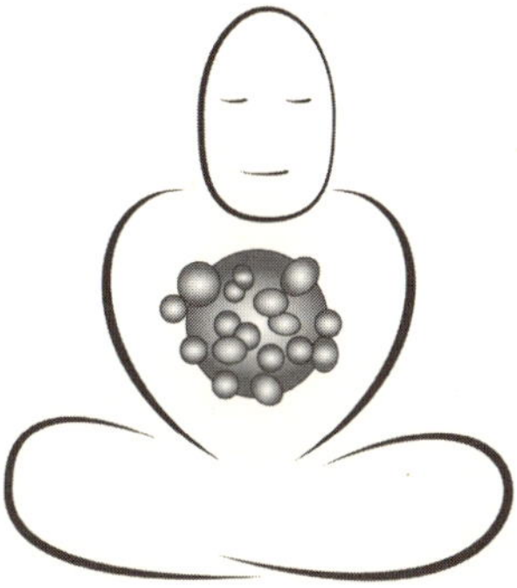

Abb. 11

Sicherlich können bedeutsame Erfahrungen unseren inenren Kern umhüllen, und zwar in einer Weise, die den Zugang zu ihm erschwert oder sogar verhindert. Da wir uns in unserer westlichen Kultur an anderen Vorstellungen orientieren, verlieren fast alle Menschen den Kontakt zu dieser Kraft.

Für die therapeutische Nutzung ist diese „Vorstellung" überaus hilfreich. Ich habe dieses Wort deshalb in Anführungszeichen gesetzt, weil es sich eben nicht nur um eine Vorstellung handelt, sondern diese durch Selbsterfahrung zur Gewissheit werden kann. Es ist ein sehr segensreicher Weg, insbesondere auch mit sehr problembeladenen Menschen geführte Visualisierungsübungen durchzuführen, die einem Weg durch das Festhalten an Problemen hindurch zum Edlen Kern folgen. Ist dieser Kontakt erst einmal hergestellt, dann eröffnet sich für die Suchenden eine unerschöpfliche Energie- und Kraftquelle, deren Heilkraft mit kaum etwas anderem vergleichbar ist.

Die Anwendbarkeit von Karma

Natürlich wird Karma fälschlicherweise immer noch mit einem unabänderlichen Schicksal gleichgesetzt: „Tja, da kann man nichts machen, ist eben dein Karma." Obwohl diese Aussage in den meisten Fällen tatsächlich stimmt, ist sie doch missverständlich. Wenn jemandem etwas passiert, wenn überhaupt irgendetwas passiert, dann ist immer Karma am Werk, denn Karma bezieht sich eben auf ein Naturgesetz: das Gesetz von Ursache und Wirkung. Wenn Ihnen etwas passiert, dann wirkt Karma, denn schließlich gibt es immer Ursachen für die nachfolgenden Wirkungen.

Umgekehrt heißt das aber auch, dass nach dem Karma-Gesetz jede unserer Aktivitäten eine Ursache für nachfolgende Wirkungen sein muss. Es gibt kein Handeln ohne Wirkung.

Weil wir in komplexen Lebenswelten nicht alle Auswirkungen erleben, fehlt uns leider oft das Erfahren längerer Kausalketten. Wir werfen eine Plastiktüte ins Meer und nichts passiert. Wir sind grob zu einer Verkäuferin und nichts passiert. Wir shoppen möglichst immer billig, lieben Schnäppchen und nichts passiert. Wir mogeln hier und da, wir konsumieren ungute Dinge etc. und nichts passiert. Nichts passiert eben sofort. Die trügerische Qualität dieser Kurzsichtigkeit erleben wir erst nach einiger Zeit, ein gutes Beispiel hierfür sind die langfristigen, von uns erzeugten Veränderungen im Klima. Dann aber fällt es uns natürlich schwer, die vielen vorausgegangenen Ursachen nachzuvollziehen. Es ist eben komplex und da hören wir schnell auf mit dem Nachdenken.

Doch nicht nur unser Handeln, selbst das, was wir denken, hat komplexe Auswirkungen: sowohl in uns als auch um uns herum. Die buddhistische Lehre zeigt uns ein Drei-Schritte-System des Karma. Zuerst hat unser Denken und Planen eine Wirkung. Dann ist natürlich die Durchführung von zentraler Bedeutung, und zu guter Letzt ist es wichtig, ob wir den Vorgang komplett durchführen und ihn abschließen. Wir können unsere ersten Überlegungen ebenso stoppen wie eine Durchführung. Selbst wenn wir es trotzdem tun, müssen wir es nicht zwangsläufig zu Ende führen.

Das Wirken von Karma rät uns zur Vorsicht, also zur Achtsamkeit. Alles hat Folgen, und das erlöst uns von unserer Hilflosigkeit. Auch wenn wir manche Folgen nicht direkt erkennen, so wirkt Karma dennoch nach, in der Außenwelt und in unserem Körper. Unser Denken und Handeln bewirkt in unserem Organismus erhebliche Veränderungen. So ist zum Beispiel die Psychosomatik eine Wissenschaft, die mittlerweile in der Lage dazu ist, viele Wechselwirkungen aufzuzeigen. Ich habe dieses Beispiel hier deshalb gewählt, weil die Psychosomatik sogar die Auswirkungen des Denkens auf den Körper nachweisen kann. So sind etwa die vielfältigen Auswirkungen unserer Konsumgewohnheiten und unseres Lebensstils für Menschen, die es gelernt haben, dass sie genau hinschauen, kein Geheimnis mehr.

Das Verständnis von Karma gibt uns als Behandler, aber natürlich auch allen Menschen Hoffnung. Wir können etwas bewirken, weil es keine Handlung ohne Wirkung gibt. Wenn Sie einen Stein in einen See werfen, dann erzeugt dieser Vorgang Wellen. Wir nehmen das oft nicht so wahr, aber jede Welle verändert die Welt ein wenig.

Lassen Sie sich also nicht entmutigen, nur weil Sie manchmal keine sofortigen Effekte zu spüren bekommen. Vertrauen Sie auf das Naturgesetz von Ursache und Wirkung und seien Sie sich sicher, dass Ihr Handeln Wirkungen erzeugen wird.

Ich möchte hier gerne noch ein Thema in seiner Alltagsrelevanz darstellen, das normalerweise gerne von den Religionsanhängern oder auch den Esoterikern in Anspruch genommen wird.

Die Anwendbarkeit von Reinkarnation

Das Thema Reinkarnation eignet sich gut, um die Alltagstauglichkeit von buddhistischen Begriffen aufzuzeigen, selbst wenn diese scheinbar sehr religiös oder esoterisch wirken. Reinkarnation ist kein buddhistischer, sondern ein noch älterer Begriff. Viele alte Kulturen haben eine Weltsicht, in der Reinkarnation, also Wiedergeburt, als etwas ganz Normales empfunden wird. Der christliche Glaube an eine Wiederauferstehung oder der hinduistische Glaube an Wiedergeburten sind nur wenige Beispiele für viele andere Glaubensrichtungen, die Reinkarnation als Tatsache anerkennen. Anscheinend betreten wir hier einen Bereich, der mehr mit Glauben als mit Wissen verbunden ist.

Bezeichnenderweise hat sich Buddha selbst nie zu metaphysischen Themen geäußert. Da aber die buddhistische Lehre oft von Indien aus in andere Kulturen gelangte, in denen der Glaube an Reinkarnation praktiziert wurde, verbinden viele Menschen heute das Thema Reinkarnation mit dem Buddhismus.

In diesem Buch zeige ich beim Thema Ego anschaulich auf, wie wenig fest diese Struktur tatsächlich ist. Die dafür genutzten BPT-Kopfbilder verdeutlichen die alten buddhistischen und die aktuellen neurowissenschaftlichen Erkenntnisse über den flexiblen Charakter unseres Ego oder Ich beziehungsweise der vielen verschiedenen Egoanteile, die zusammen unser Ego- oder Ichempfinden ausmachen. Wenn unser Ich also nicht fest ist und zudem auf physische, neuronale Strukturen angewiesen ist, was soll sich dann reinkarnieren?

Eine Antwort auf diese Frage bezieht sich auf einen Vergleich. Schon als Kinder erzeugen wir Bedingungen, die sich in unserem Leben auswirken. Dann sind wir als Erwachsene vollkommen andere Menschen, als wir es als Kinder gewesen sind. Jede Körperzelle hat sich seitdem ausgetauscht. Trotzdem ist unser Erwachsenenleben geprägt durch Kindheitserfahrungen. Diese Art der Weitergabe soll auch von Leben zu Leben funktionieren.

Ich habe da meine Zweifel. Zum einen gibt es in diesem Leben genug spannende Themen, sodass mir Spekulationen nicht so wichtig sind; außerdem existiert noch eine andere Variante dieses Themas, die zu sehr inspirierenden Impulsen führen kann.

Ich möchte Ihnen hier gerne eine Reinkarnationsidee anbieten, deren nicht-religiöse und nicht-esoterische Herangehensweise sehr tiefgründige Übungsmöglichkeiten anzubieten hat. Gemeint ist hier nicht die Vorstellung, sich nach dem Tod in einem neuen Leben wiederzufinden, sondern den Tod beziehungsweise sehr viele Tode in das gegenwärtige Leben hineinzulassen. Ich gebe Ihnen für diese möglicherweise eigenartig auf Sie wirkende Idee ein Beispiel: Spüren Sie doch einmal in sich hinein. Nehmen Sie wahr, wie Sie sich jetzt in diesem Augenblick fühlen. Welche Gedanken sind da? Welche Empfindungen spüren Sie?

Dann lassen Sie all das einfach sterben …

Und nun, mit diesem neuen Satz, lassen Sie sich wieder inkarnieren. Nun ist alles neu.

Das eröffnet den Zugang zu wunderbaren Übungen.

Das Sterben üben

Die Instruktion lautet: Sterben Sie vor jeder Mahlzeit! Essen Sie dann so, als würden Sie das, was Sie da essen, zum ersten Mal essen.

Sterben Sie, bevor Sie sich Ihrem Partner zuwenden! Begegnen Sie sich dann neu.

Wenn Sie sich streiten, dann atmen Sie bewusst durch, lassen die Situation sterben und dann inkarnieren Sie sich wieder in eine neue Situation hinein. Alles neu. Immer wieder anders.

Für diesen Weg benötigen Sie allerdings ein ausreichend stabiles Ego. Wer das nicht besitzt, sollte erst einmal lernen, sich selbst zu behaupten. Auch wer für diesen Weg schon ausreichend stabil ist, benötigt einige Techniken, wie zum Beispiel die Achtsame Selbststeuerung, mit deren Hilfe wir uns schnell physisch und danach auch psychisch entspannen lernen. Wenn wir die innere Spannung eigenständig steuern können, wird es wesentlich leichter sein, loslassen zu können. Im angespannten Zustand, nur mit dem gedanklichen Willen, wird es ein schwerer Weg sein.

Üben Sie das immer wieder: Nehmen Sie sinnlich wahr, was jetzt ist, und dann lassen Sie alles los; lassen Sie Ihre Sinneseindrücke wieder los, lassen Sie auch innere Spannungen los. Sterben Sie ... und dann atmen Sie bewusst ein und erwachen zu neuem Leben.

Manchmal können wir unser Leben wie einen Film wahrnehmen. Leider gibt es dabei bisweilen einen Zeitraffereffekt, bei dem die Zeit so schnell vorbeizugehen scheint. Wenn wir jedoch in besonderen Momenten in den Zeitlupenmodus wechseln und gewissermaßen den Lebensfilm verlangsamen, dann wird es vielleicht auch möglich sein, die einzelnen Bilder wahrzunehmen, aus denen sich unser Leben zusammensetzt. Auf diese Weise können wir auch lernen, den Zwischenraum zwischen zwei Bildern wahrzunehmen. Schließlich sind wir die Regisseure unseres eigenen Films. Wer soll denn über das nächste Bild in Ihrem Leben entscheiden? Lassen Sie das alte Bild in sich vergehen, warten Sie einen kleinen Augenblick und lassen Sie dann ein neues Bild erstehen, schaffen Sie so ein bewussteres neues Bild: durch Reinkarnation.

Wahrscheinlich kann sich bei diesem Thema auch Widerstand regen. Wieso sollen wir die alten Bilder von uns denn überhaupt aufgeben? Sie machen uns doch aus.

Je intensiver Sie jedoch an alten Bildern oder auch alten Meinungen festhalten, desto schwieriger wird es mit neuen Bildern. Über solche Dinge lässt sich lange diskutieren. Vielleicht erinnern Sie sich an die Anregung zu Selbstversuchen. Prüfen Sie am besten die Übung des Sterbens und des Reinkarnierens selbst. Die Alternative dazu ist ziemlich traurig: Es ist das Verharren im Leidenskreislauf von Samsara.

Die Anwendbarkeit von Samsara

Das Thema Samsara wurde weiter oben (siehe Seite 83f.) bereits angeschnitten, doch ich möchte hier gerne ein paar weitere Anregungen dazu geben.

Buddhisten gehen davon aus, dass wir ohne Geistesschulung in Samsara feststecken, also immer wieder in Leidenskreisläufen verstrickt bleiben. Je intensiver Menschen leiden, desto eher haben sie tatsächlich den Eindruck, dass sie in einer Art Karussell sitzen, dass sich schmerzliche Dinge wiederholen und sie anscheinend immer wieder schmerzliche Erfahrungen erleben. Bei näherer Betrachtung ist also nur der Begriff Samsara exotisch, nicht aber das, wofür er steht.

Sicherlich drängen sich hier zwei Fragen besonders auf: Wieso ist das so?, und: Wie kommen wir da wieder heraus?

Die Antwort auf die erste Frage, warum das so ist, lautet: Die Hauptursache für unser Leiden, die bereits in Zusammenhang mit der Zweiten Edlen Wahrheit beschrieben wurde, ist unser ungeschultes und überbordendes Ego, das zu den Impulsen von Unbewusstheit, Anhaftung und Widerstand führt. Die Antwort auf die zweite Frage, wie wir da wieder herauskommen, ist natürlich ebenso bedeutsam. Um den dafür erforderlichen Weg gehen zu können, ist es ratsam, erst einmal genau das zu verstehen, was jetzt passiert. Samsara kennenzulernen soll helfen, es zu überwinden.

Die nachfolgende Abbildung 12 möchte Ihnen ein paar Anregungen dafür geben, wozu Ihr Ego Sie in der Regel ständig animiert.

Normalerweise pendeln Menschen ständig zwischen den negativen Polen, von denen sie weg möchten, und den positiven Polen, zu denen sie hinstreben.

Wir alle sind ständig darum bemüht, das eine zu vermeiden und das andere anzustreben. Das ist so, als würden wir versuchen, eine rutschige Fläche hinaufzuklettern. Oben vermuten wir das Glück, das Gute

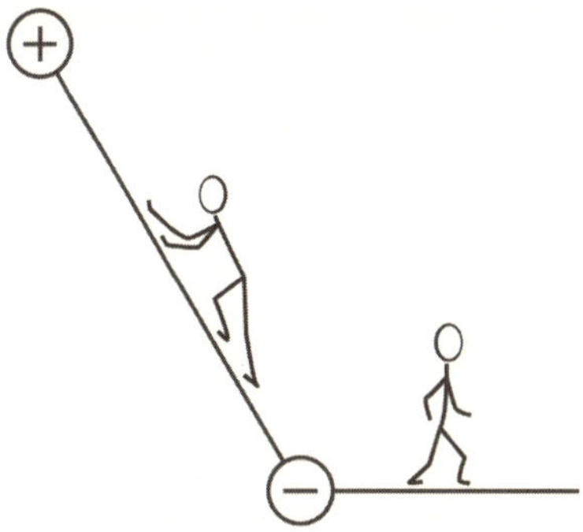

Abb. 12

und das Verlockende, unten im Tal ist das Pech, das Unglück und all das, wovor wir flüchten. Mit Glück oder eigenem Bemühen geht der Weg eine Weile in eine gute Richtung, doch es sieht nun einmal so aus, dass wir nie lange beim Positiven verweilen können. Entweder passiert wieder etwas, das wir als negativ bewerten, oder aber wir sehen ein neues, noch höher gelegenes positives Ziel. So strampeln wir uns in der Regel für etwas ab, das uns Glück verheißt, das aber immer nur – wenn überhaupt – von kurzer Dauer ist. Wir sind derart von den Reizen hypnotisiert, dass wir andere Optionen oft gar nicht mehr wahrnehmen. Die Abkehr, die in der Abbildung 12 angedeutet ist, bedeutet übrigens eine innere und keine äußere Abkehr. Natürlich können wir uns weiterhin mit schönen Dingen umgeben, doch unser Begehren, die Anhaftung an die Dinge, kann sich auf unserem Weg abmildern. Von einem römischen Philosophen stammt der Satz: *Lass den Reichtum in dein Haus, aber nicht in dein Herz.*

Es ist schon ein großer Schritt getan, wenn Sie erkennen, dass viele vermeintlich schöne Dinge Sie tatsächlich in Samsara gefangen halten. Wir leiden auch deshalb, weil wir immer etwas begehren. Vielleicht können Sie diese Dynamik vertiefen, sodass Sie demnächst einige Objekte, die in den Schaufenstern angeboten werden, wie Köder ansehen, die Sie locken, verlocken und in die Falle locken möchten.

Durch Lockern aus der Falle kommen

Jede Verlockung erzeugt eine Spannung in uns. Lockern Sie, wenn Sie etwas oder jemanden begehren, Ihre Muskeln und atmen Sie bewusst. Vielleicht probieren Sie das einfach mal wie einen Selbstversuch aus. Vermindern Sie Ihre körperlichen Anspannungen und werden Sie stattdessen neugierig, wie Ihr Geist darauf reagiert. Sie werden sich wundern.

Verstehen Sie das nicht als eine Aufforderung zur Dauerentspannung, sondern als eine Anregung zur Selbststeuerung. Wir müssen nicht wie Marionetten auf jeden Reiz hereinfallen und später bittere Konsequenzen schlucken. Die Selbststeuerung versetzt uns in die Lage, wieder einen klaren Kopf zu bekommen und damit viel besser entscheiden zu können.

Ich verspreche Ihnen sehr interessante neue Erfahrungen, wenn Sie es einmal zulassen, dass nicht die Bedürfnisbefriedigung als Weg zum Glück wiederholt wird, sondern die innere Lockerung als Weg zur Selbststeuerung und als Weg zur tiefen Zufriedenheit umgesetzt werden kann. Sie werden sich auf eine ganz neue Weise frei fühlen.

Natürlich bedeutet das in einem ersten Schritt eine Einbremsung innerer Impulse. Das klingt womöglich ein wenig nach Widerstand. Tatsächlich finden wir in diesen Zusammenhängen auch etwas sehr Ähnliches. Der hier gemeinte Widerstand ist aber eher das Produkt von Bewusstheit als die Ursache von Leiden.

Diese Alternative zeigt uns einen möglichen Weg zu mehr Freiheit und Zufriedenheit. Natürlich gibt es viele Wege dorthin. Deshalb möchte ich auch einen gegenteiligen Weg nicht unterschlagen, allerdings einen heilsamen gegenteiligen Weg.

Der Ja-Tag

Eine weitere Variante der Ursachen für unser Leiden ist, wie eben erwähnt, unsere Gegenwehr und unser Widerstand gegen Dinge und Abläufe, die passieren und die wir nicht gänzlich ändern können. Auch diese menschliche Neigung erzeugt eine Dynamik, die uns im Leidenskarussell verharren lässt. Probieren Sie es einmal mit einem sogenannten Ja-Tag. Sagen Sie an diesem speziellen Tag zu allen Dingen, die in Ihnen eine Reaktion auslösen, Ja.

Am besten verraten Sie das vorher aber niemandem. Sie sollen an diesem Tag auf alle Fragen mit „Ja" antworten. Sie sollen auch zu allen Empfindungen „Ja" sagen. Es regnet: Ja. Der Zug wurde verpasst: Ja.

Vielleicht erinnern Sie sich an eine Situation in Ihrem Leben, zu der Sie aus vollem Herzen „Ja" gesagt haben. Solche Erfahrungen sind in der Regel ganz besonders prägend.

Wenn wir unsere *Anhaftungen* und *Widerstände* bewusster handhaben, wird auch unsere Neigung zur *Unbewusstheit* als der dritten Leidensquelle abgemildert. Um diese Prozesse zu intensivieren, kommen wir nun zu einem sehr populären Thema.

Die Anwendbarkeit von Achtsamkeit

Achtsamkeit hat in Therapie und Beratung mittlerweile einen festen Stellenwert erhalten. Die Achtsamkeitsbasierte Stressreduktion, *Mindfulness Based Stress Reduction* (MBSR), hat dazu ebenso beigetragen wie die Verhaltenstherapie, eine der führenden Therapieformen in Deutschland, die das Konzept der Achtsamkeit nun integriert hat.

Parallel dazu haben Evaluationsstudien zu diesem Thema stetig zugenommen und positive Ergebnisse hervorgebracht. Während viele therapeutische Ansätze stärker bei der Problembewältigung ansetzen, wirken achtsamkeitsbasierte Techniken eher darauf hin, vorhandene Ressourcen zu realisieren und bereits bestehende Fähigkeiten zu stärken.

Die buddhistischen Lehrtexte zur Achtsamkeit werden allerdings in der Regel nicht als Quellen genannt und nicht selten fehlt eine klare Definition davon, was Achtsamkeit eigentlich ist. Daher sehen viele von uns Achtsamkeit als einen besonderen Bewusstseinszustand, aber auch als ein spezielles waches Verhalten und Reagieren. Oftmals wird Achtsamkeit wie eine neue Doktrin verstanden. *Sei achtsam!*

Im Zustand der Achtsamkeit sollen schnelle Bewegungen, Lärm, Fehler oder andere menschlich problematische Neigungen eliminiert werden. Ist Achtsamkeit dazu fähig? Ist sie auch durchgehend dazu fähig? Und ist das wirklich mit diesem Begriff gemeint? Es scheint lohnenswert, hierzu ein paar Details kennenzulernen.

Für die BPT wurde Achtsamkeit so konkretisiert, dass sie nun klar definiert und leicht anwendbar ist. Bis es jedoch dazu kam, waren ein paar Schritte notwendig. Zuerst wurde das Phänomen Achtsamkeit durch die Analyse der ursprünglichen buddhistischen Lehrrede über Achtsamkeit in eine gut umsetzbare Form gebracht. Daraus entstand das Konzept der Achtsamen Selbststeuerung ASST®. Die detaillierte Vorgehensweise wurde in dem Buch „Achtsame Selbststeuerung“ (2016) beschrieben. Hier möchte ich nun die Anwendbarkeit der ASST verdeutlichen.

Die Anwendbarkeit der Achtsamen Selbststeuerung ASST

Die nachfolgende Abbildung 13 ist das Logo der ASST und möchte auf den ersten Blick zu erkennen geben, was damit gemeint ist, nämlich: eine Integration der beiden Konzepte von Achtsamkeit und Selbststeuerung.

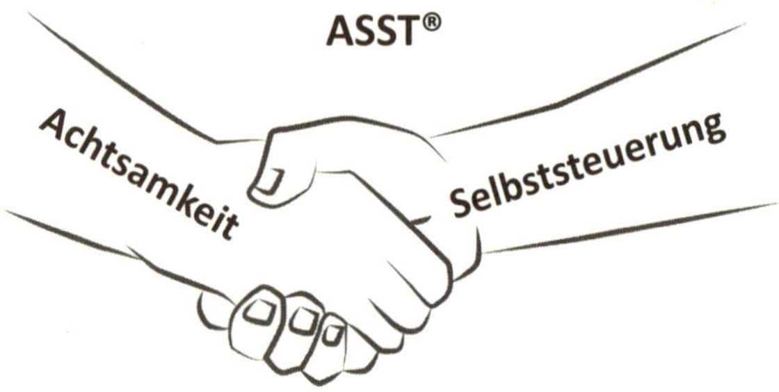

Abb. 13

Achtsamkeit zeigt uns den Weg

Wenn wir uns dem Thema der Achtsamkeit annähern, eröffnen sich vielfältige Dimensionen. Es gibt mittlerweile zahllose Bücher darüber. Wir erwarten vielleicht also reichhaltige Inspirationen, doch leider bleiben viele Impulse darin unkonkret. Das ist einer der Gründe dafür gewesen, warum das Achtsamkeitstraining (ASST) der BPT sich auf die buddhistische Lehrrede über die Achtsamkeit beruft. Sie stellt eine jahrhundertealte Quelle dar, die seit vielen Generationen genutzt und daher ständig wieder aufs Neue überprüft wird. Ich kann nur empfehlen, diesen Text mit dem Titel *Satipatthana-Sutra* einmal selbst zu lesen und auf sich wirken zu lassen.

An dieser Stelle möchte ich Ihnen aber nur meine Quintessenz daraus zeigen. Die Lehrrede über die Achtsamkeit beschreibt vier Stufen der Achtsamkeit:

1. den Körper
2. die Emotionen
3. den Geist und
4. die Geistesobjekte.

Das Studium und die Auseinandersetzung mit den Geistesobjekten (4) betreffen wissenswerte Fakten zum menschlichen Funktionieren.

Diese vierte Stufe der Achtsamkeit nutze ich in den Ausbildungskursen mit Teilnehmern, die sich als Achtsamkeitstrainer ausbilden lassen.

Für die konkrete Anwendung und Umsetzung von Achtsamkeit haben sich insbesondere die ersten drei Stufen der Achtsamkeit, also Körper, Emotionen und Geist, als äußerst bedeutsam herausgestellt. Aus diesen drei Aspekten setzen sich tatsächlich alle unsere Empfindungen zusammen. Nicht mehr, aber auch nicht weniger. Wenn Sie sich beispielsweise ärgern, dann besteht dieser Ärger in Ihnen aus

1. körperlichen Ärger-Symptomen
2. emotionalen Ärger-Reaktionen und
3. geistigen, also gedanklichen Ärger-Abläufen.

Dieses relativ einfache Schema liefert die Basis unseres Empfindens. Achtsamkeit zeigt uns also, wie wir funktionieren. Die vierte Achtsamkeitsstufe der Geistesobjekte vertieft diesen Aspekt nochmals deutlich. Der Einblick und die Einsicht in unser menschliches Funktionieren liefern uns viele Inspirationen zur Umsetzung. Dies eröffnet uns neue Türen zu uns selbst. Insbesondere erhalten wir einen Eindruck davon, wie sehr wir innere Abläufe, die wir vorher als automatisiert und für uns unkontrollierbar eingeschätzt haben, mit ein wenig Übung selbst beeinflussen können. Demnach hat die Beschäftigung mit Achtsamkeit keinen schöngeistigen Selbstzweck, sondern bietet uns eine Technik zur *Selbststeuerung.*

Generell möchte uns Achtsamkeit also dabei helfen, heilsam aktiv zu werden. Für uns selbst und für andere heilsam aktiv werden bedeutet, aus alten Gewohnheitsmustern herauszufinden und dadurch Selbststeuerung zu aktivieren. Selbststeuerung und Achtsamkeit haben zusammen eine äußerst wirkungsvolle Integrationsfähigkeit und auch Wirkungskraft.

Achtsamkeit führt uns also zur Selbststeuerung, unserem zweiten Faktor bei der Methodik der Achtsamen Selbststeuerung ASST. Diese ist daher nicht als theoretisches Produkt konstruiert, sondern hat sich gewissermaßen aus einer inneren Logik heraus entwickelt. Die Selbststeuerung eröffnet uns zudem einen sehr hilfreichen Zugang zu allen relevanten Themen. Dank dieser Herangehensweise lassen sich die Therapie-, Beratungs- und Coachingabläufe deutlich vereinfachen.

Entweder können wir uns auf der individuellen Ebene abmühen und für jede geschilderte persönliche Thematik einen *individuellen* Einstieg und uns entsprechende Vorgehensweisen überlegen. Wir müssen auf diesem Weg das Rad gewissermaßen immer wieder neu erfinden.

Alternativ dazu eröffnet uns das Thema Selbststeuerung einen *universellen* Zugang. Das bedeutet, dass es vollkommen unabhängig von der individuellen Thematik immer darum geht, die eigene Selbststeuerung entweder zu entwickeln oder sie wiederherzustellen.

Von der Hilflosigkeit zur Selbststeuerung

Das in dieser Überschrift enthaltene Statement verdeutlicht die *universelle* Herangehensweise der BPT, denn wir finden hier das zentrale Thema aller Klienten, aller Menschen in allen Lebenslagen. Wir alle möchten, egal mit welcher Thematik wir uns konfrontiert sehen, nicht hilflos sein. Deshalb ist es zweitrangig, mit welchem Thema ein Klient zur BPT kommt. Ob es sich nun um Ängste, Süchte, Depressionen, Schlafstörungen, Beziehungs- oder Jobprobleme handelt, ob eine Potenzialentwicklung gewünscht ist oder der spirituelle Weg unterstützt werden soll, *immer geht es um Selbststeuerung.*

Selbststeuerung bedeutet, dass wir lernen, uns zu aktivieren oder zu beruhigen, wann und wo wir es wünschen. Selbststeuerung führt direkt zu Erfahrungen von Selbstwirksamkeit. Kaum etwas anderes wirkt so stabilisierend auf unsere Psyche, auf die gesamte Psychosomatik wie die Erfahrung von Selbstwirksamkeit, also die Erfahrung, dass wir selbst es sind, die etwas bewirken.

In unserer Kultur erleben wir wohl mehr Belastungen als Ruhe. Da wäre es naheliegend, die Entspannungsfähigkeit als Ziel zu fokussieren. Stress ist jedoch kein simples Phänomen der Überlastung. Stress entsteht, wenn wir nicht mehr das Gefühl der Eigenkontrolle haben. Sie können viel zu tun haben, Sie können täglich lange To-do-Listen abarbeiten. Das kann anstrengend sein, ist aber noch kein Stress. Der entsteht erst, wenn Sie spüren, dass Sie die Kontrolle verlieren.

Um sich diesen wichtigen Sachverhalt einzuprägen, möchte ich ein trauriges Beispiel eines Tierexperimentes beschreiben: In zwei Käfigen sitzt jeweils eine Ratte. Beide erhalten immer dann einen kleinen Elektroschock, nachdem ein Lämpchen aufgeleuchtet hat. Bei der Ratte im ersten Käfig befand sich ein Schalter, mit dem sie durch Drücken, wenn das Lämpchen aufgeleuchtet hat, den nachfolgenden Elektroschock unterbinden konnte. So etwas lernen Ratten schnell. Im anderen Käfig war kein solcher Schalter. Die erste Ratte musste immer auf der Hut sein, sie durfte das Lämpchen nicht übersehen und musste dann schnell auf den Knopf drücken. Die zweite Ratte musste nicht auf der Hut sein, denn sie konnte nichts verändern, da sie keinen Schalter hatte, auf den sie hätte drücken können. Beide Ratten waren verkabelt, die ausgelösten Anspannungen wurden durchgängig gemessen. Die eine Ratte musste also ständig die Lampe im Blick haben, die andere nicht. So könnten wir meinen, dass die Ratte mit dem Schalter im Käfig angespannter war als die andere, doch das Gegenteil war der Fall: Die zweite Ratte, die keine Kontrolle hatte, zeigte massive Stresssymptome, die erste Ratte war dagegen entspannt.

Hier sehen wir: Stress entsteht durch Kontrollverlust oder zumindest Kontrolleinbuße, was der Behinderung von Selbststeuerung entspricht. Ohne die Möglichkeit zur Selbststeuerung entsteht Stress. Wer viel zu tun hat, der erlebt Belastung, aber nicht primär Stress. Nur wer sich und seine Probleme nicht mehr steuern kann, erlebt Stress. Deshalb liegt der Fokus unserer Übungen nicht bei der Entspannung, sondern bei der Selbststeuerung.

Wir können daher eine bedeutsame Formel aufstellen: *Hilflosigkeit wirkt stark destruktiv, Selbststeuerung und Selbstwirksamkeit wirken* äußerst *konstruktiv auf Menschen.*

Das bedeutet auch eine spürbare Erleichterung für die Therapeuten, denn das Thema *Selbststeuerung ist ein universeller Start in jede Behandlung.*

So führt uns also die Achtsamkeit von einer klassischen Lehrrede zu einer effektiven Selbststeuerungsmethode. Ich nutze das Thema Selbststeuerung, um von den *individuellen* Themen der Klienten zu einer *universellen* Ebene zu gelangen. Nach den Schilderungen der Klienten erkläre ich ihnen generell immer in der zweiten Stunde die Zusammenhänge zwischen den von ihnen geschilderten Themen, den Zielwünschen und dem ASST-Konzept der Achtsamen Selbststeuerung. Konkret bedeutet das, dass ich vom individuellen Thema der Klienten etwas abrücke. Dabei nutze ich das angesprochene Thema, wandle es aber leicht ab: *„Herr Maier, Sie möchten also Ihre Angst mildern lernen. Das könnte bedeuten, dass Sie sich selbst besser steuern lernen."* Oder: „Frau Müller*, Sie möchten also Ihre Depression mildern lernen. Das könnte bedeuten, dass Sie sich selbst besser steuern lernen."* Oder: „Frau XY*, Sie möchten also Ihre Sucht, Ihre Schmerzen oder Wutanfälle lindern lernen. Das könnte bedeuten, dass Sie sich selbst besser steuern lernen."*

Es könnte auch wie folgt formuliert sein: *„Da es (immer) um Selbststeuerung geht, schauen wir uns doch einmal unser Selbststeuerungsorgan, das Gehirn, an."*

In einem nächsten Schritt nutzte ich dann ein sogenanntes Kopfbild der BPT. Im nächsten Absatz verdeutliche ich das.

Der auf diese Weise vermittelte universelle Kontext wirkt immer mildernd auf mögliche Schamgefühle der Klienten, denn sie spüren, dass es nicht mehr um ihre Fehler und Defizite geht, sondern um unser aller Funktionieren.

Viele Therapeuten nutzen Aufklärung als therapeutisches Mittel. Allzu oft werden dabei jedoch nur Erläuterungen gegeben, die in der jeweiligen Situation zwar nachvollziehbar sein mögen, aber schon nach wenigen Stunden von den Klienten kaum noch erinnert werden können.

Alternativ werden Diagramme gezeigt, in denen relevante Begriffe, wie Emotionen, Gedanken, Erinnerungen, Meinungen, Erwartungen, Körperreaktionen etc. miteinander durch Pfeile in einen Bezug zueinander gesetzt werden. Das ist alles logisch und während der Sitzung nachvollziehbar, doch ist es für die Klienten kaum zu verinnerlichen und daher auch später nicht mehr abrufbar. Stattdessen haben sich Darstellungen in Form von Bildern und Skizzen als sehr hilfreich herausgestellt.

Die Kopfbilder der BPT

Mit Hilfe der Kopfbilder der BPT lassen sich alle relevanten Themen sehr einfach und dennoch klar und konstruktiv darstellen. Zudem lassen sie sich sehr gut verinnerlichen und daher auch erinnern und abrufen.

Die nachfolgende Abbildung 14 zeigt Ihnen ein solches Kopfbild. Weiter oben hatte ich bereits ein ähnliches Bild vorgestellt. Die Darstellungen sind ähnlich, können aber in einigen Details bisweilen auch variieren. Sie sind dazu geeignet, alle relevanten Themen zu verdeutlichen. Hier nutze ich ein solches Bild jetzt, um Selbststeuerung transparent zu machen.

Ich zeige in den Kopfbildern generell immer, wie hinten im Gehirn bildhafte Erinnerungen ihr Unwesen treiben, wie diese mit entsprechenden Anteilen im vorderen Bereich des Gehirns verbunden sind, die unser Ichempfinden mit den vielen Gedanken umsetzen, und wie beide Bereiche wiederum mit einem tiefer angelegten Hirnareal verbunden sind, dem vegetativen Nervensystem VNS, das in der Darstellung als innerer Motor gekennzeichnet ist.

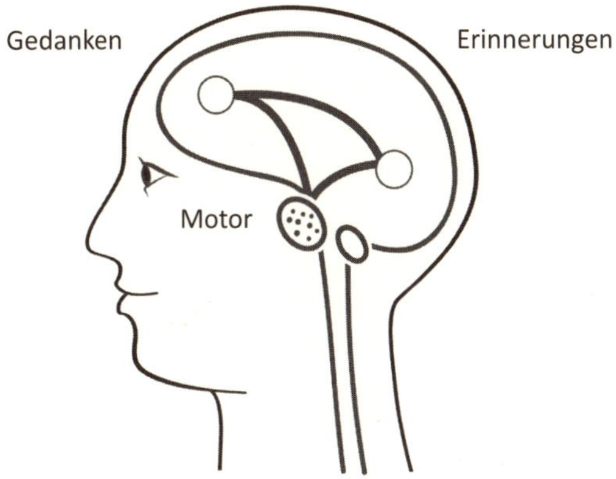

Abb. 14

Diese drei Punkte, die Ichareale der Gedanken vorne, die Erinnerungen hinten und das VNS unten, werden später noch weiter beschrieben und sie werden natürlich auch mit den jeweiligen Beschwerden, Themen und Wünschen der Klienten in einen Zusammenhang gebracht. So kann ein Ichareal vorne im Gehirn zum Beispiel einen Angstanteil mit den entsprechenden Gedanken repräsentieren: „Wenn ich in den Fahrstuhl steige, bekomme ich bestimmt einen Anfall."

Areale im hinteren Teil des Gehirns liefern ängstliche bildhafte Erinnernungen: „Beim letzten Mal Fahrstuhlfahren wäre ich fast vor Angst gestorben."

Beide Bereiche sind verbunden mit dem tiefer angelegten VNS, das in der Abbildung 14 als innerer Motor gekennzeichnet ist. Wenn sich Angstgedanken melden oder diese sich sogar noch mit Angsterinnerungen verbinden, dann wird der innere Motor (VNS) „hochdrehen" und der betroffene Mensch spürt körperliche Symptome, wie zum Beispiel Herzrasen.

Es handelt sich hier um eine simple Skizze, die aber in der Lage ist, alle menschlichen Beschwerden darstellen zu können. Auch das ist wieder eine Erleichterung für Therapeuten. Zudem führt diese Methode dazu, dass anfangs nicht mehr die Klienten im Fokus stehen. Es wird gewissermaßen eine Verbindung zwischen Therapeut und Klient geschaffen, indem wir „Schulter an Schulter" mit einer Darstellung arbeiten, die eine Erklärung für das universelle menschliche Funktionieren liefert und uns wegbringt vom individuellen Defizit. Schließlich beginne ich die Darstellung des Kopfbildes immer mit der Beschreibung, wie wir alle funktionieren. Das bietet eine geeignete Projektionsfläche, die die Klienten gut für sich nutzen können, um festzustellen, dass sie selbst genauso funktionieren, sodass sie erklären: „Ja, das kenne ich auch."

Unser Gehirn als Steuerorgan

Unser Steuerorgan, das Gehirn, regelt und steuert unsere Wahrnehmung, unser Denken, Fühlen, Erinnern und Handeln. Wer aber steuert das Steuerorgan?

Ich beschreibe insbesondere anhand von einfachen Skizzen die Zusammenhänge zwischen Gedanken, Erinnerungen und dem inneren Motor, dem vegetativen Nervensystem VNS. Zudem schildere ich, wie sehr unser Nervensystem auf unbewussten, zum Teil angelegten, zum großen Teil aber auch auf erlernten Automatismen und Gewohnheitsmustern basiert. Wir treffen kaum wirklich bewusste Entscheidungen, sondern folgen inneren Mustern. Ein solches Gewohnheitsmuster, beispielsweise von Angst, wird in Abbildung 14 durch die Verbindungslinien zwischen Gedanken (vorne), Erinnerungen (hinten) und dem inneren Motor (unten) dargestellt. Natürlich verfügen erwachsene Menschen über viele hundert innere Gewohnheitsmuster. Sie bewegen sich auf der Basis von Gewohnheitsmustern, sie sprechen so, denken und verhalten sich so. Ich gehe darauf gleich noch genauer ein.

Eine große Bedeutung gebe ich den Auswirkungen des unausgewogen und überaktiv funktionierenden VNS. Hier sind insbesondere die Übersäuerung, die Immundefizite, die Muskelanspannungen sowie die Veränderungen im Herz-Kreislauf-System von großer Bedeutung. Achtsame Selbststeuerung bedeutet, dass wir auf diese *körperlichen* Prozesse und – darauf aufbauend – auch auf unsere *emotionalen* und *gedanklichen* Abläufe Einfluss nehmen lernen.

Unser Gehirn wird oft zu Recht als Beziehungsorgan bezeichnet, und zwar deshalb, weil die Beziehungen, die wir in unserer Umwelt eingehen, unsere Vernetzungen und Muster im Gehirn gewissermaßen nachgebaut und gespiegelt werden. Das ist sehr viel einfacher, als es sich anhört. Von zentraler Bedeutung sind hierbei die Gewohnheitsmuster. Schauen wir also einmal kurz auf unser Außenleben, um dann unser Innenleben besser kennenlernen zu können.

Wie Gewohnheitsmuster entstehen

Die nachfolgende Abbildung 15 zeigt einen typischen Lebenskontext: Ihr Arbeitsplatz (Job), den Ort, wo Sie oft einkaufen, und Ihr Zuhause. Wenn Sie zurzeit keinen Job haben, gibt es sicherlich einen anderen Ort, den Sie regelmäßig aufsuchen.

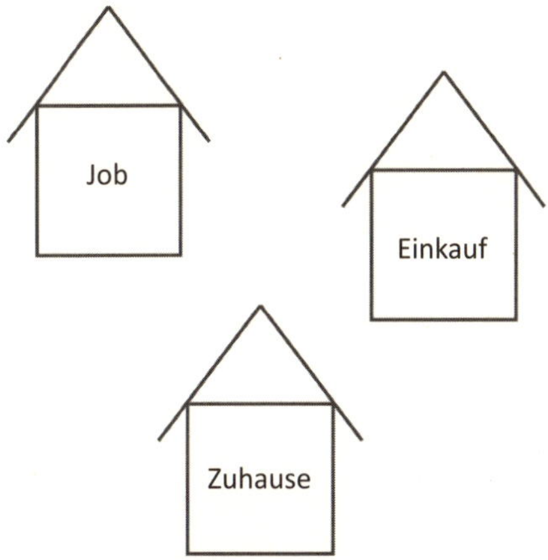

Abb. 15

Zwischen diesen Orten bewegen Sie sich oft und regelmäßig hin und her. Sie kennen Ihre Wege gut und werden sie wahrscheinlich nicht ständig variieren. Die nachfolgende Abbildung 16 zeigt Ihre gewohnten Wege.

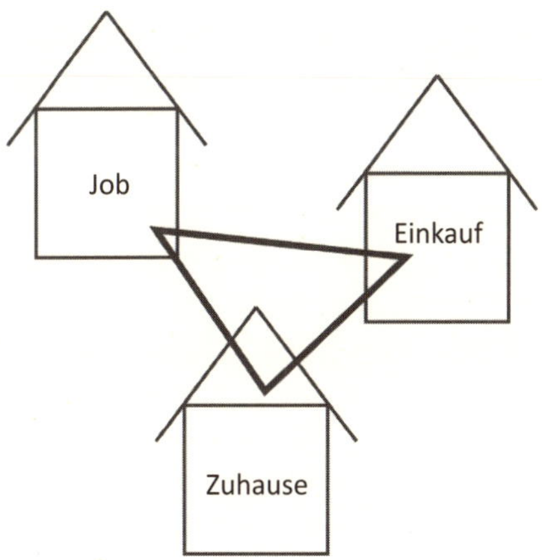

Abb. 16

Im Laufe der Zeit benutzen Sie diese Wege natürlich sehr oft. Wahrscheinlich könnten Sie Ihren gewohnten Wegen mittlerweile fast blind folgen. Sie haben Ihre gewohnten Wege zwischen diesen Stationen, aber natürlich auch innerhalb dieser drei Bereiche. Im Job werden Sie ebenso zahllose Gewohnheitsmuster haben wie in Ihrem Zuhause und beim Einkaufen. Ist es nicht ein wenig so wie in dem Film „Und täglich grüßt das Murmeltier"?

Die nachfolgende Abbildung 17 deutet ungefähr an, wie eingegraben Ihre Wege sind.

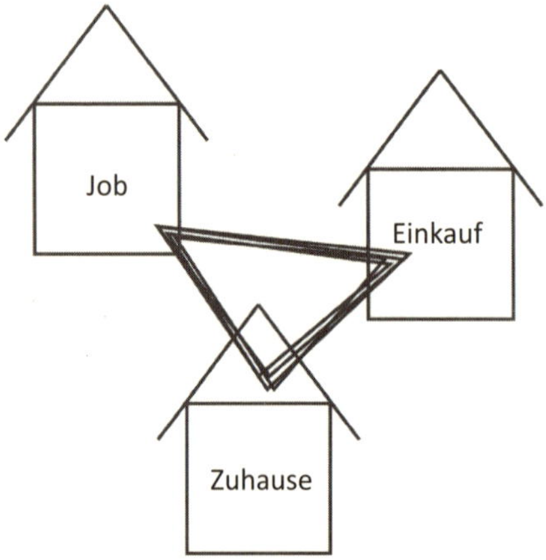

Abb. 17

Diese äußeren Wege, die wir immer wieder gehen, werden natürlich verinnerlicht. Sie könnten die Augen schließen und sich Ihren Weg zum Einkaufen wahrscheinlich ebenso problemlos vorstellen wie den zu Ihrem Job oder Ihrem Zuhause. Äußere Wege werden relativ schnell zu inneren Wegen, also inneren neuronalen Verbindungen. Das zeigt uns die nachfolgende Abbildung 18.

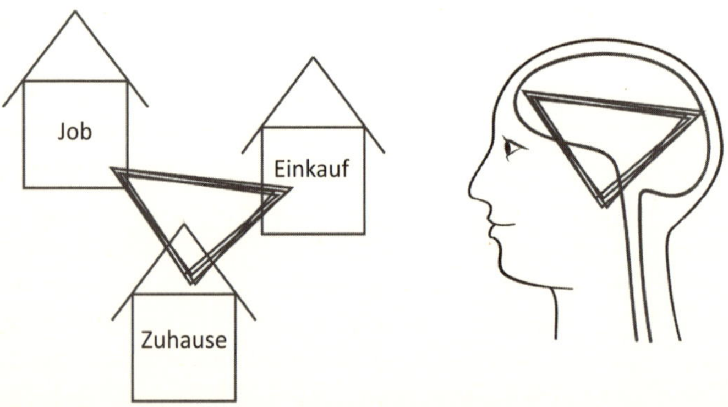

Abb. 18

Nun haben wir im Laufe von vielen Jahren aber nicht nur den Weg zum Einkaufen als Gewohnheitsmuster verinnerlicht, sondern wir verfügen über Tausende von Gewohnheitsmustern und Automatismen. Ein solcher Automatismus hat zum Beispiel für Ihre aktuelle Körperposition und auch die Umsetzung Ihrer nächsten Bewegungen, Ihre unbedachten Reaktionen, Ihre vielen Meinungen, Ihre vielen Impulse und Ihre Verhaltensweisen gesorgt – dies alles basiert auf Automatismen. Auch Ihr Bild von sich selbst ist lediglich das Produkt von vielen Wiederholungen, die zu einem Gewohnheitsmuster geworden sind.

Eigentlich ist es ein simpler Gewöhnungsvorgang: Sie wiederholen regelmäßig bestimmte Aktionen und schon bildet Ihr Verstand daraus ein Gewohnheitsmuster, und zwar innen und außen. Innen verknüpfen sich Nervenverbindungen, was zu ähnlichen Gedanken, Bewertungen, ganz allgemein zu einer gleichförmigen Weltsicht führt, und außen finden immer die gleichen Abläufe statt. Es stabilisiert sich ein sich selbst bestätigendes System. So werden dann Dinge scheinbar fest, die ihrer Natur nach eigentlich flexibel sind. Auf diese Weise wird auch unser Ego fühlbar fester.

Natürlich werden immer gleiche Abläufe dadurch flüssiger und effektiver. Sie fahren Auto, ohne überlegen zu müssen, wie das funktioniert. Es wäre extrem mühselig, jedes Mal aufs Neue Autofahren lernen zu müssen. Das eigentlich Bedrohliche an diesen Vorgängen ist das damit verbundene Maß an Unbewusstheit. Ihr Verstand schafft Ihnen mehr Freiräume, schließlich können Sie beim Autofahren an alles Mögliche denken. Das führt dann dazu, dass Sie eine Tätigkeit A ausführen, gedanklich aber immer schon bei B sind. Diese Abspaltung ist einer der Hauptgründe für unsere mangelnde Genussfähigkeit, für Empfindungen von Distanz und Getrenntheit und für hohe innere Spannungen, denn körperlich hier und gedanklich dort zu sein erzeugt einen hohen Spannungsbogen.

Das Abspulen unserer inneren Automatismen hat aber noch eine weitere problematische Konsequenz. Sie selbst bemerken das zum Beispiel, weil Sie den Eindruck haben, dass die Zeit schneller vergeht. Kinder haben noch nicht so viele Automatismen, für sie ist die Zeit bis zu den Sommerferien oder bis Weihnachten endlos. Wir Erwachsene freuen uns auf das Wochenende – und zack ist schon wieder Montag. Haben Sie nicht auch bemerkt, wie schnell das letzte Jahr verflogen ist? Als Erwachsene leben wir kaum noch bewusst, sondern hauptsächlich im Autopilot-Modus. Das erzeugt eine Art von Zeitraffereffekt, die

Zeit verfliegt und damit auch unser Leben. Damit verlieren wir auch unsere Lebensqualität, wir können nicht genießen, wir sind unbewusst und verstricken uns dadurch ständig in Probleme, denn die komplexe Umwelt erwartet von uns viel wache Aufmerksamkeit.

Diese Dynamik besteht selbst in für uns schönen Momenten, wir verhalten uns wie gewohnt, nämlich entsprechend unserem Selbstbild. Wenn dann noch Probleme auftauchen, wird unsere Neigung, nach festen inneren Mustern zu reagieren, noch dominanter.

Ich möchte hier gerne nochmals betonen, dass diese Thematik gar nichts mit Anomalien zu tun hat. Es ist nicht nur eine kleine abgrenzbare Gruppe psychisch kranker Menschen davon betroffen. Es kann gar nicht oft genug wiederholt werden, dass wir alle so funktionieren. Diese Dynamik ist die Quelle unserer Probleme und unseres Leidens. Deshalb setzt die BPT genau dort an und genau deshalb ist die BPT für alle geeignet. Wir behandeln keine Kranken, psychisch Gestörte oder sonstige Minderheiten, sondern wir behandeln Menschen.

Nun hat uns das Thema Selbststeuerung in einen menschlichen Bereich hineingeführt, der uns scheinbare Grenzen aufzeigt. Automatismen und Selbststeuerung passen nicht gut zusammen.

Wir finden hier einen Scheideweg, einen Appell an uns für eine Grundsatzentscheidung über das eigene Leben. Möchten wir wach und selbstbestimmt leben, es zumindest erlernen, oder funktionieren wir weiter auf der Basis von zumeist unbewussten Gewohnheitsmustern?

Wenn Sie sich in Richtung von Selbststeuerung verändern möchten, dann ist es unumgänglich, diese Chance wirklich anzunehmen. Dazu sollten wir verstehen, wie umfassend sich jeder Mensch verändern kann, *wenn* er es nur intensiv möchte. Über den Prozess der Neuroplastizität sind in jedem Lebensalter und mit jeder Hintergrundsituation Lernchancen vorhanden, also auch strukturelle Veränderungen möglich. Die Dritte Edle Wahrheit fokussiert genau diesen Sachverhalt.

Zudem ist es sehr hilfreich, wenn wir das vorhandene Potenzial erkennen. Eine konstruktive Hilfe auf dem Weg aus solchen Gewohnheitsmustern heraus und hin zu mehr Selbststeuerung stellen die bereits in uns schlummernden Ressourcen und Kompetenzen, unsere Veranlagungen, dar. Das bedeutet, dass keiner von uns bei Null beginnen muss. Alles ist bereits da und wartet darauf, dass wir es aktivieren.

Auch die verschiedenen Kompetenzen zur Selbststeuerung basieren auf menschlichen Veranlagungen. Damit besitzen wir alle die Fähigkeit oder zumindest die Veranlagung zur Impulskontrolle, zum Bedürfnisaufschub, zur Strategie, zum Planen, zur Disziplin, zur Geduld, zur Einsicht, zur Gelassenheit, zur Achtsamkeit, zu Mitgefühl und liebender Güte, um nur einige Kompetenzen anzudeuten, die wir als Veranlagung für unsere Selbststeuerung aktivieren können.

Wie unsere Veranlagungen heranreifen

Das Thema der Veranlagungen im Menschen ist in der BPT von zentraler Bedeutung. Es zeigt uns unser Potenzial und ist die Grundlage der positiven Psychologie.

Unsere Veranlagungen sind ein universell menschliches Erbe. Jede nur denkbare Eigenschaft, jede Art von innerer Ressource, die ein Mensch jemals gezeigt hat, haben auch wir, zumindest als Veranlagung, mitbekommen. Die nachfolgende Abbildung möchte uns den Sachverhalt der Veranlagungen bildhaft verdeutlichen.

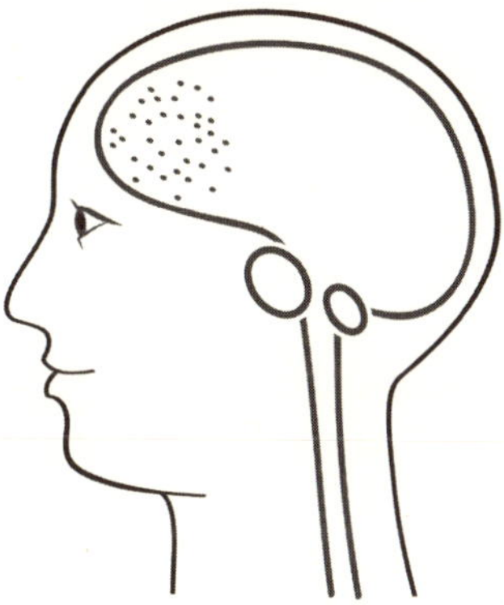

Abb.19

Sie sehen in Abbildung 19 einen noch sehr jungen Menschen, von dessen Veranlagungen (als kleine Punkte im vorderen Gehirn dargestellt) bisher noch keine besonders ausgebildet wurde. Es sind zwar etliche davon eingezeichnet, doch auch diese sind nur eine schwache Andeutung für das fast unendlich große Potenzial, das in uns Menschen schlummert. Beispielsweise verfügen wir alle über die Veranlagung zur Selbstregulation, zur Güte, zum Mitgefühl, zum Sprechen, zur Gelassenheit, zur Reflexion; ebenso gibt es jedoch auch die dunklen Veranlagungen für Betrug, Habgier, Mordlust, Egoismus, Neid, Kaltblütigkeit, um auch hierfür nur einige wenige zu nennen.

In Abbildung 19 mit der Darstellung der noch kleinen Veranlagungen ist bei genauerem Hinsehen zu erkennen, dass einige Veranlagungen etwas größer als andere sind. Das zeigt die Dynamik unserer Talente und sehr frühen Neigungen. Schließlich spielen sowohl die Vererbung als auch die pränatalen Eindrücke im Mutterleib eine bereits aktivierende Rolle.

In den ersten Lebensjahren sind wir als Kinder vollkommen schutzlos unserer Umwelt ausgesetzt. Wir verfügen noch über keinerlei Möglichkeiten zur Kompensation. Kinder lassen sich mit trockenen Schwämmen vergleichen, die begierig alles aufsaugen, was um sie herum geschieht. Der Unterschied zum Schwamm ist der, dass das Aufgesaugte assimiliert wird, es wird also Teil der inneren Struktur. Durch die großen Kinderaugen dringt die Welt ungefiltert ein und strukturiert das Gehirn und die dort „wartenden" Veranlagungen.

Die beiden nachfolgenden Abbildungen zeigen zwei gleichaltrige Kinder. Die Funktionsweisen der Entwicklung sind zwar identisch, die vorhandenen Einflüsse wirken sich auf die innere Struktur aus, doch die Ergebnisse könnten unterschiedlicher kaum sein.

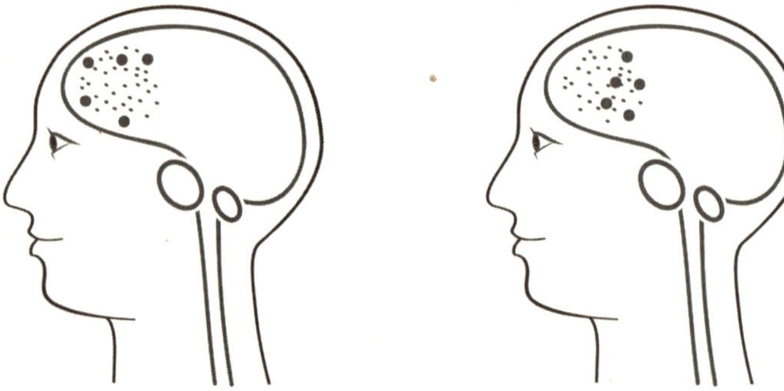

Abb. 20

Es ist deutlich zu sehen, dass beide Kinder unterschiedliche Veranlagungen ausgebildet haben. Das Kindergehirn, das in einer Musikerfamilie heranreift, kultiviert andere Veranlagungen als das Kindergehirn, das in einer Handwerkerfamilie aufwächst.

Natürlich sieht ein Kindergehirn, das in einer liebevollen und Sicherheit gebenden Familie heranwächst, anders aus als das Kindergehirn, das in einem Krisengebiet, ohne Eltern haltlos heranwachsen muss. Unser Gehirn wird zu Recht auch als Beziehungsorgan bezeichnet. Äußere Beziehungen prägen die inneren Beziehungen beziehungsweise Verknüpfungen. Ein früh überfordertes Gehirn ist weniger stabil verschaltet als ein Gehirn, das in Sicherheit aufwachsen durfte, es zeigt deutlich mehr innere Strukturen.

Wenn Veranlagungen aktiviert werden, reifen sie heran, werden stärker, größer und verhaltensdominanter. Eine „erwachsene" Veranlagung bildet dann die physiologische Basis eines Persönlichkeitsanteils. So kann aus der Veranlagung zu Selbstdisziplin mit vielen Wiederholungen eine selbstdisziplinierte Persönlichkeit werden.

Diese Vorgänge bleiben immer dynamisch, auch Persönlichkeiten und Persönlichkeitsneigungen können sich jederzeit ändern, wenn entsprechende Alternativen wiederholt werden.

Natürlich können auch Kombinationen von Veranlagungen zu Persönlichkeitsanteilen herangebildet werden, die dann komplexere Persönlichkeitsmerkmale hervorbringen. So können zum Beispiel Veranlagungen zu Selbstkontrolle, Gelassenheit und Mitgefühl gering ausgeprägt sein, während Aggressionsbereitschaft, Dominanzstreben und Begehrlichkeit stark ausgebildet sind. Damit bildet sich unmerklich eine sehr unangenehme Persönlichkeit heran.

Bitte realisieren Sie, dass bislang nur eine Anfangssituation, das Vorhandensein von Veranlagungen, beschrieben wurde. Unser Gehirn und damit unser Denken, Fühlen und Handeln, selbst unsere Persönlichkeit sind von ihrem Wesen her unser Leben lang dynamisch, flexibel und anpassungsfähig. Mit einem entsprechenden gezielten Training können wir auch noch als Erwachsene unheilsame Veranlagungen, die groß geworden sind, abmildern und heilsame, zu schwach ausgeprägte Veranlagungen nachreifen lassen.

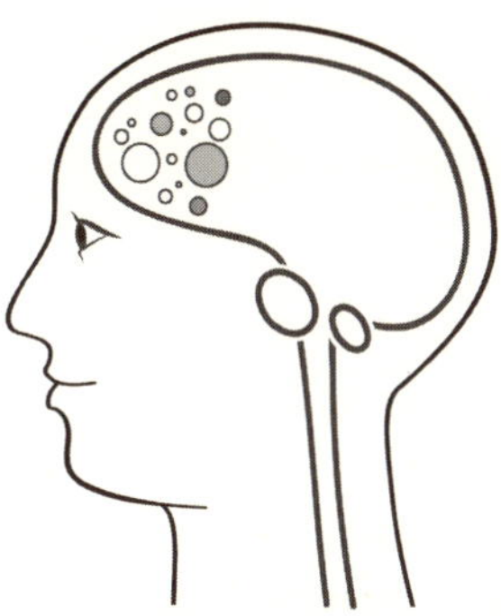

Abb. 21

Die Abbildung 21 möchte zu der Frage anregen: Welche Veranlagungen wurden in Ihnen kultiviert und welche haben Sie selbst seit einiger Zeit immer wieder aktiviert? Eine möglichst klare Bilanz liefert uns hier wichtige Hinweise für notwendige Korrekturbemühungen. Dieser Vorgang wird im BPT-Behandlungsablauf relativ früh, in der dritten oder vierten Sitzung, durchgeführt.

Von den Veranlagungen zu den Gewohnheitsmustern

Der konstruktive Aspekt unserer zahllosen Veranlagungen und der problematische Aspekt der Gewohnheitsmuster sind zwei sehr bedeutsame Themen in der BPT. Ich habe das Thema bereits in meinen anderen Büchern in verschiedenen Ausführungen beschrieben. Daher möchte ich mich hier nur kurz auf das Wesentliche beschränken.

In der Startsequenz der ersten drei bis fünf Sitzungen wird in der BPT eine Ist-Analyse der Egoanteile und der Veranlagungen angefertigt. Die nachfolgende Abbildung 22 ist wieder ein BPT-Kopfbild, das recht hilfreich ist, um diese Vorgänge anschaulich zu machen. Sie sehen hier kleine und etwas größere Kügelchen, von denen jedes für eine bereits aktivierte und etwas kultivierte Veranlagung steht. Ein sehr kleines Kügelchen symbolisiert eine noch nicht so auskultivierte Veranlagung; je größer das Kügelchen ist, desto größer konnte sich die Veranlagung bereits entwickeln und damit die jeweils entsprechende Kompetenz. Natürlich sind auch die Verbindungen zu den größer gewordenen Kompetenzen stärker ausgebildet als diejenigen zu den noch schwachen Veranlagungen.

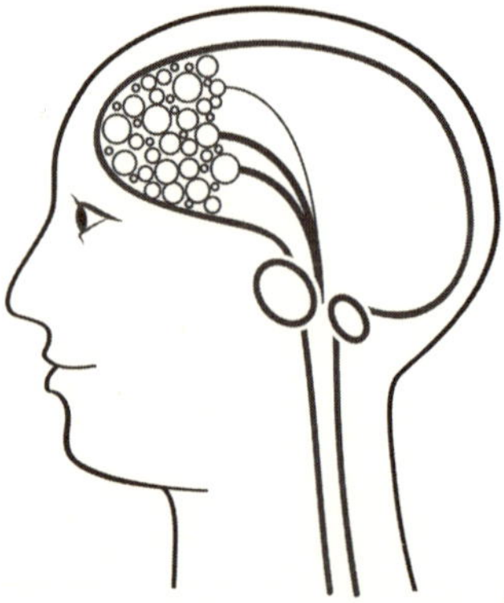

Abb. 22

Sowohl die jeweiligen Areale als auch die neuronalen Wege dorthin werden also bei jeder wiederholten Aktivierung verstärkt.

Die nächste Abbildung 23 zeigt einen unheilsamen Egoanteil, der zu groß geworden ist. Es könnte zum Beispiel der „innere Kampfhund", der „innere Trauerkloß" oder der „innere Angsthase" sein. Sie sehen in dieser Abbildung auch, dass nicht nur das problematische Areal dominant groß geworden ist, sondern dass damit verknüpft die Verbindung zu diesem Areal auch immer mitwächst. So wird zukünftig dieses Areal bevorzugt angesteuert und kann schon bald unser Denken, Fühlen und Handeln dominieren.

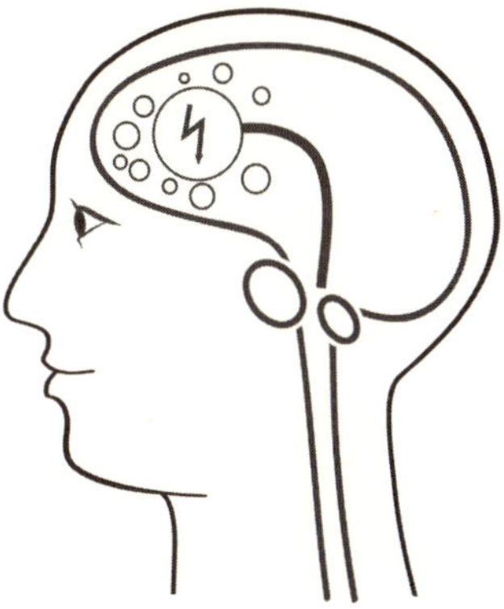

Abb. 23

Diese Entwicklung führt dann dazu, dass Reize mit einer immer größeren Wahrscheinlichkeit nur noch von dieser Struktur verarbeitet werden. Wenn zum Beispiel das zu groß gewordene Areal unseren inneren Kampfhund repräsentiert, werden wir in Zukunft auch neutrale Reize, wie ein Telefonklingeln, die Geräusche spielender Kinder, eine Verspätung, schlechtes Wetter, einen Fleck auf der Tischdecke, ja fast alles negativ bewerten, Ärger darüber empfinden und entsprechend angespannt reagieren. Aus einem ärgerlichen Verhalten wird ein ärgerlicher Mensch, denn alles, was wir wiederholen, wird sich in uns stärken.

Möchten Sie derart bedeutsame Entwicklungen wirklich auch weiterhin unbeaufsichtigt gedeihen lassen?

Die folgende Abbildung 24 zeigt uns nun das fertige Produkt einer unachtsamen und sehr problematischen Entwicklung. Ein unheilsamer Egoanteil im vorderen Stirnbereich des Gehirns ist durch Wiederholungen gewachsen, wodurch es zu entsprechenden Reaktionen und Erfahrungen kommt. Ein derartiger Prozess schafft naturgemäß bildhafte Erinnerungen, die in weiter hinten gelegenen Hirnarealen verarbeitet werden. Beide Bereiche, der Egoanteil vorne und die bildhaften Erinnerungen hinten, sind mit dem inneren Motor, dem Sympathikus im vegetativen Nervensystem (VNS), verbunden. Sie können das selbst spüren, denn wenn Sie zum Beispiel Ihren inneren Kampfhund als unheilsamen Egoanteil aktiviert haben, dann wird dieser den inneren Motor (VNS) sich „hochdrehen" lassen und Sie merken womöglich, dass Ihr Blutdruck erhöht ist. Allerdings gibt es noch zahlreiche weitere unheilsame physiologische Veränderungen, die wir aber nicht oder nur schwer wahrnehmen können, wie zum Beispiel einen erhöhten Cholesterinspiegel, eine Übersäuerung des Organismus und eine Steigerung des Muskeltonus.

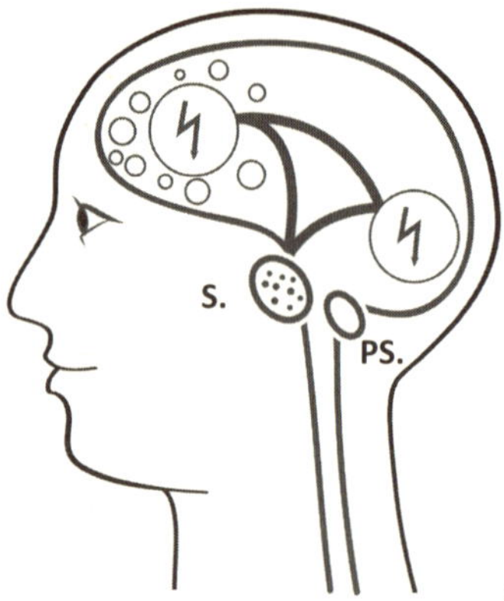

Abb. 24

Die gleichen Prozesse finden natürlich auch dann statt, wenn Sie entsprechenden Erinnerungen nachgehen. Dann aktivieren sich Areale im Hinterkopf, die ebenfalls mit dem inneren Motor (VNS) verbunden sind. Dieses innere System erzeugt nun die Grundlage für problematische Gewohnheitsmuster. In der folgenden Abbildung 25 sehen Sie ein dunkles Dreieck. Hierfür hat sich der Begriff *Bermudadreieck* als hilfreiche „Eselsbrücke" erwiesen. Wir alle verfügen über zahllose kleine innere Dreiecke in Form von Automatismen und zusätzlich auch über einige Bermudadreiecke, wie zum Beispiel das Angst-, Wut-, Sucht- oder Trauer-Bermudadreieck, um nur einige Möglichkeiten zu nennen.

Diese realen inneren neurophysiologischen Strukturen verdeutlichen das buddhistische Verständnis der Ursachen für menschliches Leiden:

Wenn sich solche „Dreiecke“ in uns gebildet haben, zum Beispiel ein Bermudadreieck der Wut, der Angst, des Schmerzes, der Trauer oder der Sucht, dann versinken wir in Unbewusstheit. Wir verlieren uns in diesem Automatismus und spulen nur noch Gewohnheitsmuster ab. Das erklärt die menschliche Neigung zum *Unbewussten.*

Zudem „kleben“ wir fest an dieser Struktur, denn wir identifizieren uns mit diesen Abläufen und Empfindungen. Wir sind in diesen Dreiecken regelrecht gefangen. Wir sehen die Welt gewissermaßen mit den Augen solcher inneren Dreiecke und fühlen uns damit vollkommen im Recht. Selbst wenn wir deshalb leiden, finden wir das richtig. Daraus erklärt sich die menschliche Neigung zum *Anhaften.*

Interessant ist nun, dass wir selbst dann, wenn uns jemand darauf aufmerksam macht oder uns helfen möchte, sogar noch Widerstände mobilisieren. Wir möchten diesen aktivierten inneren Zustand nicht abschalten, denn wir werden selbst zu diesem Zustand – und uns selbst möchten wir wohl kaum abschalten. Daraus erklärt sich die menschliche Neigung zum *Widerstand.*

Wenn sich also ein starker innerer Egoanteil aktiviert, vergessen wir leider schnell, dass es nur ein unheilsamer Anteil von uns ist. Stattdessen glauben wir, dass es sich dabei um uns selbst als Ganzes handelt, um unsere Persönlichkeit. Ich *habe* dann keine Wut, ich *bin* wütend. Wir meinen dann sogar, dass dies berechtigt sei: „Keiner soll versuchen, mir diese Wut wegzunehmen.“ Unsere Empfindungen fühlen sich fast immer richtig an.

Erschwerend kommt hinzu, dass Gewohnheitsmuster in uns auf verschieden tiefen Ebenen wirksam sind. Mit der nachfolgenden Abbildung möchte ich Ihnen diesen wichtigen Sachverhalt anschaulich darstellen.

Die drei Ebenen des Leidens

In der Abbildung 25 sehen Sie drei Ebenen unserer inneren Gewohnheitsmuster:

- 1. Leidensebene: Gewohnheitsmuster, Rituale, Automatismen etc.
- 2. Leidensebene: „Bermudadreiecke“ der Wut, Sucht, Angst, Trauer, Grübelei etc.
- 3. Leidensebene: tiefe und alte Prägungsmuster, zum Teil tief habituiert, zum Teil vorsprachlich

Schauen wir uns das einmal etwas genauer an.

1. Leidensebene: Gewohnheitsmuster, Rituale, Automatismen etc.

In der Abbildung 25 sind stellvertretend und symbolisch nur zwei dieser Muster eingezeichnet und mit 1 gekennzeichnet. De facto verfügen Erwachsene jedoch über Tausende solcher inneren Gewohnheitsbahnen. Wir haben diese im Laufe der Jahre erlernt und fügen immer weitere hinzu. Diese Ebene bestimmt fast jeden Ihrer Gedanken und Handlungen.

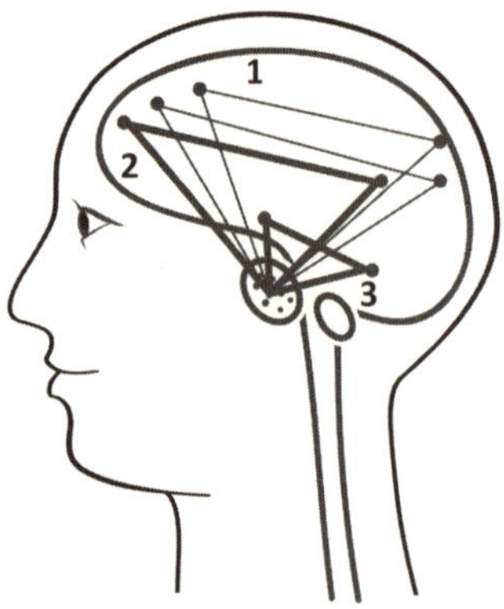

Abb. 25

Hier finden Sie die Verbindungen zwischen Ihren vielen Egoanteilen mit den dazugehörigen Erinnerungen und dem inneren Motor. Zudem finden Sie hier Ihre alltäglichen Rituale und Bewegungsmuster: der Bauplan für Ihren Autopiloten und die Hardware für Ihr Funktionieren.

2. Leidensebene: „Bermudadreiecke" der Wut, Sucht, Angst, Trauer, Grübelei etc.

In dieser Abbildung ist ein „Bermudadreieck" mit 2 gekennzeichnet. Es handelt sich hier um ein dominant gewordenes leidvolles Gewohnheitsmuster. Zu den berüchtigsten von diesen zählen die Bermudadreiecke von Wut, Angst, Trauer, Schmerz und Grübelei. Natürlich existieren noch zahlreiche zusätzliche, wie zum Beispiel das Bermudadreieck der Obsession, der Zwänge oder der Gewalt und Delinquenz, um nur einige weitere Varianten zu nennen. Tendenziell kann jede unserer Handlungen zu einem Gewohnheitsmuster (1) und dann zu einem „Bermudadreieck" (2) führen. Wir müssen sie nur oft genug wiederholen und dabei ein Gefühl von „Gewinn" erfahren.

Es existiert aber noch eine weitere Problematik. Die beiden eben genannten Muster können wir mit etwas Übung ins Bewusstsein holen. Es gibt aber innere Strukturen, die entweder alt sind oder sehr tief „eingegraben" wurden. Das beschreibe ich Ihnen nun.

3. Leidensebene: tiefe und alte Prägungsmuster, zum Teil tief habituiert, zum Teil vorsprachlich

In der Abbildung 25 ist nur eine dieser Strukturen symbolhaft eingezeichnet und mit 3 markiert. Sie sehen in dieser Darstellung, dass dieses Muster tiefer als die beiden anderen in unserem Gehirn angesiedelt ist. Das hat den folgenden Grund: Sehr früh erfahrene Stressoren und intensive Reize werden bereits unterhalb des Großhirns, im limbischen System, eingespeichert. Hier gibt es Kerne (Amygdala, Hippocampus), die auf Angst- und Aggressionserfahrungen reagieren, und andere (ventrales Tegmentum, Nucleus Accumbens), die auf Lusterfahrungen ansprechen. Auf dieser tiefen Ebene werden also bereits sehr früh in unserem Leben innere Muster geprägt. Viele dieser Erfahrungen stammen aus einer vorsprachlichen Lebensphase, die noch vor der Geburt beginnt und bis etwa zum dritten oder vierten Lebensjahr reichen kann. Das kann zu Situationen führen, in denen ein Egoanteil aktiv werden will und sich zum Beispiel auf eine Herausforderung vorzubereiten hat. Die tieferen Muster (3) schlagen jedoch Alarm und wirken sehr hinderlich, ohne dass dies aber für den Betreffenden klar zuzuordnen wäre. Natürlich können auch auf den Ebenen 1 und 2 blockierende Muster aktiv werden, doch diese lassen sich dann mit etwas Bemühen erkennen.

Neben diesen tiefen vorsprachlichen Mustern gibt es noch eine andere Variante, wie sich Muster in tiefe Ebenen „eingraben". So erzeugen die verschiedenen Süchte auf allen drei Ebenen relativ feste Muster.

1. Im Großhirn bilden sich Gewohnheitsmuster: Genussmuster verfestigen sich zu Gewohnheits-, dann zu Suchtmustern.
2. Es entstehen süchtige „Bermuda"-Egoanteile. Der innere Süchtige ist laut und deutlich vernehmbar: „Ich brauch' jetzt was!"
3. Im limbischen System werden immer die Lust- und Belohnungszentren aktiviert und dadurch entstehen tiefe Bahnen.

Es kann sich zwar immer wieder einmal ein gesunder Egoanteil melden, der zum Beispiel nach Hilfe sucht und eine Änderung wünscht, aber die vorhandenen Strukturen sind sehr alt, tief und mächtig.

Ich möchte mit diesen Schilderungen nicht andeuten, dass wir hier Schicksalhaftes erfahren und zur Hilflosigkeit verdammt sein müssen. Vielmehr ist es notwendig, die in uns vorhandenen Hindernisse auf dem Weg zur Befreiung klar zu erkennen und in unsere Übungen zu integrieren.

Es geht hier daher nicht nur um schwere Probleme, sondern auch um unsere universelle Neigung zu unbewussten Handlungen, also um die Ebene 1. Natürlich ist es wichtig, die leidvollen „Bermudadreiecke" (2) abzumildern und aufzulösen. Wir dürfen die tieferen Muster (3) in uns jedoch nicht außer Acht lassen. Achtsamkeitsübungen und Meditation sind nur einige Strategien, um Kerne im limbischen System zu stabilisieren. Zudem können wir das Belohnungszentrum im limbischen System einbeziehen, wenn wir neue heilsame Strukturen aufbauen möchten. Das wird beim Behandlungsablauf noch einmal deutlich. Wir üben nicht hart, verbissen und bis an die Schmerzgrenze, wir üben auch nicht, ohne zu verstehen, warum wir bestimmte Übungen durchführen. All das hat einen Einfluss auf tiefe innere Strukturen.

Wir nehmen uns überallhin mit

Wenn Sie die letzten Abbildungen mit den inneren Strukturen sehen, dann wird vielleicht verständlich, warum wir uns selbst überallhin mitnehmen, also immer und überall ähnliche Empfindungen haben. Wer sich schnell aufregt, wessen innerer Kampfhund groß geworden ist, der wird sich wahrscheinlich auch auf den Malediven schnell aufregen. Das erscheint logisch und entspricht auch vielen Erfahrungen.

Doch es gibt auch alternative Sichtweisen. Diese inneren Strukturen werden nämlich auch durch äußere Einflüsse angeregt. Heilsame äußere Einflüsse und eine geringe Reizdichte stimulieren deutlich angenehmere innere Strukturen. Wir finden hier spannende Wechselwirkungen vor. Äußere Klarheit, zum Beispiel durch ein aufgeräumtes Zimmer, begünstigt innere Klarheit. Kinder haben oft sehr viel Unordnung im Zimmer, weil sie noch über keine klare innere Struktur verfügen. Sehr leidende, also verwirrte Menschen leben ebenfalls oft in Wohnsituationen mit einem hohem Chaosfaktor. Zudem gibt es viele Menschen, denen es hilft, zu putzen und für äußere Ordnung zu sorgen, wenn es ihnen nicht gut geht. Wir können also durchaus unsere äußere Umwelt verändern, um uns selbst zu verändern, zumindest innerhalb gewisser Grenzen.

Äußere Klarheit begünstigt einfach eine innere Klarheit, doch sie begünstigt diese nur und stellt sie nicht in jedem Falle auch her. Dafür müssen wir selbst Übungen durchführen, die unsere „inneren Zimmer“ aufräumen. In der Regel leben wir mit „inneren Zimmern“, in denen schon lange oder noch nie jemand wirklich für Ordnung gesorgt hat. Auf diese Weise konnten sich Strukturen aufbauen, wie wir sie in Abbildung 25 gesehen haben. Es sind Strukturen, die unser Empfinden, Denken, Reden und Handeln bestimmen. Aufgrund dieser Dynamik sind unsere Reaktionsmöglichkeiten keinesfalls vertrauenswürdig.

Dieser Aspekt verdeutlicht einen Unterschied zwischen der BPT und vielen anderen Therapieansätzen. Nicht wenige Therapeuten meinen, ihre Klienten dadurch zu unterstützen, dass sie betonen: „Vertraue deinen Gefühlen.“ Auch wenn das in einer speziellen Situation durchaus richtig sein mag, so ist es als Grundannahme selten zutreffend. Wir sind ohne Geistestraining eben sehr leicht zu verwirren und weit davon entfernt, so etwas wie ein geeichtes Messinstrument zu sein. Vertrauen Sie sich also erst selbst, wenn Sie gelernt haben, sich innerlich schnell zu beruhigen und in einen klaren Geisteszustand zu kommen.

Mit den hier angesprochenen Verstrickungen werden wir uns in der BPT intensiv auseinandersetzen. Dabei ist auch bedeutsam, dass es sich wieder um *universelle* Abläufe in uns handelt. Das verhält sich bei uns allen so. Unabhängig von der individuellen Thematik können wir daher in der BPT-Behandlung sehr lange auf der universellen Ebene bleiben. Es ist auch die Ebene, auf die wir immer wieder zurückkommen. Jeder Aspekt der Behandlung und Beratung ist von diesem Verständnis durchdrungen. Wir sind eben nicht individuell dumm oder krank, sondern haben alle universell Probleme, weil wir als Menschen auf die eben dargestellte Weise funktionieren. Es kann gar nicht oft genug wiederholt werden, dass wir alle so funktionieren.

Was bedeutet Psychosomatik?

Das bislang aufgeführte Material steht mit dem Phänomen der Psychosomatik in einem direkten Zusammenhang. Dabei versteht die BPT die Psychosomatik in keiner Weise, wie es so oft geschieht, als körperlichen Ausdruck einer psychischen Erkrankung. Auch finden in der BPT keinerlei Psychologisierungen statt, die alle Symptome, Reaktionen und Empfindungen als psychisch bedingt auffassen.

Wir sollten zwischen *Psychologisierung, Psychosomatik* und *Somatisierung* klar unterscheiden.

Psychosomatik ist der zentrale Oberbegriff. Hier finden wir mindestens vier wichtige Bereiche vor:

1. Ein Aspekt der Psychosomatik betrifft die *Somatisierung.* Diese bezieht sich auf ein körperliches *(Soma)* Symptom aufgrund psychischer Ursachen. Sie verdrängen beispielsweise Ihre Trauer um einen Verlust und erleben parallel dazu plötzlich starke Rückenschmerzen. Es ist aber kein organischer Befund vorhanden. Eine *Psychologisierung* bedeutet nun die Neigung mancher Experten zu der Auffassung, dass alle körperlichen Symptome durch psychische Vorgänge entstehen: „Ach, Sie haben Probleme mit Ihren Nieren, also einem Doppelorgan, das deutet auf eine Partnerproblematik hin."

2. Ein anderer Bereich der Psychosomatik zeigt uns, wie umgekehrt die *Psyche* auf unseren Körper reagiert. Sie spüren zum Beispiel depressive Symptome nach einer Knieoperation. Dieser Aspekt ist für jede scheinbar nur körperliche Erkrankung sehr relevant, denn die psychischen Reaktionen, die wiederum das Immunsystem beeinflussen, bestimmen den Heilungsverlauf maßgeblich. Dieser Aspekt leitet zum dritten Punkt über.

3. Hier finden wir einen Bereich intensiver Wechselwirkungen zwischen der Psyche und dem Soma (Körper). Insbesondere bei chronischen Erkrankungen müssen wir uns mit diesem dritten Aspekt der Psychosomatik befassen.

4. Dieser vierte Bereich ist vielleicht der größte Funktionsbereich der Psychosomatik. Er betrifft unser normales Funktionieren auf psychosomatischer Ebene und verdeutlicht, dass es keiner Störungen bedarf, um Probleme zu bekommen. Wir sind sehr vielen Reizen ausgesetzt und suchen selbst ständig nach solchen. Nicht nur Negatives, auch Positives kann unseren Geist in Unruhe versetzen. Viele unscheinbare kleine Erfahrungen können sich mit den Jahren auftürmen. Wir wissen, dass wir sterben werden, dass wir nichts festhalten können. Unser Sensorium ist kein geeichtes Messinstrument, es kommt immer wieder zu Fehlern. Unser Konsumverhalten ist häufig selbstschädigend, wir ruinieren selbst sehr oft das innere Wunderwerk unseres Organismus. Da alles in uns eine Einheit bildet, alles mit allem vernetzt ist, kommt es zu unendlichen Wechselwirkungsschleifen.

Da wir sehr oft mit ziemlich komplexen Vorgängen konfrontiert werden, müssen wir menschliches Verhalten, Wetteränderungen oder andere dynamische Zusammenhänge einschätzen können. Wir neigen jedoch zur Vereinfachung, zum Kategorien- oder Schubladendenken. Dadurch entstehen künstliche Kategorien, wie gutes oder schlechtes Wetter oder eben Körper und Psyche.

Auch wenn es oft funktional ist, komplexe Einheiten in Kategorien aufzuteilen, so müssen wir Einheiten doch für ein tieferes Verständnis wieder als solche erkennen.

Die Kopfbilder der BPT veranschaulichen die Psychosomatik auf eine leicht verständliche Weise. Sie möchten aufzeigen:

- dass Psychosomatik keine besondere Erkrankung ist, sondern die Art und Weise darstellt, wie wir alle funktionieren;
- dass äußere Einflüsse und psychische Abläufe (Gedanken und Erinnerungen) unseren inneren Motor (VNS) beeinflussen und dass dieser wiederum in einem direkten Zusammenhang mit dem Immunsystem, anderen Vitalfunktionen und Steuerungsprozessen steht;
- dass wir diese Areale und insbesondere unser Immunsystem in vielfacher Weise selbst regulieren lernen können;
- dass jede Erkrankung durch die Wechselwirkung zwischen Psyche und Immunsystem psychosomatisch funktioniert;
- dass eine gezielte Therapie oder Beratung, die auf Selbststeuerung fokussiert ist, bei jeder Erkrankung indiziert und sinnvoll ist.

Variante A: Herr Maier bekommt eine Krebsdiagnose. Natürlich wird diese Information sein vegetatives Nervensystem VNS in Alarmbereitschaft versetzen. Wenn nun ein ungünstiger Egoanteil von Herrn Maier die Führung übernimmt, wie zum Beispiel der innere Angsthase, der innere Panikmacher oder das innere Opfer, dann kann sich das VNS nicht beruhigen und das Immunsystem bleibt dauerhaft reduziert, der Organismus übersäuert und die Heilungschancen bleiben unter den eigentlichen Möglichkeiten.

Variante B: Herr Maier bekommt eine Krebsdiagnose. Natürlich wird diese Information sein vegetatives Nervensystem VNS in Alarmbereitschaft versetzen. Wenn nun ein günstiger Egoanteil von Herrn Maier die Führung übernimmt, wie zum Beispiel der innere Weise, der innere Berater oder der innere Heiler, dann kann sich das VNS messbar beruhigen und das Immunsystem wird aktiviert, der Organismus übersäuert nicht und die Heilungschancen steigern sich.

So kann die Psychosomatik bei einer Krebserkrankung aussehen. Natürlich können Sie das Krebsbeispiel beliebig durch jede andere Problematik ersetzten. Immer finden wir hierbei die gleichen psychosomatischen Abläufe vor. *Aber* es sind Abläufe, auf die wir Einfluss nehmen lernen können.

Die Kopfbilder der BPT sind so aufgebaut, dass sie schnell verstanden und verinnerlicht werden können. Natürlich können bei dieser bildlichen Darstellung manchmal ein paar „Unschärfen" auftreten. Darauf möchte ich nun etwas näher eingehen. Die Kopfbilder konzentrieren sich sehr auf das zentrale Nervensystem in unserem Gehirn. Wenn wir aber das gesamte Nervensystem einbeziehen, werden die Abbildungen etwas komplexer und zeigen noch mehr den psychosomatischen Charakter unseres Organismus. Die folgende Abbildung 26 zeigt uns das gesamte menschliche Nervensystem. Wenn Sie es genauer betrachten, werden Sie feststellen, dass im Gehirn zwar die höchste Dichte an Nervenzellen vorkommt, dass unser gesamter Organismus aber von Nervenfasern durchzogen ist. Jeder von uns verfügt also über viele Kilometer Nervengewebe.

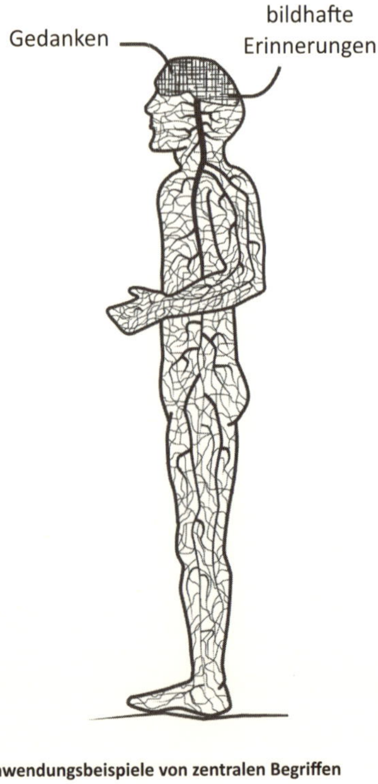

Abb. 26

Wenn vom Nervensystem gesprochen wird, dann bedeutet das oft, dass nur das zentrale Nervensystem gemeint ist. Wenn wir aber das zentrale und das periphere Nervensystem als das verstehen, was es ist, nämlich eine untrennbare Einheit, dann sieht unser Nervensystem eben so aus, wie es in der Abbildung 26 dargestellt ist. Vom Kopf bis zu den Finger- und Fußspitzen sind wir von Nervenbahnen durchzogen. Alles steht also mit allem in Verbindung.

Die folgende Abbildung 27 zeigt nun wieder die Gedankenproduktion im vorderen Hirnbereich und die Erinnerungsbilder im hinteren Hirnbereich. Bei dieser Abbildung sollte nun gut sichtbar sein, wie diese Areale mit allen Bereichen unseres Körpers vernetzt sind und wie sie dementsprechend schnell zu Empfindungen und Symptomen in den unterschiedlichsten Körperregionen führen.

Sie spüren womöglich, wie sich Ihr Herz schmerzhaft bemerkbar macht. Daraufhin gehen Sie zum Hausarzt und beschreiben die Schmerzen in der Brust. Natürlich sucht der Hausarzt, wie er es in seiner Ausbildung gelernt hat, nach internistischen Anomalien bei der Herztätigkeit, dem Blutdruck oder der Blutkonsistenz.

Die folgende Abbildung 26 kann gut verdeutlichen, wie vielen Einflussfaktoren Ihr Herz ausgesetzt ist. Bereits eine Erinnerung oder ein Gedanke kann das VNS stimulieren, was wiederum das Herz antreibt.

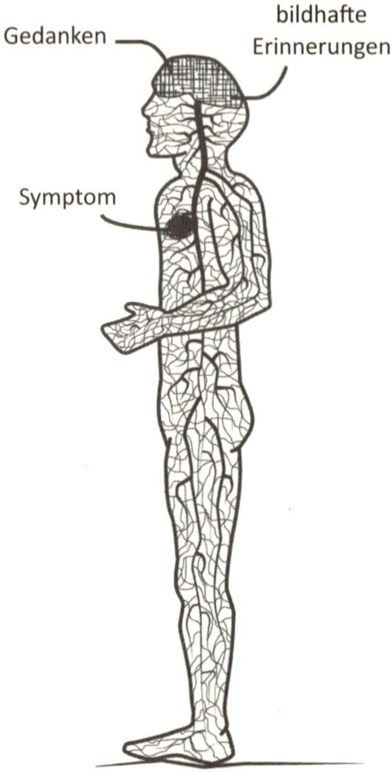

Abb. 27

Vielen Menschen ist der Zusammenhang zwischen der „Psyche", also den zentralen Hirnaktivitäten wie Gedanken, Erinnerungen etc., und „körperlichen" Symptomen unklar. „Mein Rücken tut weh, was soll das mit meiner Psyche zu tun haben?", fragen sie sich und ihren Arzt. Da werden Ärzte lange vergeblich nach den Ursachen in der speziellen Körperregion suchen, wenn die Hintergründe systemischer Natur sind.

Die nachfolgende Abbildung 28 möchte verdeutlichen, dass überall im Körper Symptome auftreten können, wenn die Nerven überreizt sind.

Das psychosomatische Verständnis hat also gar nichts mit diffusen Vorstellungen, dem Fehlen von „richtigen" Ursachen oder gar Psychologisierungen zu tun. Vielmehr ist es ein Ausdruck des modernen Verständnisses über uns Menschen.

Ich möchte gerne dieses Thema eingrenzen und abschließend zwei Übersichten anbieten, die die weiteren Zusammenhänge verdeutlichen.

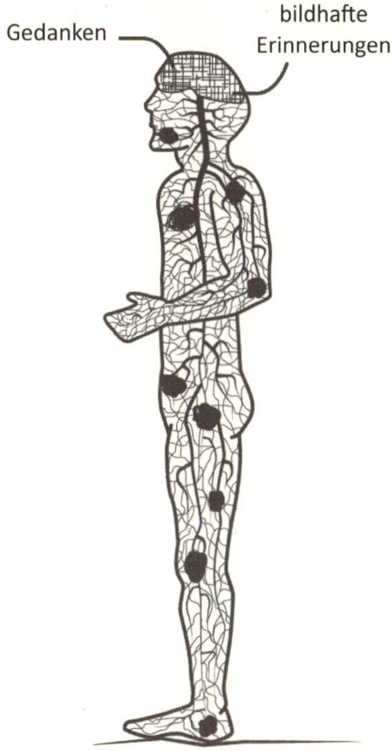

Abb. 28

Die beiden Gegenspieler im VNS: Sympathikus und Parasympathikus

Die beiden folgenden schematischen Darstellungen sind recht komplex. Ich verwende sie auch eher als Grundlage in Ausbildungskursen, um die wesentlichen psychosomatischen Zusammenhänge zu verdeutlichen. In der beratenden und therapeutischen Arbeit nutze ich für die Darstellung dieser Zusammenhänge ausschließlich die Kopfbilder der BPT. An dieser Stelle können wir jedoch ruhig auch einmal einen kurzen Blick auf die in uns vorhandene Komplexität werfen – und das in dem Bewusstsein, dass selbst differenziertere Modelle immer noch eine nur sehr grobe Vereinfachung darstellen können.

Die erste nun folgende Darstellung (Abbildung 29) zeigt den dynamischen Prozess der inneren Stressverarbeitung inklusive der entsprechenden Symptombildungen. Sie sehen auf der linken Seite einige mögliche Stressreize. Ich möchte hier besonders auf die sehr zentrale Rolle des *Sympathikus* aufmerksam machen. Diese Struktur stelle ich gerne als den aktivierenden Kern im vegetativen Nervensystem VNS dar. Es ist also unser innerer Motor. Schauen Sie sich nun in aller Ruhe die Einflüsse an, auf die unser innerer Motor einwirkt. Es gibt zwar noch mehr Faktoren, aber wenn Sie die hier dargestellten nachvollziehen konnten, werden Sie schon einen recht guten Eindruck von der hohen Relevanz des Sympathikus erhalten.

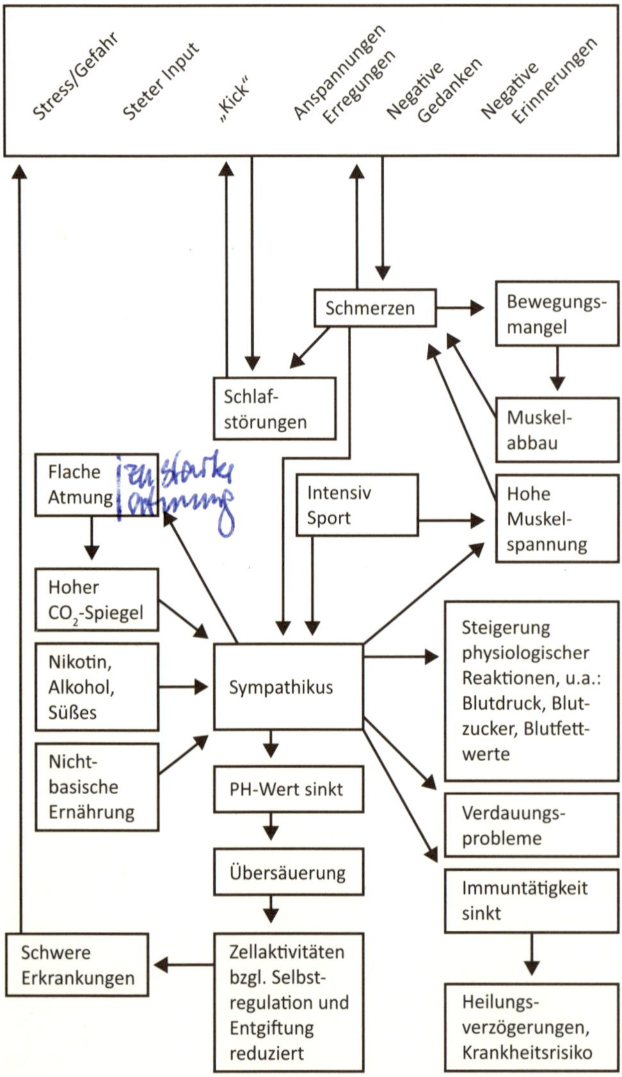

Abb. 29

Dieses Schaubild möchte die Zusammenhänge transparent machen und gleichzeitig erklären, warum es so wichtig ist, gerade unseren inneren Motor kontrollieren zu lernen.

Die zweite Darstellung (Abbildung 30) zeigt den gegenläufigen dynamischen Prozess, der vom Stress weg zur inneren Ruhe führt.

Die zentrale Position nimmt nun eine Struktur im VNS ein, die in der Lage ist, den inneren Motor zu beruhigen: nämlich der *Parasympathikus,* den ich gerne als Peace- oder Ruhezentrum darstelle.

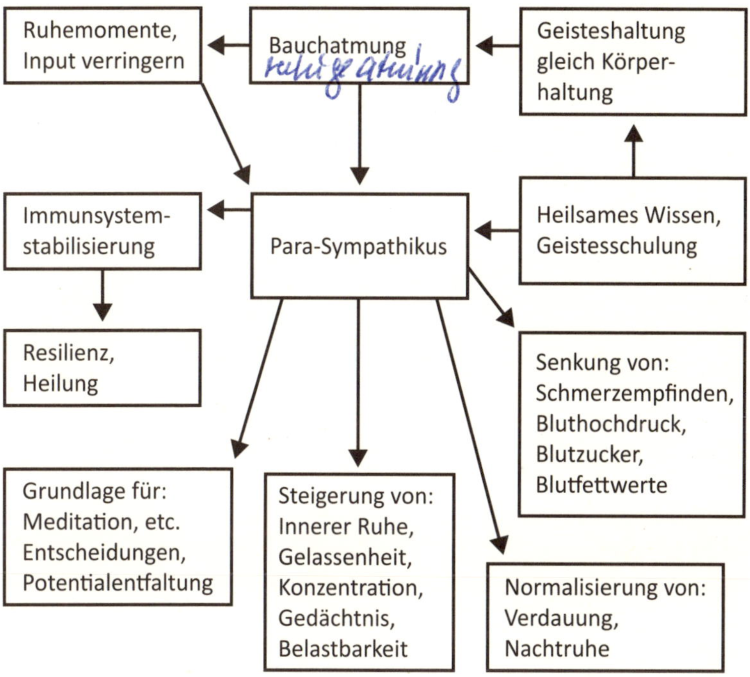

Abb. 30

Nun haben Sie einige zentrale Aspekte der Selbststeuerung kennengelernt und wir können uns in der nächsten Abbildung ansehen, worin das Ziel der ersten Etappe besteht.

Die folgende Abbildung 31 zeigt einen Menschen mit inneren Strukturen, die sein Empfinden, Denken, Reden und Handeln dominieren. Sie sehen dort einen problematischen inneren Automatismus, der die Stärke eines inneren Problem-Bermudadreiecks angenommen hat. Sie sehen, dass negative Gedanken (durch ein Minuszeichen symbolisiert) vorne im Gehirn mit negativen bildhaften Erinnerungen (ebenfalls durch ein Minuszeichen symbolisiert) hinten im Gehirn verbunden sind. Beide Bereiche sind wiederum mit dem inneren Motor, dem Sympathikus im vegetativen Nervensystem VNS, verbunden. Das stellt die aktuelle Problematik dieses Menschen dar. Es könnte sich um ein Grübel-, ein Wut-, ein Angst-, ein Sorgen-, ein Depressions-, ein Sucht- oder ein Schmerz-Bermudadreieck handeln.

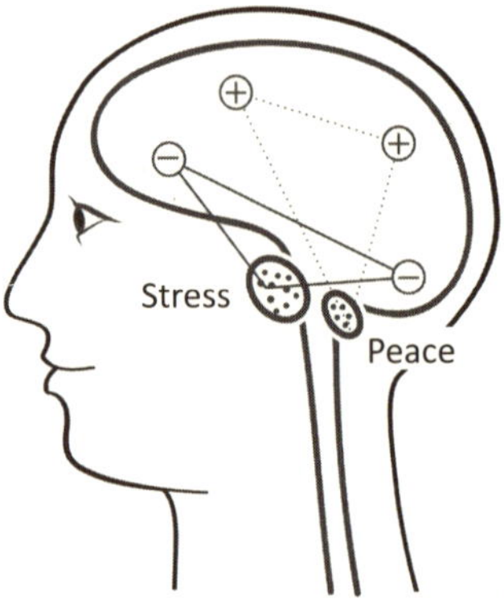

Abb. 31

Diese negativen Strukturen sollen nun verändert, gelockert oder möglichst sogar aufgelöst werden. Dafür ist es notwendig, heilsame innere Strukturen zu schaffen.

Die regelmäßige, eigenverantwortliche Aktivierung des inneren Ruhepols, des Parasympathikus im VNS, steht in Verbindung mit positiven Gedanken (durch ein Pluszeichen symbolisiert) vorne im Gehirn und mit positiven bildhaften Erinnerungen (ebenfalls durch ein Pluszeichen symbolisiert) hinten im Gehirn. Jede Übungswiederholung wird nun diese neue positve innere Struktur stärken.

Die zur Selbsthilfe notwendigen Schritte werden mit den Klienten im Behandlungskontext intensiv bearbeitet. Die Vorgehensweise sieht wie folgt aus:

1. Wenn Klienten unheilsame Abläufe in sich spüren, visualisieren sie diese erst einmal. Sie stellen sich ihr persönliches inneres Problem-Bermudadreieck mit den Verknüpfungen zum Stresszentrum vor. Auch die Körperreaktionen werden wahrgenommen. Dieses Beobachten darf ruhig einige Zeit in Anspruch nehmen. Alleine durch

diesen ersten Schritt werden dem Problem-Bermudadreieck bereits Energien entzogen und vor allem keine neuen Energien mehr hinzugefügt. So entstehen veränderte Selbstwahrnehmungen, die beispielsweise spüren lassen: „Nicht *ich* bin ängstlich, wütend, traurig etc., es ist nur mein inneres Angst-, Wut- oder Trauer-Bermudadreieck."

2. Im nächsten Schritt wird das Ruhezentrum durch die Aktivierung der Bauchatmung stimuliert. Dieser Vorgang wird gleichzeitig auch visualisiert: „Ich aktiviere jetzt mein Ruhezentrum." Dieser Übungsschritt aktiviert nun das neue positive Verhaltensmuster, das durch jede weitere Wiederholung gestärkt wird.

Dieses *Switchen* vom negativen zum positiven inneren Muster, das sich mit dem Umlegen eines Schalters vergleichen lässt, bedeutet einen wesentlichen Schritt hin zu mehr Selbststeuerung und Befreiung aus alten Gewohnheitsmustern. Nicht jedes Muster ist also ein blinder Automatismus. Das ausschlaggebende Kriterium ist der Grad an Bewusstheit.

Wir können das folgende *Fazit* aus der Achtsamen Selbststeuerung ASST ziehen:

Nichts wirkt so destruktiv auf unsere Psyche wie *Hilflosigkeit.* Hilflosigkeit mindert unser Selbstwertempfinden und verschärft jede vorhandene Problematik und verschlechtert damit auch jede Symptomatik. Auch das ist wiederum ein universelles Phänomen und betrifft alle Menschen.

Das Gegenteil von Hilflosigkeit ist *Selbstwirksamkeit.* Selbstwirksamkeit wird durch *Selbststeuerung* erzeugt. *Selbststeuerung ist bei allen Problemen der entscheidende heilsame Ansatz.*

Der universelle Ansatz bei der Selbststeuerung bedeutet, dass wir als Behandler unabhängig von der individuellen Thematik immer mit den Informationen und Anleitungen zur Selbststeuerung beginnen. Durch diese Strategie erzeugen wir komplexe heilsame Vorgänge, insbesondere bieten wir dadurch *Hilfe zur Selbsthilfe* an. Erfahrungsgemäß verändern sich dadurch die ursprünglich geschilderten Probleme bereits, noch bevor wir überhaupt gezielt darauf eingegangen sind. Wer sich selbst besser steuern kann, empfindet seine Probleme eben anders, sie erscheinen ihm weniger bedrohlich.

Als **Wirkungen aus dem ASST-Training** und den eigenen regelmäßigen ASST-Übungen werden nach spätestens zwei bis sechs Wochen etliche Veränderungen spürbar sein, wofür hier einige Beispiele genannt werden:

- Es kommt zu einer deutlichen Steigerung der Fähigkeiten zur Selbststeuerung und Eigenkontrolle.
- Dadurch entstehen Erfahrungen von Selbstwirksamkeit.
- Dadurch steigert sich die Unabhängigkeit von äußeren Einwirkungen.
- Dadurch erhöhen sich Selbstwertgefühl, Optimismus und Selbstsicherheit.
- Zusätzlich verbessern sich kognitive Fähigkeiten, wie die Konzentrations- und Gedächtnisleistungen.
- Die Erfahrungen von selbst erzeugter Leichtigkeit und Lebensfreude stabilisieren sich.
- Gelassenheit und Souveränität festigen sich nach und nach.
- Die Auswirkungen der Stabilisierung führen vom Verhalten zur Haltung.

Es sei nochmals in Erinnerung gerufen: Jede BPT-Beratung beginnt mit dem Gegenteil von Hilflosigkeit, nämlich der Vermittlung von Selbststeuerung. Die nachfolgende Darstellung zeigt drei Bereiche, mit denen wir am häufigsten zu tun haben. Entweder möchten wir, wie unter Rubrik 1 aufgeführt, spürbare Probleme wie Depressionen oder Ängste etc. loswerden, oder wir möchten, wie unter Rubrik 2 genannt, positive Eigenschaften in uns stärken. Dieser zweite Aspekt kann sich weiter konkretisieren, wie unter Rubrik 3 zu sehen ist. Bei all diesen Themen geht es stets um Selbststeuerung: Wir möchten die für uns relevanten Fragen selbst steuern können.

Selbststeuerung		
1	2	3
Depressionen	Achtsamkeit	Potenzialentfaltung
Angst	Gelassenheit	Konzentrationssteigerung
Schmerz	Innere Ruhe	Gedächtnissteigerung
Sucht	Mitgefühl	Ressourcenstärkung
Beziehungsprobleme	Liebende Güte	Leistungssteigerung
Grübelzwänge	Freude	Teamfähigkeit
Schlafprobleme	Leichtigkeit	Kreativität
Kognitive Störungen	Resilienzstärkung	Flexibilität

Es spielt also keine Rolle, mit welchem Thema ein Klient zur BPT kommt – immer geht es darum, nicht mehr hilflos zu sein, sondern das eigene Thema und damit sich selbst wieder eigenverantwortlich steuern zu können. Für dieses universelle Thema der Selbststeuerung gehört das Erlernen der Techniken zur ASST zu den wesentlichen Bestandteilen der Behandlungsstrategie. Mit dem erfolgreichen Erlernen wird so etwas wie ein inneres Fundament geschaffen. Es handelt sich also keinesfalls schon um den Abschluss der Behandlung, sondern nur um die notwendige erste Etappe. Natürlich sind manche Klienten auch schon mit den damit erreichten Ergebnissen zufrieden, sodass bereits an dieser Stelle die Behandlung beendet werden könnte.

Die Verbindung zwischen Geist und Körper

Bevor ich den weiteren möglichen Behandlungsverlauf beschreibe, möchte ich Ihnen gerne ein weiteres universelles Thema vorstellen. Die zentrale Bedeutung von Selbststeuerung habe ich zu klären versucht. Diese Abläufe beziehen sich stark auf geistige und auch körperliche Aspekte. Die Themen Geist und Körper tauchen in einer ganzheitlichen Behandlungs- und Beratungsform wie der BPT immer wieder auf. In Verbindung mit dieser Thematik finden wir stets auch universelle Aspekte vor, die uns den Zugang erleichtern.

Diese universelle Thematik mache ich sehr gerne mit Hilfe von Anschauungsobjekten oder skizzenhaften Darstellungen deutlich. Wenn wir uns die Dynamik unseres Geistes veranschaulichen möchten, dann ist das nicht möglich, ohne unseren Körper, als Wohnstätte unseres Geistes, einzubeziehen. Rund um die Psychosomatik gibt es dazu unzählige spannende Veröffentlichungen, die uns dazu anregen, über die Wechselwirkungen und auch deren Untrennbarkeit nachzudenken. Schon im Sanskrit gibt es ein Wort für Psychosomatik: *Namarupa* (*nama* = „Name", *rupa* = „Form"). Um Funktionsweisen unseres Geistes zu beschreiben, hat Buddha jedoch einen Vergleich herangezogen, der die Einheit von Körper und Geist zeitweise aufhebt. Geist und Körper sind in uns natürlich nur verschiedene Ausdrucksweisen einer untrennbaren Wesenseinheit. Um aber zu beschreiben, wie unser Geist auf körperliche Aktionen reagiert, ist das folgende Beispiel sehr treffend.

Buddha sagte, dass unser Körper die Schale sei und der Geist das Wasser in der Schale. Wenn wir uns in Bewegung setzen, unseren Körper (die Schale) belasten, dann gerät unser Geist (das Wasser) in ziemliche Unruhe. Es wird aufgewühlt und getrübt. Unser Geist verliert die Fähigkeit zur Einsicht, Klarsicht und Durchsicht. Dies möchte die linke Abbildung 32 symbolisieren.

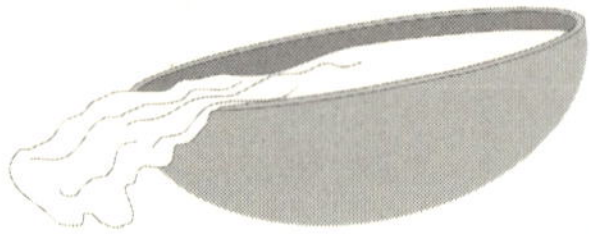

Abb. 32

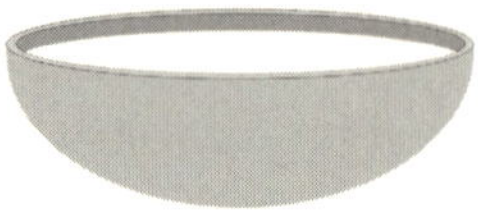

Abb. 33

Die Symbole von Wasser und Schale zeigen uns auch, wie wir innere Klarheit erreichen können. Dafür ist es hilfreich, dass wir zur Ruhe kommen. Auch wenn unser Geist noch aufgewühlt ist, kann der sich beruhigende Körper heilsam auf unseren Geist wirken. Das zeigt uns die rechte Abbildung 33.

Viele von uns wünschen sich einen ruhigen Geist, der es auch mal erlaubt, zur Ruhe zu kommen. Das ist eine der Erfahrungen, die wir in der Meditation machen können. So schwirren zum Beispiel in der Anfangsphase der Meditation noch viele Gedanken im Geist herum. Durch stilles Dasitzen können viele Prozesse in uns zur Ruhe kommen. Der Atemfluss wird langsamer und tiefer, das stimuliert den Parasympathikus und erzeugt viele innere Ausgleichsprozesse: Zum Beispiel normalisieren sich die Muskelspannung, der Blutdruck und andere Anspannungswerte. Auf körperliche Veränderungen reagiert unser Geist immer. Die Bewegungslosigkeit beim Sitzen in Meditation führt dazu, dass die entsprechenden Areale im Gehirn, die für Koordination, Bewegung und Körperschema zuständig sind, nach und nach ihre Tätigkeiten einstellen. Auf diese Weise kommen wir Schritt für Schritt in einen Zustand, in dem auch die Egoanteile im Gehirn herunterfahren. Die Gedankenproduktion reduziert sich. In einem auf der Körperebene vollkommen beruhigten Menschen kann der Geist nicht lange Anspannungen aufrechterhalten. Allerdings funktioniert das nicht automatisch wie bei einem Lichtschalter, es benötigt etwas Zeit und Geduld.

Immer wieder zur Erinnerung: Die hier anvisierte Ruhe ist nicht mit einer Liegestuhlruhe zu verwechseln. Es ist vielmehr ein Zustand der ruhigen Klarheit, ähnlich wie ruhiges klares Wasser.

Da eine Schale mit Wasser als Demonstrationsobjekt auf dem Papier gut funktioniert, aber in natura unpraktisch ist, nutze ich für diese wichtige Veranschaulichung von Geist und Körper eine *Schneekugel.* Durch das Schütteln der Schneekugel gerät darin auch das Wasser in

Aufruhr, wenn man sie schüttelt. Zudem zeigen die „Schneeflocken" auch sehr schön das Vernebeln des Geistes. Solche Bilder haben einen viel höheren Nachhaltigkeitseffekt als lange Erklärungen zum Verhältnis von Geist und Körper.

Mir ist es ein großes Anliegen zu verdeutlichen, wie sehr wir selbst an uns rütteln und schütteln. Natürlich werden wir auch permanent von außen stimuliert, doch das ist nie die ganze Wahrheit. Es gibt viele Momente, in denen eigentlich unsere innere „Geistflüssigkeit" zur Ruhe kommen könnte, aber das ist für viele Menschen ungewohnt, fast schon langweilig geworden. Also unterliegen viele einem geistigen und körperlichen Bewegungszwang.

Die Kunst der BPT-Beratung liegt nun auch darin, diese Dynamik in eine gute Form zu bringen. Bestehende Impulse und Energien sollten genutzt werden, doch ebenso werden gemeinsam Strategien erarbeitet, um einen guten Mittelweg zu finden. Der Weg von der Unruhe, also der geistigen Verwirrung und der körperlichen Anspannung, zur ruhigen Klarheit benötigt oft eine individuelle Anpassung. Nicht jeder kann sich ohne Weiteres hinsetzen und zur Ruhe kommen. Deshalb erlernen angehende BPT-Therapeuten in der Ausbildung etliche achtsame Körper/Geist-Übungen. Es handelt sich dabei um sanfte Übungen, bei denen vorsichtig körperliche Spannungen und Dehnungen erzeugt werden und parallel dazu eine bewusste Atmung angeregt wird, um damit *Entspannung in der Anspannung* kennenzulernen. Weiter unten zeige ich Ihnen ein paar Beispiele für diese achtsamen Körper/Geist-Übungen.

Die Erfahrung zeigt immer wieder, dass die Einbindung unseres Körpers in das Geistestraining die besten Ergebnisse hervorzubringen vermag. Das kann auch bedeuten, dass vor einer Ruheübung oder Meditation zuerst eine körperliche Achtsamkeitsübung durchgeführt wird. Zudem lassen sich mit der Kombination aus körperlichen und geistigen Übungen wunderbar wichtige Botschaften vertiefter vermitteln. Beispielsweise vermitteln wir dadurch den eben erwähnten Leitsatz: *Entspannung in der Anspannung.* Das ist ein Weg, der es uns ermöglicht, auch in angespannten Situationen ruhig und klar zu bleiben. Weil das aber nicht als simpler Vorsatz funktioniert, helfen achtsame Körper/Geist-Übungen dabei.

Übungen zur Entspannung in der Anspannung

Generell verhilft unser Körper uns zu einem intensiven Zugang zu dieser Thematik. Das funktioniert deshalb so gut, weil unser Körper bereits die Fähigkeit besitzt, gleichzeitig entspannt und angespannt zu sein. Die folgende Abbildung 34 zeigt Ihnen das recht anschaulich anhand einer auf dem Boden sitzenden Person mit gekreuzten Beinen.

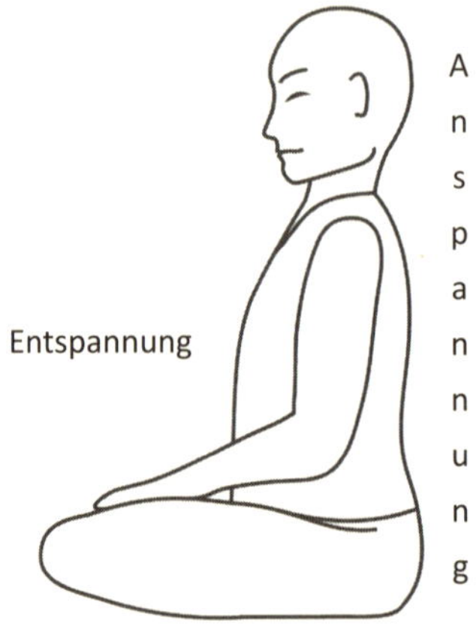

Abb. 34

Die dargestellte Person sitzt aufrecht, weil die Rückenmuskulatur adäquat *angespannt* ist. *Gleichzeitig* ist die Bauchmuskulatur adäquat *entspannt,* sodass diese Person entspannt tief bis in den Bauch atmen kann.

Für diesen Vorgang benötigen Sie gar kein besonderes Training. Das können Sie selbst jetzt überprüfen, wenn Sie entweder sitzen oder stehen. Richten Sie sich etwas auf und legen Sie dann eine Hand auf Ihren unteren Rücken. Sie werden dort angespannte lange Muskelstränge spüren, die parallel zu Ihrer Wirbelsäule verlaufen. Nun können Sie eine Hand auf Ihren Bauch legen. Atmen Sie tief und ruhig ein, sodass sich Ihre Hand nach vorne bewegt. Sie werden bestimmt einen relativ entspannten Bauch spüren. Ihr Körper ist jetzt also gleichzeitig hinten etwas angespannt und vorne etwas entspannt.

Ich zeige ihnen nun zwei sehr leichte Körper/Geist-Übungen, die ebenfalls die zugrunde liegende Botschaft übermitteln.

Das Zitronengesicht

Spannen Sie nun alle Gesichtsmuskeln an. Stellen Sie sich vor, Sie beißen in eine saure Zitrone. Alle Gesichtsmuskeln sind angespannt, insbesondere die Mundmuskeln, die Wangenmuskeln, die Nasenmuskeln, die Augenmuskeln und die Stirnmuskeln.

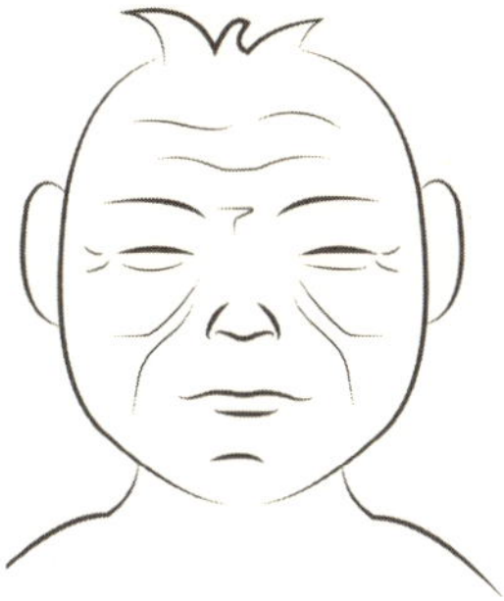

Abb. 35

Halten Sie die Spannung eine Weile aufrecht. Achten Sie dabei auf die zwei folgenden Aspekte:

1. Was passiert mit Ihrer *Atmung,* wenn Sie sich anspannen? Wahrscheinlich verändert sich diese. Kehren Sie also bitte wieder zu einer sanften ruhigen Atmung zurück.
2. Wiederholen Sie dabei immer wieder mit Ihrer inneren Stimme das Übungs-Mantra: *Entspannung in der Anspannung.*

Abschließend entspannen Sie Ihre Gesichtsmuskeln und spüren dem Unterschied nach.

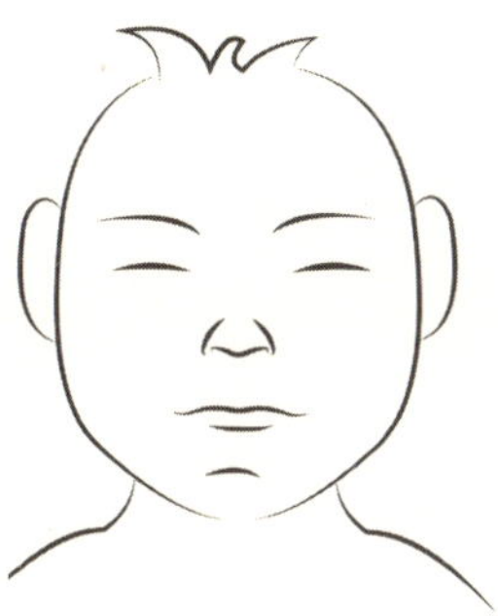

Abb. 36

Nun folgt noch eine andere achtsame Körper/Geist-Übung mit demselben Hintergrund.

Beide Schultern sanft zu den Ohren ziehen

Für diese Übung ziehen Sie bitte beide Schultern *sanft* zu den Ohren und spüren dabei die auftretenden Spannungen. Wir betreiben hier keinen Sport, es sind alles Selbstwahrnehmungsübungen.

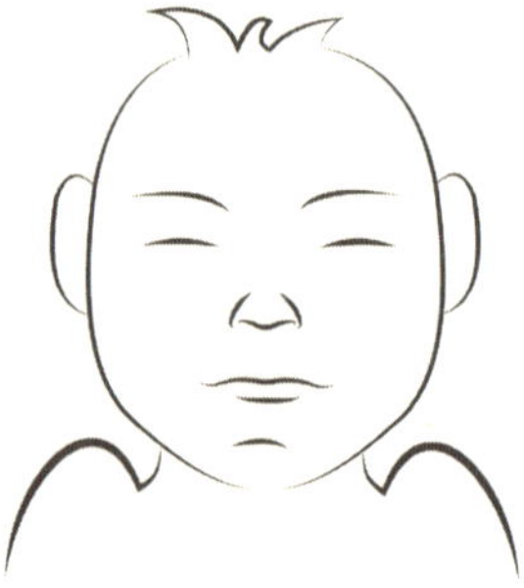

Abb. 37

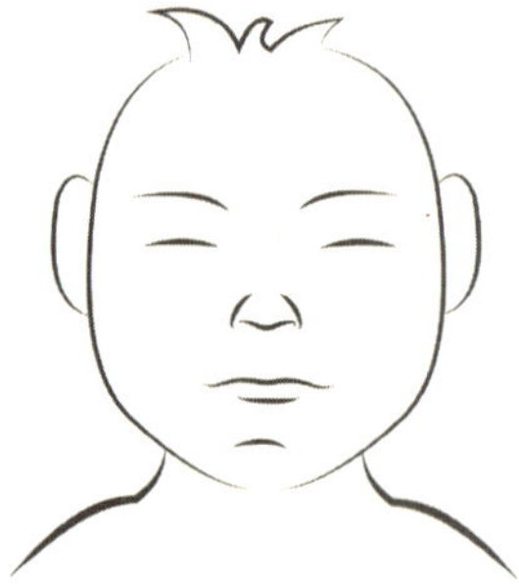

Abb. 38

Erinnern Sie sich an die beiden Dinge, auf die es bei diesen Übungen zu achten gilt:

1. Die Atmung sollte bewusst und sanft fließen.
2. Sie sagen sich selbst dabei immer wieder: *Entspannung in der Anspannung.*

Die Atmung hilft Ihnen dabei, die Entspannung wahrzunehmen, und das Mantra *Entspannung in der Anspannung* wird durch die Körperempfindung von Entspannung und Anspannug immer tiefer verinnerlicht.

Abschließend entspannen Sie Ihre Schultermuskeln und spüren den Unterschied.

Dieses ganz normale Phänomen der Entspannung trotz Anspannung werden wir noch durch weitere Übungen und weitere Übungsvarianten vertiefen und dann in der Bearbeitung auf den Alltag übertragen. Wo gibt es angespannte Situationen? Kommen sie immer von außen oder schaffen Sie diese auch selbst? Wo spannt sich Ihr Körper dann genau an? Wie fühlt sich das an? Und wie reagiert Ihr Geist darauf?

Nun gehen wir solche Situationen im Detail einmal durch und erproben den neuen Weg: *Entspannung in der Anspannung.*

Ich möchte jetzt damit fortfahren, ein paar der zentralen buddhistischen Begriffe im Hinblick auf deren praktische Umsetzbarkeit zu verdeutlichen.

Die Anwendbarkeit der Wesensmerkmale: Leerheit, Ichlosigkeit, Diskontinuität, Interdependenz

Diese Begriffe wirken auf den ersten Blick vielleicht etwas kompliziert und schöngeistig. Ich möchte jedoch gerne den Versuch unternehmen zu zeigen, wie sie in der BPT zum Beratungsalltag gehören und wie einfach wir sie nutzbar machen können. Hinter diesen Begriffen stehen nämlich sehr kraftvolle Wirkmechanismen, es sind tatsächlich wirkende Kräfte der Natur. Die BPT-Behandlung möchte uns Wege anbieten, wie wir diese Kräfte für uns arbeiten lassen können. Dafür gibt es einen wichtigen Leitsatz: *Alle Wesensmerkmale der Natur sollen wieder frei wirksam werden.* Das impliziert, dass wir diese Wesensmerkmale oft unterdrücken, uns gegen sie regelrecht wehren und auf diese Weise Blockaden aufbauen, die einerseits viel Energie kosten und andererseits mittel- und langfristig zu erheblichen Problemen führen.

Natürlich ließe sich über jedes dieser Wesensmerkmale eine ganze Buchreihe verfassen. Sehen Sie es mir daher bitte nach, wenn ich jeweils nur einige Bereiche herausgreife und mich auf die Anwendbarkeit konzentriere.

Das Wesensmerkmal Leerheit

In der buddhistischen Lehre wird auf einer ersten Stufe, die als *das erste Ingangsetzen oder Drehen des Rades der Lehre* bezeichnet wird, das Thema Leiden vertieft. Was bedeutet Leiden? Wie entsteht es? Können wir es beenden? Wie können wir es beenden? Hiermit sind natürlich die Vier Edlen Wahrheiten gemeint, mit denen alles seinen Anfang nahm. Sie gehören zu den ersten Erkenntnissen Buddhas.

Auf der zweiten Stufe, dem *zweiten Ingangsetzen oder Drehen des Rades der Lehre,* wird unser Wissen vertieft und um einige weitere Aspekte ergänzt, bis wir uns beim *dritten Ingangsetzen oder Drehen des Rades der Lehre* vorwiegend mit dem Thema Leerheit befassen.

Wer die Leerheit verinnerlicht und verwirklicht hat, so heißt es in den buddhistischen Lehren, entwickelt in sich vollkommene Weisheit, die dann unsere Unwissenheit und die leidvollen Auswirkungen derselben aufzulösen vermag. Wer die Leerheit verstehen, verinnerlichen und umsetzen kann, wird gleichzeitig damit erfahren, dass in sein Leben sehr viel Frieden und Gelassenheit einkehren werden.

Zuerst einmal müssen wir uns von den Assoziationen lösen, die der Begriff „Leerheit“ wahrscheinlich in uns auslöst. Der entsprechende Begriff in Sanskrit lautet *Shunyata,* und das, was darunter verstanden wird, wurde dann leider als „Leerheit“ übersetzt. Ich sage deshalb „leider“, weil Leerheit im deutschen Sprachgebrauch Assoziationen weckt, die hier eigentlich gar nicht gemeint sind; denn schließlich geht es nicht um die Leere im Sinne eines „Vakuums“, sondern um ein Fehlen von bestimmten Eigenschaften. Das möchte ich Ihnen näher erläutern

Wenn Sie ein Glas Wasser vor sich haben und hören, dass dieses Glas mit Wasser eigentlich leer sei, bemerken Sie intuitiv einen Widerspruch. Das Glas ist nicht leer, sondern mit Wasser gefüllt.

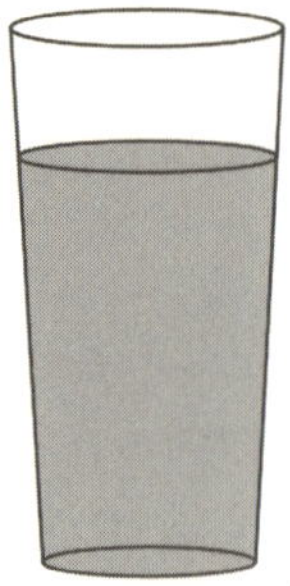

Abb. 39

Um das Rätsel zu lösen, ist es sehr hilfreich, immer danach Ausschau zu halten, *wovon* das Glas leer sein soll. Das Glas ist leer, aber in Bezug auf was ist es leer? Damit kommen wir der Sache schon näher. Das Glas ist nicht in Bezug auf Wasser leer, doch es ist leer in Bezug auf ein spezielles Element, das ein Wasserglas zum Wasserglas macht. Es gibt keinen Wasserglas-Kern, kein ursprüngliches Kernstück. Stattdessen bestehen alle Objekte, auch ein Wasserglas, aus sehr vielen Einzelbestandteilen, doch kein einziges von ihnen bildet den Kern des Wasserglases. Das Wasserglas ist also leer in Bezug auf einen ursprünglichen Kern, der es zu etwas unabhängig Existierendem machen würde.

Wir können das an einem weiteren Beispiel verdeutlichen.

Auch eine Blume ist leer, das Wesen der Blumen ist Leerheit, denn sie bestehen aus vielen einzelnen Bestandteilen. Jeder einzelne dieser Bausteine macht jedoch noch keine Blume aus. Der Blütenkelch ist keine Blume, der Stängel ist keine Blume, ein Blatt ist keine Blume und ein Blütenblatt ist auch keine Blume.

Abb. 39

Die Blume besteht aus vielen einzelnen Bausteinen, die sich jeweils immer weiter verkleinern lassen. Nirgendwo ist aber der Kern der Blume zu finden. Jetzt könnten Sie vielleicht meinen, dass ein Samenkorn der ursprüngliche Kern der Blume sei; doch auch diesen können Sie endlos weiter zerkleinern, zerlegen und in seine Bestandteile aufgliedern. Das können Sie so weit treiben, bis Sie bei den Molekülen und Atomen ankommen. Es gibt keinen Kern. Alles ist zusammengesetzt.

Alle Objekte und auch alle nicht-stofflichen Objekte, wie zum Beispiel Ideen, Empfindungen und Meinungen, sind in ihrem Wesen leer. Sie sind nur zeitweise zusammengesetzt. Es gibt keinen festen Kern, der etwas begründet. Wenn wir irgendeinen beliebigen Aspekt aufgreifen, können wir ihn immer weiter zerlegen. *Leerheit bedeutet also so viel wie „ohne festen Kern", oder „alles besteht aus Bausteinen, die miteinander verbunden und deshalb voneinander abhängig sind", oder „alles ist zusammengesetzt", „alles ist wie ein Puzzle".*

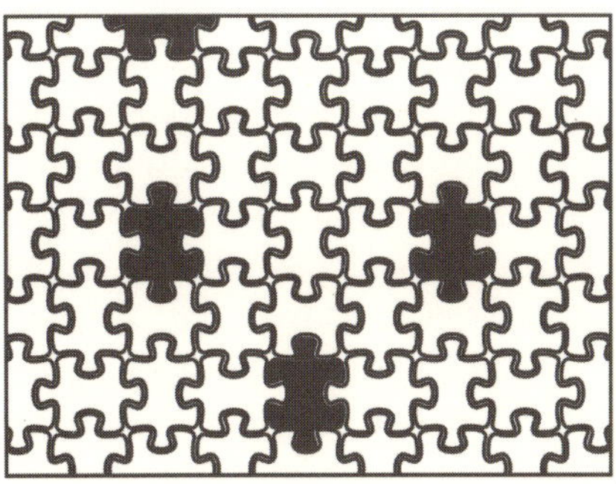

Abb. 40

Insbesondere der letzte Definitionsversuch ist sehr eingängig und wird oft als verständlich bezeichnet: *Leerheit ist wie ein Puzzle und deshalb ist alles wie ein Puzzle.*

Alle Objekte unserer Welt sind also leer von einer eigenen Natur. Alle festen und alle gedanklichen Objekte funktionieren wie ein Puzzle. Auch Ihr Körper ist gewissermaßen ein Puzzle, er ist zusammengesetzt aus sehr vielen einzelnen Puzzleteilen. Sie werden keinen ursprünglichen festen Kern in Ihrem Körper finden.

In dieser Analogie ist eine BPT-Übung enthalten: Das, was Sie wahrnehmen, versuchen Sie nun als etwas wahrzunehmen: Ihre Angehörigen, Freunde und Kollegen, Ihr Auto und Ihr Fahrrad, Ihren Körper, aber ebenso auch Ihre Meinungen, Ideen, Empfindungen, Emotionen, Wünsche und Gedanken sind nur komplexe Puzzlebilder.

Nehmen Sie wahr, wie viel Energie Sie aufwenden, damit manche Puzzles überdauern können. Vielleicht können Sie auch mit der Idee spielen, dass Sie einigen Puzzles diese Energie entziehen. Wenn Sie zum Beispiel verärgert sind, dann erkennen Sie Ihr Ärger-Puzzle und lassen dann die Einzelteile vergehen.

Wie das genau funktioniert, möchte ich Ihnen im Folgenden beschreiben. Für diesen wichtigen Vorgang möchte ich gerne das Wesensmerkmal *Leerheit* mit der Technik und inneren Struktur der *Achtsamkeit* (ASST) kombinieren.

Leerheit, Achtsamkeit und Alltag

Wir erleben unheilsame Empfindungen, wie zum Beispiel Wut, Angst, Trauer oder Schmerz, oft als schweren Klotz, wie ein inneres Feuer oder einen großen Druck. Es scheint sich um eine übermächtige Einheit zu handeln, etwas, das wir als groß und überwältigend erleben. So erfahren es auch viele Klienten, die in die BPT-Behandlung kommen und von lange anhaltenden Problemen berichten. Beispielsweise berichtet Herr Maier davon, dass er schon 20 Jahre unter chronischen Schmerzen leide, er trinke seit seinem 15. Lebensjahr immer wieder größere Mengen Alkohol, habe seit 25 Jahren eine schwierige Ehe und seine Depression sei wie eine schwere Last, die er auch schon seit mindestens 10 Jahren mit sich herumschleppe.

Wie kann die BPT hier mit den Mitteln der Achtsamkeit und Leerheit helfen?

Zuerst einmal dienen diese beiden Themen den BPT-Therapeuten. Zudem helfen sie dem Verständnis von Herrn Maier und liefern dann auch konkrete Techniken für die Behandlung. Die schweren und seit langem bestehenden Symptome von Herrn Maier können wir wie einen schweren Klotz empfinden, den er durch das Leben mitschleppt.

Die folgende Abbildung 42 möchte die Last symbolisieren, die wir und jeder andere Mensch auch durchs Leben schleppen. Mit solchen Problemklötzen, die mit Wut, Angst, Trauer, Schmerz, Sucht oder anderen Lasten gefüllt sein können, müssen wir alle irgendwie leben. Nur die Strategien für den Umgang damit sehen individuell etwas anders aus. Während einige versuchen, solche Klötze unter den Teppich zu kehren, tragen andere sie sichtbar vor sich her. Einige mühen sich sehr damit ab, andere versuchen, diese Last zu ignorieren oder sie mit Alkohol zu verdrängen. Unsere etwas schlaueren Mitmenschen suchen sich „Klotzspezialisten"; das sind diejenigen Menschen, die in die Beratung und Therapie kommen. Die Klötze sind immer gleich, nur tragen sie individuell verschiedene Etiketten. Bei einigen Klötzen steht Depression, bei anderen Sucht, Wut oder Schmerz drauf.

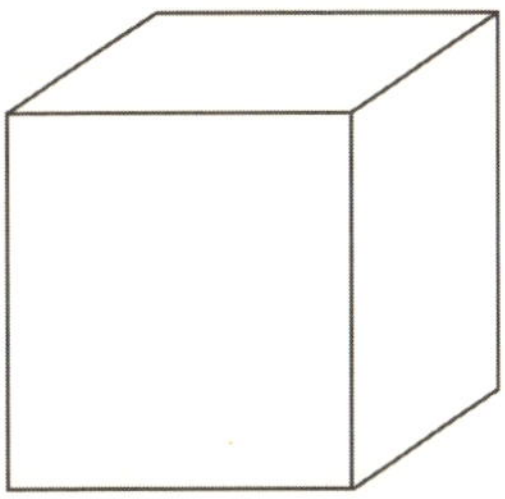

Abb. 42

Die jeweiligen Klotzempfindungen scheinen fest und endgültig zu sein. So ist es scheinbar auch bei dem eben erwähnten Herrn Maier. Wenn wir uns dem nun mit Achtsamkeit und dem Verständnis der Leerheit nähern, dann können wir erkennen, dass Empfindungen wie Wut, Angst, Trauer, Schmerz etc. ihrem Wesen nach leer sind, denn sie bestehen aus zusammengesetzten Bausteinen. Hier möchte ich eine Kombination vorstellen, die aus dem Konzept der Achtsamen Selbststeuerung (ASST) stammt. Sie zeigt Ihnen, wie Leerheit mit Achtsamkeit verknüpft ist. Die Achtsamkeitsstrategie fragt immer zuerst nach den drei Ebenen *Körper, Emotionen* und *Geist.* Daher bestehen auch alle Empfindungen aus diesen drei Bereichen. Auch der Leidensklotz von Herrn Maier, der unter anderem aus Trauer, Süchten und Schmerz besteht, setzt sich aus nur drei Bestandteilen zusammen.

Die folgende Abbildung 43 zeigt uns diese drei Ebenen: Seine Trauer, seine Süchte und Schmerzen bestehen aus körperlichen (K), emotionalen (E) und gedanklichen (G) Reaktionen.

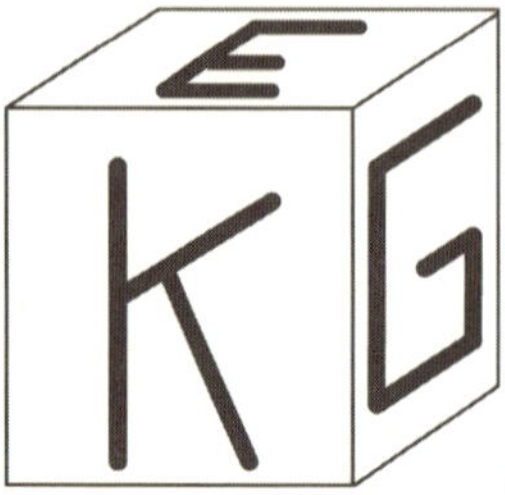

Abb. 43

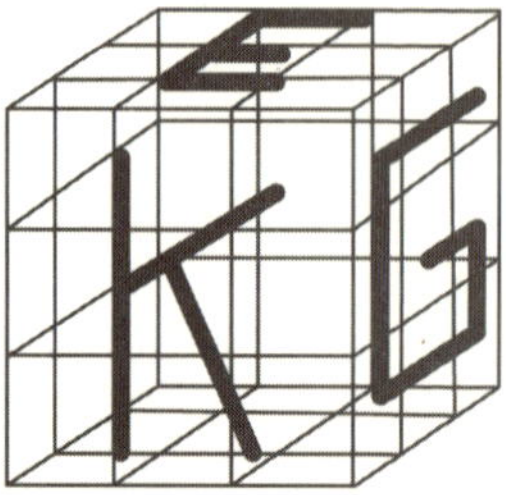

Abb. 44

Jede dieser drei Ebenen besteht wiederum aus weiteren Unterteilungen, wie wir in Abbildung 44 sehen können. Es gibt beispielsweise körperliche Aspekte (K) der Depression, doch natürlich auch emotionale und gedankliche. Die körperlichen Aspekte der Depression, wie zum Beispiel Tränen, geringe Muskelspannung, geringe aktivierende Neurotransmitter, setzen sich wiederum aus vielen weiteren Bausteinen zusammen, die sich immer weiter verkleinern lassen, bis zur Molekular- und Atomebene. Auch diese bestehen wiederum aus vielen weiteren Bestandteilen.

Auch die emotionalen (E) Aspekte der Depression sind vielschichtige Puzzles. Wir finden traurige und deprimierende Emotionen. Traurige Emotionen bilden sich aus kleineren Anteilen, die zum Beispiel durch Hilflosigkeit, Frustration und Enttäuschung miteinander verbunden sind. Jedes dieser Elemente kann auch weiter in seine Einzelteile zerlegt werden.

Auch die gedanklichen (G) Anteile der Depression werden hier deutlich. Es sind Gedanken, die depressives Verhalten unterstützen und auch kommentieren. Dahinter stecken weitere Gedanken über sich selbst und hinter diesen wiederum Anteile, aus denen sich solche Gedanken bilden.

Zudem existieren natürlich auch komplexe Vernetzungen auf allen drei Ebenen. Auf einer groben Ebene reagieren wir emotional und gedanklich auf körperliche Symptome und umgekehrt. In den tieferen Schichten der Emotionsbausteine treten zum Beispiel Hilflosigkeit und Frustration auch mit körperlichen und gedanklichen Reaktionen in Wechselwirkung.

Jedes der von Herrn Maier genannten Probleme besitzt diese Struktur. Wir könnten uns also vorstellen, dass Herr Maier solch einen Trauerwürfel, einen Suchtwürfel und einen Schmerzwürfel mit in die Behandlung bringt. Sicherlich können wir dann noch vermuten, dass auch diese Problemwürfel nur eine bestimmte Ebene symbolisieren, dass sie vermutlich auch auf einer höheren Ebene vernetzt sind und Anteile eines größeren Ganzen bilden. Aber dieses größere Ganze ist eben kein einheitlicher fester Felsbrocken, sondern nur ein Puzzle.

Wie bereits erwähnt, ist alles eine Vernetzung aus einzelnen Bausteinen. Welcher Kleber hält aber diese Einzelteile zusammen?

Zum Teil finden Bausteine für eine Weile automatisch zusammen. Natürlich entstehen derartige Zusammenhänge auf allen Ebenen. So werden zum Beispiel bestimmte aktivierende Neurotransmitter immer zu einer Stimulation im vegetativen Nervensystem sorgen; das wiederum führt zu weiteren Symptomen, auf die dann emotionale und gedankliche Reaktionen folgen. Solche Ketten sind jedoch keine Endlosschleifen. Für deren Aktivierung werden elektrochemische neuronale Energiemuster benötigt, die es aber nicht unerschöpflich gibt. An dieser Stelle kommt dann unser eigenes Denken und Handeln ins Spiel. Wenn irgendwelche eigenen Reaktionen wahrgenommen werden, fangen wir an, uns damit zu beschäftigen und uns auch damit zu identifizieren. Unsere Gedanken und Emotionen funktionieren oft wie Öl, das wir ins Feuer vorhandener Symptome gießen.

Schauen wir uns nun an, was passiert, wenn wir diese Bausteine nicht mehr zusammenhalten.

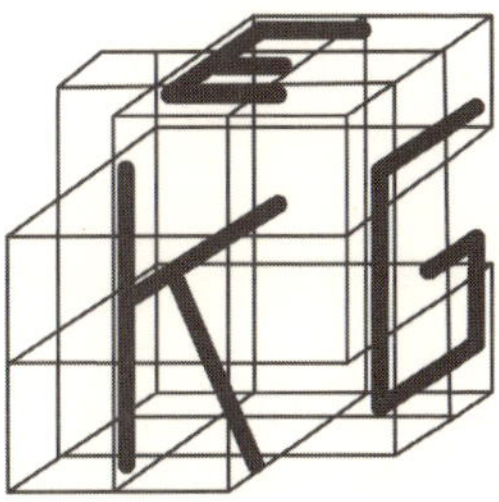

Abb. 45

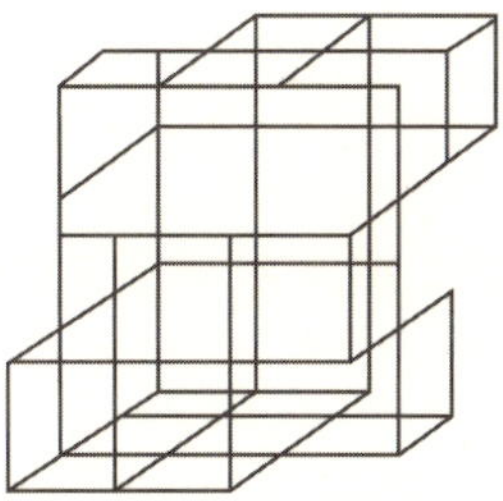

Abb. 46

Ohne ständige Zuwendung zerfällt in unserer Welt alles, auch unsere Empfindungen. Wir werden uns das noch einmal bei dem Wesensmerkmal Diskontinuität (siehe Seite 160f.) anschauen, denn interessanterweise stehen auch Leerheit und Diskontinuität, also der stetige Wandel, in einem direkten Zusammenhang.

Das Training der Achtsamen Selbststeuerung ASST ermöglicht es den Klienten, ihre körperlichen, emotionalen und gedanklichen Impulse immer mehr zu vermindern. Sie finden einen Weg in die Stille. Es ist eine konkrete Technik, die jeder in wenigen Wochen erlernen kann. Auf diesem Weg kann dann jeder selbst wahrnehmen, wie unheilsame innere Empfindungen sich sukzessive auflösen.

Die folgenden Abbildungen 47 und 48 zeigen den Zerfall einer vormals scheinbar festen Empfindung.

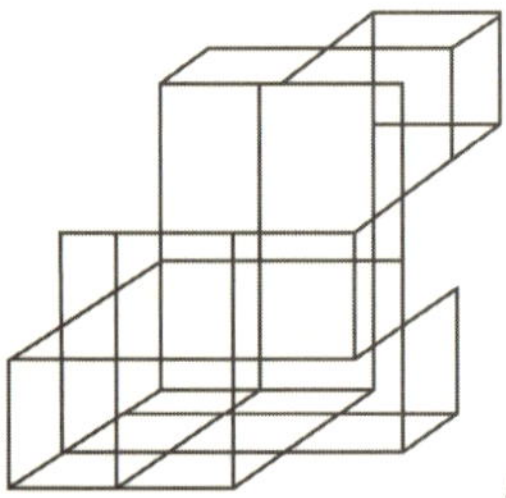

Abb. 47

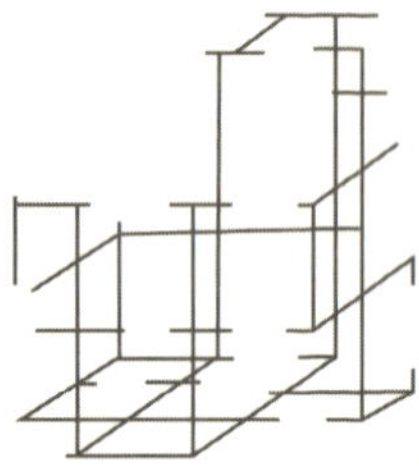

Abb. 48

Was hier abgebildet ist, könnte aus dem Würfelklotz Ihrer unheilsamen Empfindungen werden, wenn Sie lernen, Ihre körperlichen, emotionalen und gedanklichen Impulse selbst und eigenverantwortlich zu steuern. Fühlen Sie sich zu einem Selbstexperiment eingeladen. Üben Sie eine Weile die ASST, und wenn Sie sich dann das nächste Mal aufregen, nehmen Sie zuerst Ihren „Problemwürfel" mit den körperlichen, emotionalen und gedanklichen Reaktionen wahr. Stellen Sie sich das gerne bildhaft wie die nächste Abbildung 49 links vor. Dann beginnen Sie damit, die drei Ebenen Ihrer Empfindungen abzumildern, und betrachten damit den Zerfall Ihrer problematischen Empfindungen wie in der Abbildung 50 rechts.

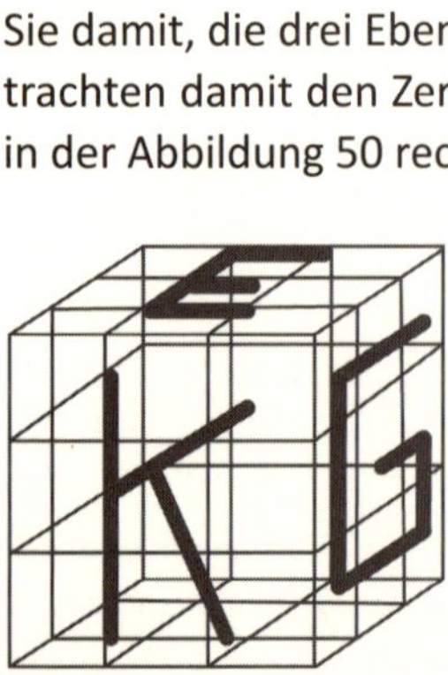

Abb. 49

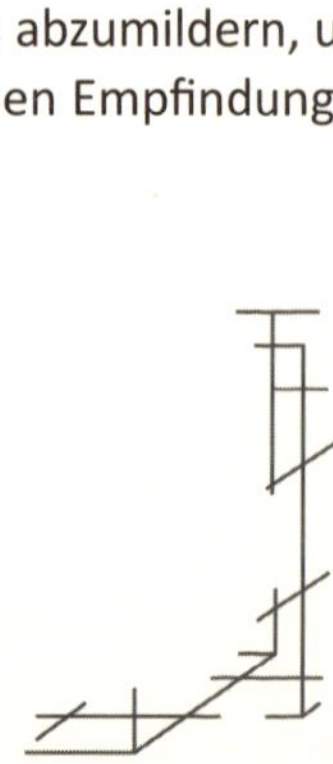

Abb. 50

Natürlich lösen sich dadurch keine Probleme auf, die in Ihrem Umfeld bestehen, sondern Ihre inneren Verkettungen. Nun haben Sie deutlich mehr Energie zur Verfügung, um aktiv werden zu können.

Vielleicht versuchen Sie einmal, Ihre Umwelt als leer zu betrachten, oder Sie versuchen, dieses Wissen auf sich selbst anzuwenden, indem Sie die nächste unheilsame Emotion als leer erkennen. *Verwechseln Sie aber bitte nicht Leerheit mit Bedeutungslosigkeit.* Eben weil alles nur zusammengesetzt ist, hat es einen instabilen Charakter und wird früher oder später auseinanderfallen und vergehen. Das erzeugt einen hohen aktuellen Wert. Es ist also nicht bedeutungslos, sondern im Gegenteil bedeutungsvoll. Weil alles vergänglich ist, ist es dadurch auch kostbar.

Das Verständnis von Leerheit führt also keineswegs dazu, dass wir Beschwerden nicht mehr ernst nehmen. Die BPT geht hier jedoch anders vor als viele andere Therapierichtungen. Wir möchten die „Problemwürfel“ nicht durch weitere biografische Zusammenhänge festigen. Wir möchten auch nicht, dass sich Klienten mit ihren „Problemwürfeln“ identifizieren. Die Herangehensweise erfolgt auch deshalb sehr behutsam, weil theoretisch jede weitere Bearbeitung den Würfel noch mehr festigen könnte. Der Schwerpunkt liegt also im Verständnis des instabilen Charakters solcher unheilvollen Gebilde und nicht so sehr in den ursächlichen Interpretationen und biografischen Erklärungsversuchen. Es soll auch nichts wegtrainiert werden, auch sollen keine fehlerhaften Gedanken oder destruktiven Kognitionen isoliert und eliminiert werden.

Leerheit und Befreiung

Die Auseinandersetzung mit dem Phänomen der Leerheit hat im buddhistischen Geistestraining einen besonderen Stellenwert. Wie bereits erwähnt, wird der Ursprung der Lehre als „Erstes Ingangsetzen oder Drehen des Rades der Lehre“ bezeichnet. Inhaltlich basiert dieser erste Zugang auf der Auseinandersetzung mit dem Phänomen des menschlichen Leidens. Im Verlauf dieser Auseinandersetzung kann als innerer Vorgang das „Zweite Ingangsetzen des Rades der Lehre“ entstehen. Die Vertiefung der Auseinandersetzung, vor allem mit der Dritten Edlen Wahrheit als Verdeutlichung unserer Chance auf Befreiung, begünstigt die Kultivierung von Weisheit. Auf diesem Weg eröffnen sich immer klarere Einsichten in die wahre Natur der Dinge, insbesondere des menschlichen Funktionierens. Darauf folgt das „Dritte Ingangsetzen des Rades der Lehre", in dessen Zentrum das vertiefte Verstehen der Leerheit steht.

Wenn wir den fragmentarischen und daher instabilen Charakter unserer Welt und aller Dinge darin erkennen, reduziert sich der Grad unserer Unbewusstheit und viele Quellen des menschlichen Leidens lösen sich auf.

Leerheit als Hilfe für Behandler

Für BPT-Therapeuten ist das Verständnis der Leerheit sehr hilfreich, denn es hat die Macht, Probleme nicht mehr als „bleischwere" und solide Einheiten anzusehen, sondern als instabile Gebilde. Damit können wir auf der hilfreichen Ebene der Leichtigkeit, Kreativität und der Heilungschancen bleiben, ohne uns beispielsweise von Hilflosigkeits- oder Frustrationsempfindungen der Klienten schwächen zu lassen. Dieses Verständnis ist solide, klar und konstruktiv, weil es sich bei der Leerheit eben nicht um eine Philosophie, sondern um ein Wesensmerkmal der Natur, also ein Naturgesetz handelt.

Zudem liefert uns die Leerheit konkrete Interventionstechniken, sodass der unumgänglich wichtige Prozess der Selbsterfahrung angeleitet werden kann. Schließlich bekommen Klienten keinen Vortrag über Leerheit zu hören, sondern sie erhalten nach einer kurzen Erklärung zum „Puzzlecharakter" von Problemen konkrete Anleitungen zur Selbsterfahrung.

Unheilvolle Puzzles sollten nicht mehr zusammengehalten werden, sondern dürfen ihren natürlichen Verlauf in die Auflösung nehmen.

Die Auswirkung von Leerheit auf Klienten

Hierfür eignet sich die Kombination der Prinzipien Leerheit und Achtsamkeit. Das bedeutet am Beispiel einer schweren tiefen Depression, dass Klienten verstehen lernen und insbesondere auch erfahren sollen, dass selbst die schwerste Depression „nur" ein Puzzle ist. Wir können dieses zerteilen, indem wir mit Hilfe der Achtsamen Selbststeuerung ASST die Achtsamkeitsstruktur zuerst auf die *körperlichen* Anteile der Depression, dann auf die *emotionalen* und schließlich auf die *gedanklichen* Anteile der Depression anwenden. Dieses Zergliedern können wir dann immer weiter fortsetzen.

Für Klienten ist dieses Verständnis sehr hilfreich, denn es wird für jeden spürbar und wahrnehmbar, dass es sich mit einem instabilen

Problempuzzle leichter leben lässt als mit einer Depression, die sich bleischwer wie ein Felsen anfühlt.

Jedes noch so große Problem setzt sich stets aus vielen kleinen zusammen. Kleine „Gegner" sind immer besser als übergroße und übermächtige. Wir lernen einen klaren analytischen Blick auf die tiefen Strukturen zu werfen. Damit lernen wir, das Hier und Jetzt zu würdigen, ohne daran festzuhalten. Denn ein weiteres Wesensmerkmal ist mit dem eben dargestellten Phänomen der Leerheit tief verbunden: die Diskontinuität.

Das Wesensmerkmal Diskontinuität

Diskontinuität hört sich als Begriff etwas hochtrabend an, aber der damit verbundene Inhalt ist eigentlich nahezu trivial: Alles ist im Fluss, unterliegt dem stetigen Wandel, der Vergänglichkeit, der Veränderung. Das ist logisch und jeder wird dem wohl schnell zustimmen. An dieser Stelle driften Theorie und Praxis jedoch leider wieder auseinander, denn theoretisch ist es leicht nachzuvollziehen, doch die praktische Umsetzung ist eine echte Herausforderung. Dieses Prinzip zu verinnerlichen würde zum Beispiel bedeuten, dass wir nicht mehr so intensiv auf unseren Meinungen beharren oder an bestimmten Menschen festhalten, dass wir den Wandel akzeptieren. Sicherlich würden wir gerne den Wandel vom Schlechten zum Guten erleben. Es wäre doch schön, wenn das Problem sich auflösen würde. Aber da es sich nicht um ein spezielles, sondern um ein fundamentales Phänomen handelt, betrifft es eben nicht nur die Vergänglichkeit von Problemen, sondern von allem. Auch das Gute wird vergehen. Nichts bleibt.

Wollen wir die Dinge lieber erhalten oder verändern? Diese Thematik erinnert uns an die Dynamik der gesamten Natur. Alles ist im Fluss. Dennoch möchten wir uns an etwas festhalten können und beginnen zu klammern – fatalerweise sowohl am Positiven als auch am Negativen.

Wenn wir einen Schritt zurücktreten, können wir erkennen, dass wir alles, was uns gefällt, nicht festhalten können. Neu Gekauftes wird alt. Aktuelle Freuden vergehen.

Zudem bemerken wir, wie sehr wir uns mit schwierigen Dingen beschäftigen und sie dadurch aufrechterhalten. Der Streit am Morgen mit dem Kollegen ist längst vorbei, doch abends im Bett beschäftigen wir uns grübelnd und verärgert immer noch damit.

Neben diesen „konservierenden" Neigungen in uns, die uns zum Festhalten animieren, streben wir auf der anderen Seite nach stetigem Wachstum: Das Gehalt des nächsten Jobs, das nächste Auto soll nicht kleiner als das vorige sein. Auch generell soll die Wirtschaft nach Möglichkeit wachsen. Immer noch glauben viele „Vordenker“, dass wir nur überleben können, wenn wir wachsen – und das auf einem begrenzten Planeten.

Es gab überwältigend lange Zeitperioden in unserer Kulturgeschichte, in denen sich die Menschen an einer mehr oder weniger stillstehenden, von Gott gegebenen Ordnung orientierten. So wie es war, war es gut. Alles durfte so bleiben. Ein solches Empfinden liegt uns heute sehr fern. Jetzt erleben wir immer Gleiches oft als langweilig. Wir streben nach Veränderung, doch soll dabei nur eine positive Veränderung herauskommen.

Unser Verhältnis zu Wachstum, Veränderung, Wandel einerseits und Konsolidierung, Erhalt, Konservierung, Festhalten andererseits ist meistens sehr verworren. Deshalb ist es hilfreich, immer wieder einmal zur geistigen Ruhe und Klarheit zu kommen, um dann einen für uns passenden Mittleren Weg zu finden: einen Weg, auf dem wir uns mit einer gelassenen Grundhaltung für die Kultivierung und auch den Erhalt heilsamer Dinge engagieren, dabei aber auch die zugrunde liegende Natur des unaufhörlichen Wandels realisieren. Auf diese Weise können wir auch unheilsame Aspekte unseres Lebens schneller dem stetigen Wandel anheimgeben.

Das Thema Diskontinuität bietet sehr viele Zugangs- und Nutzungsmöglichkeit. Mit ausreichend stabilen Klienten visualisiere ich die eigene Vergänglichkeit. Ein guter Einstieg dafür ist die Lebensspanne. Die nachfolgende Abbildung 51 zeigt 80 Lebensjahre an. Auf dieser Skala zeichnen die Klienten nun eine Markierung ein, die ihrem aktuellen Alter entspricht.

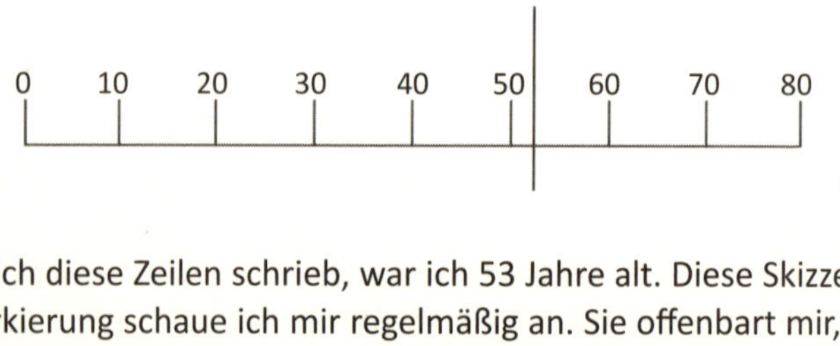

Abb. 51

Als ich diese Zeilen schrieb, war ich 53 Jahre alt. Diese Skizze mit der Markierung schaue ich mir regelmäßig an. Sie offenbart mir, und das möchte ich auch meinen Klienten vermitteln, wo ich gerade stehe beziehungsweise wo der betreffende Klient gerade steht. Auf diese Weise wird uns so unsere Endlichkeit vor Augen geführt. Natürlich liegt unser Fokus nicht auf der Vergangenheit. Es ist zwar manchmal sinnvoll, nach prägenden Mustern Ausschau zu halten, doch wir hüten uns vor der reinen Rückschau. Diese Abbildung zeigt uns doch, wie kurz unser Leben ist und wie wichtig deshalb die *Gegenwart.* Nicht die Vergangenheit, auch nicht die Zukunft – die Gegenwart ist wertvoll.

Das Thema Vergänglichkeit und Tod soll uns natürlich nicht die Sinnlosigkeit unserer Bemühungen zeigen, sondern den unendlichen Wert des Lebens, insbesondere dessen, was jetzt, in diesem Augenblick gerade ist. Damit erfahren wir die große Kostbarkeit des Augenblicks.

Wenn Sie aber Unbehagen oder sogar Angst bei dem Gedanken an Ihre Vergänglichkeit haben, dann eröffnen sich hier Chancen, wenn Sie sich diese Angst etwas genauer anschauen. Sie können vielleicht verstehen, dass diese Empfindungen, wie es im vorangegangenen Abschnitt über das Thema „Leerheit" dargestellt wurde, von ihrem wahren Wesen her leer, also nur zusammengesetzt sind und dass sie keinen Bestand haben. Sie können Ihr Unbehagen oder Ihre Angst nun rein körperlich betrachten, nehmen Sie dabei alle Körpersignale wahr. Erst danach prüfen Sie genau, welche Emotionen sich melden. Horchen Sie dann in sich hinein und nehmen auch Ihre diesbezüglichen Gedanken wahr. Auf diese Weise strukturieren Sie eine vorher nur diffuse Empfindung. Wenn Sie dann keine weitere Energie in das Empfinden hineinbringen und stattdessen vor allem körperlich zur Ruhe kommen, dann können Sie dem Verschwinden Ihres Unbehagens und Ihrer Angst zuschauen.

Nun können Sie, wenn Sie mögen, in der folgenden Abbildung 52 Ihr eigenes Alter mit einem vertikalen Strich in der Skala einzeichnen.

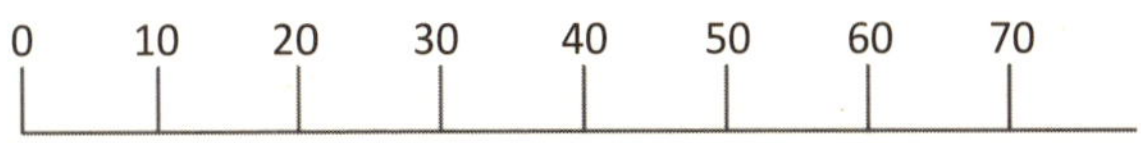

Abb. 52

Lassen Sie die Relationen gerne etwas auf sich einwirken. Schauen Sie auf den Platz links von Ihrem Strich und dann auf den Platz rechts von Ihrem Strich. Sie können diese Skala kopieren und an einen Ort legen, an dem Sie oft vorbeigehen.

Hoffentlich kann diese Übung dazu beitragen, dass Sie sich öfter darüber bewusst werden, dass Ihre Lebenszeit wie auch die Ihrer Liebsten endlich und daher sehr kostbar ist.

Dieser Aspekt zeigt uns eine sehr bedeutsame Variante des Phänomens der Vergänglichkeit. Wenn Diskontinuität ein Wesensmerkmal aller Dinge ist, warum leiden Menschen dann oftmals über Wochen, Monate und Jahre? Wenn auch die Natur eigentlich diskontinuierlich funktioniert, dann muss es wohl etwas mit uns selbst zu tun haben. Die Funktionsweisen unseres Ego liefern hier einige aufschlussreiche Anhaltspunkte.

Wenn wir etwas konservieren möchten, dann müssen wir dafür Energie aufwenden. Das trifft auf Objekte unserer Welt ebenso zu wie auf unsere eigenen Meinungen und Empfindungen. Welche Energie ist das aber, die wir selbst aufwenden, um etwas zu erhalten?

Sobald erste Empfindungen in uns entstehen, versucht unser Ego sofort, dazu passende Erfahrungen abzurufen und Gedanken zu bilden. Wenn wir zum Beispiel im Dunkeln einen fremden Menschen wahrnehmen, dann drängt sich schnell ein dominanter Egoanteil in den Vordergrund, zum Beispiel der innere Angsthase. Dann sucht dieser innere Angsthase in den Erinnerungen nach „passenden" Erfahrungen. Die Folge davon ist etwas, an das wir fest glauben. Wir sind eben ängstlich. Immer ist Angst da. Wir beginnen uns mit dieser Angst zu identifizieren, führen dem Thema Energie zu und starten auf diese Weise den Konservierungsprozess. Damit können wir das Wesensmerkmal der Diskontinuität für lange Zeit unterdrücken und erfahren Konstanz. Natürlich können wir uns auch bemühen, einen positiven Zustand aufrechtzuerhalten, doch auch das geht nicht ohne Anstrengung.

Eine andere Variante besteht in dem Versuch, für uns scheinbar Unheilvolles durch Verdrängung verschwinden zu lassen. Aversive Inhalte können wir vielleicht unterdrücken, aber nicht völlig aus dem Bewusstsein löschen. Manchmal können schmerzliche Erfahrungen innerlich sogar über Jahrzehnte verdrängt werden, doch ist Verdrängung kein Prozess, der etwas von innen nach außen drängt, also gewissermaßen heraus- und wegdrücken könnte. Vielmehr wird nur innerlich etwas zur Seite, aus dem Blickfeld gedrängt. Tatsächlich handelt es sich dabei aber um einen Akt des Festhaltens.

Das hat viele bedeutsame Konsequenzen. Eine davon besteht in der schon erwähnten Tatsache, dass wir für diesen Vorgang durchgehend Energie aufwenden müssen. Sie bemerken auch nicht, dass Sie Energie aufwenden müssen, um Ihren relativ schweren Kopf aufrecht zu halten, oder? Wenn Sie alle Hals- und Schultermuskeln erschlaffen lassen, würde Ihr Kopf wegkippen. Wir halten *unbewusst* die notwendige Spannung aufrecht. Solche Leistungen kosten aber Energie und wir versuchen täglich, sehr viele Dinge aufrechtzuerhalten, Konstanz zu erleben, und verbrauchen dafür viel Energie.

Es ist ein spannendes Projekt, uns die vielen Dinge unseres Lebens bewusst zu machen, die wir gerne festhalten, die wir bewahren und schützen möchten. Aber schützen wovor? Wir möchten sie vor dem Verfall und dem für uns damit verbundenen Verlust schützen.

Doch was können Sie tun, damit eine Blume nicht verblüht? Wir können sie nur töten und dann konservieren. Nichts lässt sich auf Dauer konservieren und Lebendiges schon gar nicht.

Was in Ihrem Leben konservieren Sie? Es ist eine wichtige Übung, sich das Ergebnis klarzumachen, wirklich bewusst zu machen.

Diskontinuität als Hilfe für Behandler

Dieses Wesensmerkmal der Natur kann wie ein mächtiger Co-Therapeut wirken. Wenn Probleme überdauern konnten, dann nur deshalb, weil die Funktionsweisen der Diskontinuität blockiert wurden. Irgendwo ist eine innere „Handbremse“, eine Art Blockade entstanden. Mit diesem Verständnis müssen wir eigentlich gar keine Probleme lösen, sondern lediglich dazu beitragen, dass sich Blockaden wieder lösen. Diskontinuität führt also dazu, dass sich Probleme und Beschwerden sozusagen von alleine verändern. Es gibt demnach eine heilsame Eigendynamik, die es wieder freizulegen gilt.

Sicherlich ist es hilfreich, dann die Entwicklungsrichtung günstig zu beeinflussen, denn es gibt zwar Veränderungen per Naturgesetz, aber diese führen nicht automatisch zu Verbesserungen. Wir sollten also heilsame „Bahnen“ anbieten, in denen die Veränderungen einen guten Verlauf nehmen können.

Das Verständnis von Diskontinuität ist solide, klar und konstruktiv, weil es sich eben nicht um eine Philosophie, sondern um ein Wesensmerkmal der Natur, also um ein Naturgesetz handelt. Dieses Verständnis kann für Behandler entlastend wirken, denn es gibt Kräfte, die in uns und um uns herum unterstützend wirken.

Die Auswirkung von Diskontinuität auf Klienten

Zuerst einmal ist es wichtig, dass Klienten sich als menschlich normal erleben. Sie haben nicht aus Dummheit oder weil sie Fehler machten, Blockaden aufgebaut. Blockaden, die sich hemmend auf das Verständnis von Diskontinuität auswirken, entstehen, weil wir als Menschen bestimmte Funktionsweisen haben. In uns arbeiten viele Selbstschutzmechanismen auf einem unbewussten Niveau und leider lernen wir so grundlegende Dinge wie Selbststeuerung nicht in der Schule.

Die Achtsame Selbststeuerung ist hier also ein Übungsweg, der zunächst in Richtung von Abmilderung geht. Die Klienten lernen die Abläufe und Zusammenhänge kennen. Dann folgen Techniken, die konkret zeigen, wie sie fließender mit Problemen umgehen und insbesondere, wie sie eine clevere Art des Loslassens lernen können. Normalerweise wird Loslassen immer mit Verlust assoziiert, sodass das Loslassen natürlich möglichst vermieden werden sollte – zumal Verlust ja auch immer mit Kontrollverlust einhergeht.

Auch die typischen Loslassübungen und -zeremonien verfügen nur selten über nachhaltige Effekte. Deshalb bietet die BPT hierfür eine vollkommen andere Herangehensweise an, bei der es nicht sofort um ein *Verhalten* des Loslassens geht, sondern zunächst einmal darum, eine loslassende und betrachtende Grundhaltung einzunehmen, also eine *Haltung* des Loslassens. Erst danach folgen andere Schritte zum weiteren Loslassen, denn mit einer loslassenden Grundhaltung können wir viel leichter tatsächlich und vollständig loslassen als mit einer angespannten Haltung. Auf diese Weise begünstigen wir die Prozesse der Diskontinuität.

Dieser Aspekt ist eng verbunden mit einem Weg zum Glück. Viele von uns meinen, dass Glück dann zu uns kommt oder dass wir uns glücklich fühlen, wenn wir unsere Bedürfnisse befriedigen können. Aber Sie kennen doch bestimmt auch die nur sehr kurze Dauer von Glück, die nach einer Befriedigung entsteht. Sie kaufen sich etwas Schönes und erleben beim Shopping vielleicht gute Gefühle, doch wie lange halten diese wohl an?

Wahres Glück und nachhaltiges Glücklichsein entstehen nicht durch Bedürfnisbefriedigung, sondern durch das Loslassen von Bedürfnissen.

Wenn wir erkennen können, dass Loslassen zu einem tiefen Frieden führt, werden wir damit weniger Probleme erleben. Das universelle Phänomen der Diskontinuität ist also eine Kraft, die in genau diese Richtung strömt. Diskontinuität wird folglich als ein natürlicher Fluss angesehen, der für uns nutzbar gemacht werden kann. Das führt zu leichteren Veränderungswegen. *Wir müssen uns für notwendige Veränderungen nicht immer anstrengen, manchmal reicht es auch, sich weniger anzustrengen.*

Ein weiteres Wesensmerkmal kann uns hier recht gute Dienste leisten: die Interdependenz.

Das Wesensmerkmal Interdependenz

Dieser Begriff bezeichnet die gegenseitige Verbundenheit und auch wechselseitige Abhängigkeit. Darin enthalten sind die vielfältigen Wechselwirkungen und Zusammenhänge in unserem Leben. Dieses Wesensmerkmal beschreibt einen weiteren Wesenszug der Natur: der Natur um uns herum und der Natur in uns. In der Wissenschaft bestehen immer Leitbilder, die uns verdeutlichen, wie unsere Welt funktioniert. Natürlich verändern sich diese Leitbilder in Abhängigkeit vom Stand der Wissenschaften. Seit vielen Jahrzehnten existiert nun schon das systemische Leitbild. Wir verstehen die Welt und deren Funktionsweise als systemisch verknüpft. Je mehr wir wissen und je tiefer unsere Einblicke in die Natur geworden sind, desto mehr hat sich eine Sichtweise durchgesetzt, die alle Dinge als miteinander verbunden erkennt. Das entspricht dem Verständnis, das seit vielen Jahrhunderten in den buddhistischen Lehren dargelegt wird.

Auf dieser Basis lässt sich sehr stark vereinfacht ein provokanter Satz formulieren:

In Verbindung zu sein ist natürlich, isoliert zu sein ist unnatürlich.

Führen Sie gerne einen Selbsttest durch: Sie erinnern sich bestimmt an unterschiedliche Lebensabschnitte. In einigen haben Sie sich vielleicht einsam und isoliert gefühlt, in anderen nicht. Überprüfen Sie doch selbst einmal, ob es stimmt, dass Sie in Zeiten, in denen Sie sich mit anderen und der Welt weniger verbunden fühlten, tatsächlich ein schmerzlicheres Lebensgefühl hatten.

Die Tatsache, dass wir verbunden sind, verdeutlicht unsere Gemeinschaft und auch unsere Ähnlichkeit. Dies möchte darauf verweisen, dass wir wie alle anderen Menschen auch funktionieren, was aber manchmal unserem Empfinden von Einzigartigkeit zu widersprechen scheint.

Natürlich sind Sie als Individuum einzigartig, doch diese Alleinstellung basiert meistens auf weniger bedeutenden und eher oberflächlichen Details. Grundlegend funktioniert Ihr Organismus genauso wie bei allen anderen Menschen auch, sogar wie bei fast allen anderen Lebewesen. Keines Ihrer Probleme ist einzigartig. Nichts von dem, was Sie beschäftigt, ist neu und tatsächlich individuell. Weil das so ist,

können wir uns leichtere Heilungswege suchen. Schließlich müssen wir das Rad nicht immer wieder neu erfinden.
Ja, es mag sein, dass jeder Mensch eine Insel ist, aber alle Inseln sind tatsächlich miteinander verbunden.

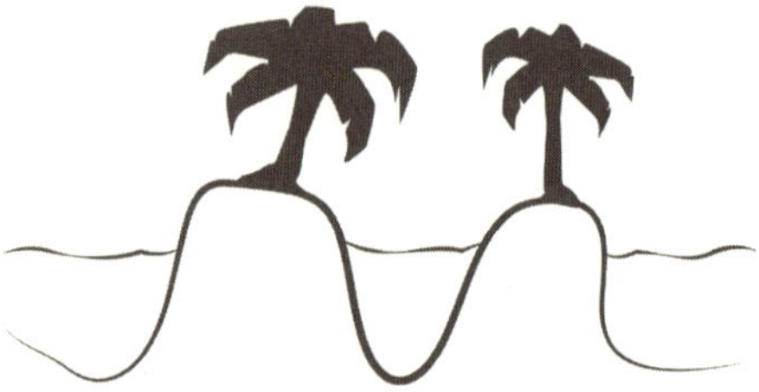

Abb. 53

Das Verbundenheitsgefühl der Klienten und damit auch deren Bindungserfahrung und Bindungsverhalten ist von großer Bedeutung. Lebt Herr Maier alleine? Schon lange? Wie lange hat seine längste Beziehung gedauert? Wie erlebt er Beziehungen? Wie sehen seine prägenden Bindungserfahrungen aus? Ist er ein geselliger Mensch oder ein Einzelgänger? Hat er jemand, dem er vertrauen kann? Wird das Alleinsein idealisiert? Gibt es eine Differenzierung zwischen Alleinsein und Einsamsein?

Oft stehen frühe Bindungserfahrungen in einem direkten Zusammenhang mit dem aktuellen Bindungserleben. Das spielt auch deshalb eine Rolle, weil diese Erfahrungen als innere Muster immer wieder im äußeren Umfeld reaktiviert werden. Wenn jemand frühe Verlusterfahrungen erlitten hat, lassen sich diese Spuren sehr oft im aktuellen Empfinden und Handeln wiederfinden. Eine traurige Realität, die diesen Sachverhalt beschreibt, wird von Therapeuten *projektive Identifikation* genannt. Dieses Phänomen beschreibt die menschliche Neigung, früh Erlittenes immer wieder neu zu inszenieren. So kann sich jemand mit Verlusterfahrungen zum Beispiel so „stachelig" verhalten, dass es immer wieder zu Wiederholungen des Verlassenwerdens kommt. Alternativ dazu werden erst gar keine tieferen Bindungen eingegangen. Das ist auch insofern relevant, als dass es sich ebenfalls in der therapeutischen Beziehung wiederholen wird.

Generell werden Bindungserfahrungen sich auch in unserem Steuerungsorgan wiederfinden. Wir sind soziale Wesen mit einem sogenannten sozialen Beziehungsorgan, unserem Gehirn. Sind äußere

Verbindungen brüchig, dann sind es auch die inneren. Interdependenz ist, wie schon erwähnt, ein Wesensmerkmal der gesamten Natur, entsprechend finden wir sie um uns herum und in uns.

In der folgenden Abbildung 54 sehen Sie ein Beispiel für eine von sehr vielen Darstellungsmöglichkeiten der Interdependenz. Wir sind als Menschen sehr davon abhängig, Zusammenhänge zu erkennen. Seit Jahrtausenden beobachten wir unsere Welt und achten darauf, welche Zeichen auf welche Wirkungen hindeuten. Leider sind wir oft jedoch kaum motiviert und auch nicht fähig, das große Ganze zu erfassen. Wenn wir eine simple A-zu-B-Verbindung erkannt haben, sind wir meistens schon glücklich. Dabei übersehen wir aber nicht selten, dass diese A-zu-B-Verbindung in ein komplexes System eingebunden ist, wie die nachfolgende Abbildung 54 illustriert.

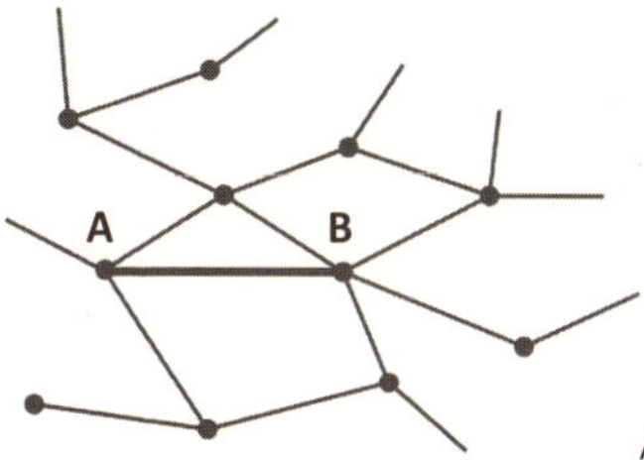

Abb. 54

Wenn wir eine funktionierende Verbindung erkannt haben, dann sind uns oft systemische Verknüpfungen, die damit einhergehen, nicht so wichtig – zumal wir die Langzeiteffekte oft nicht sofort spüren und es auch gar nicht immer mitbekommen wollen:

- Wenn wir (A) unseren Müll in den Wald kippen, dann ist es (B) bei uns zu Hause sauber.
- Wenn wir (A) Fleisch aus Massentierhaltung kaufen, dann (B) sparen wir Geld.
- Wenn wir (A) mit Atomkraftwerken Strom produzieren, dann müssen wir (B) keine Kohlekraftwerke betreiben.
- Wenn wir (A) andere dominieren, dann haben wir (B) oft beruflichen Erfolg.
- Wenn wir (A) viel Alkohol konsumieren, dann haben wir (B) einen lustigen Abend.

Unsere Welt ist voll von A-zu-B-Verbindungen, doch Abbildung 54 zeigt uns, dass es diese A-zu-B-Verbindungen eigentlich gar nicht in dieser Form gibt. Es ist immer nur ein Ausschnitt aus einer sehr komplexen, weil interdependenten Welt. Interdependenz ist ein Wesensmerkmal der Natur in uns und um uns herum.

Diese Abbildung zeigt uns also systemische Verbindungen in unserer Welt und sie zeigt uns viele solcher Verbindungen. Ich könnte zum Beispiel A sein und Sie B. Womöglich habe ich einen kleinen Einfluss. Doch mit Ihnen hört es ja nicht auf, denn Sie geben es direkt und indirekt weiter. Vielleicht gibt es im ersten Schritt nur minimale Veränderungen, aber jede weitere Station kann den Effekt vergrößern. Das nennt man auch *Schmetterlingseffekt.*

Wir sind alle sehr stark vernetzt in unserem Leben. Das betrifft natürlich nicht nur die äußeren Strukturen. Abbildung 54 vermag noch sehr viel mehr zu zeigen. Auch unser Gehirn, als Abbild unseres Lebens, weist eine solche verknüpfte Struktur auf; in dieser Abbildung könnten also auch Nervenverbindungen zu sehen sein. Diese und weitere Verknüpfungen durchziehen unseren gesamten Körper. Alles ist miteinander verbunden.

Wenn wir A etwas bewegen und nur B im Blick behalten, dann fliegen uns per Naturgesetz die multiplen Auswirkungen unseres unbedachten Handelns früher oder später um die Ohren. Schließlich ist auch B wieder der Impuls für weitere Auswirkungen im vernetzten System unseres Lebens. Dieses Wirkprinzip funktioniert auch bei scheinbar positiven Ambitionen. So könnten wir zum Beispiel folgende Idee entwickeln: Wir üben (A) die Meditation, damit wir (B) unser Leiden überwinden. Der Zusammenhang klingt logisch, aber die obige skizzenhafte Darstellung der Interdependenz zeigt uns deutlich, dass wir wieder nur die A-zu-B-Verbindung im Kopf hatten. Um wirklich nachhaltig heilsame Veränderungen zu erreichen, müssen wir komplexer denken und handeln. Schließlich kann unser sonstiges Verhalten als C einen Einfluss auf B haben, der alles zunichtemacht.

Aus diesen Erwägungen heraus entstand ein ganzheitliches „Art of Life Project“, das wir uns später noch anschauen werden.

Die Abbildung 54 der Interdependenz zeigt uns also ein reales Modell unserer Welt, in der wir leben. Dieses zeigt uns aber noch mehr, denn wir sind Teil dieser Welt. Das bedeutet, dass die Verknüpfungen, die wir in unserem Umfeld aufbauen, sich in unserem Gehirn spiegeln. Wenn unser Leben recht vernetzt ist, dann ist es auch unser Nervensystem; wir erleben uns dann aktiv und fühlen uns stimuliert. Wenn wir aber unsere Interessen herunterfahren und immer weniger aktiv werden, dann reduzieren sich sowohl in der Außenwelt als auch in der neuronalen Innenwelt die Verknüpfungen. Interdependenz ist also nicht nur um uns herum aktiv, sondern zeigt uns auch, dass wir ein untrennbarer Teil von allem sind, weshalb dieses Prinzip auch in uns wirkt.

Interdependenz als Hilfe für Behandler

Wir sind als BPT-Behandler – wie natürlich auch ganz allgemein – immer mit dem, was wir tun, und mit den Menschen verbunden. Eine der vielen Konsequenzen daraus bedeutet, dass wir nicht „drüberstehen". Wir tragen keine weißen Kittel, sondern bewegen uns auf Augenhöhe. Aufgrund dieser Basis vermitteln BPT-Behandler ihren Klienten, dass sie keine Sonderlinge sind, sondern sich menschlich verhalten. Wir sprechen auch von uns und über uns. Es geht um uns, es geht um ein Wir. Wir verhalten uns nach dem Prinzip: „Herr Maier, Sie reagieren vollkommen menschlich. Wir alle funktionieren auf diese Weise."

Diese Verbundenheit lässt uns verstehen, dass wir mit unserer ganzen Persönlichkeit Wirkungen erzeugen. Dazu gehört nicht nur der verbale Austausch von Informationen. Unser Gegenüber nimmt uns als Ganzes wahr. Deshalb geht es in der BPT auch nicht um die reine Technik, sondern um Menschen, die miteinander etwas Heilsames entwickeln möchten. Zudem vermittelt uns die Realität von Interdependenz viele vorhandene Möglichkeiten. Wir können uns darauf verlassen, dass wir etwas bewirken, weil wir miteinander verbunden sind. Natürlich bringt das nicht immer planbare und sofortige Ergebnisse hervor, aber es entstehen Wirkungen.

Aufgrund dieser Verbundenheit entwickelt sich immer wieder spontan Mitleid. Wir hören als Therapeuten oft schlimme Geschichten und diese erreichen uns ungefiltert durch die Interdependenz mit den Klienten. Mitleid erzeugt Mit- Leiden. Deshalb benötigen wir als Behandler einen bewussteren Umgang im Kontakt, der uns vor Mitleid schützt und dieses in *Mitgefühl* umwandelt. Mitleid entsteht spontan, um Mitgefühl müssen wir uns bemühen. Das werde ich später noch weiter ausführen.

Bei Mitgefühl handelt es sich nachweislich um eine ausgesprochen heilsame innere Qualität, mit der sich Behandler tagtäglich beschäftigen und die sie in sich kultivieren dürfen. Da eine Facette davon auch impliziert, einen Dienst für andere zu tun, für das Glück anderer aktiv zu sein, bedarf es eines möglichst stabilen Behandlers. Wenn wir für andere da sein möchten, benötigen wir ein gutes Gefühl für uns selbst. Das tut uns genauso gut wie allen anderen, mit denen wir vernetzt sind.

Das Verständnis von Interdependenz ist solide, klar und konstruktiv, weil es sich eben nicht um eine Philosophie, sondern um ein Wesensmerkmal der Natur, also ein Naturgesetz handelt.

Die Auswirkung von Interdependenz auf Klienten

Klienten werden gezielt an Selbsterfahrungen von Interdependenz herangeführt, sodass sie ihre wechselseitigen Verknüpfungen in ihren psychosomatischen und psychosozialen Bereichen wieder erleben können. Dadurch können sie psychosomatische Zusammenhänge in sich kennenlernen; sie erfahren sich als selbstwirksam und damit als eine Person, die etwas bewirkt.

Die Auswirkungen bleiben natürlich nicht auf das Individuum beschränkt. Bei einer ausreichend stabilen Persönlichkeit des Klienten können im weiteren Verlauf auch Verbundenheitsempfindungen durch die Abmilderung und auch kurzzeitige Auflösung von Egoimpulsen spürbar gemacht werden.

Selbst kleine Übungen sind mit unseren Vernetzungen verknüpft, sodass alles eine mehr oder weniger große Wirkung hervorbringt. Dabei ist es für Klienten wichtig, die verschiedenen eigenen Konsumgewohnheiten im Hinblick auf deren Qualität und Wirkung kritisch zu überprüfen. Dies dient dem Schutz vor Selbstsabotage. Schließlich verdeutlicht uns die Abbildung 54 von unserer Vernetzung, dass wir keine simple A-zu-B-Verbindung fördern können. Wenn wir mit anderen unheilsamen Gewohnheiten unser Üben wieder abschwächen, verlieren Klienten schnell die Zuversicht.

Das Bedürfnis nach Verbundenheit ist ein universell menschliches. Die Qualität unserer emotionalen Bindungen ist von zentraler Bedeutung für unsere psychische und physische Gesundheit. So streben wir alle nach Bindungen und Verbindungen, wir suchen nach etwas oder jemandem, mit dem wir uns verbunden fühlen können.

Das führt leider recht oft zu problematischen Ergebnissen, denn wir sind mit diesen Grundbedürfnissen alleingelassen. Daher suchen sehr viele von uns nach Verbundenheit beim Fußball, vor allem in der Fankurve. Alle tragen die gleiche Uniform, schreien das Gleiche, trinken das Gleiche, wollen das Gleiche. Hier scheint Verbundenheit in der Luft zu liegen. So etwas suchen auch viele im Rausch, beim Sex, bei Konzerten, in Partnerschaften und anderen Situationen. Leider ist das nur allzu oft eine Art von Verbundenheit, die auf unheilsamen Grundannahmen und Voraussetzungen basiert. Wir machen uns damit nur abhängig und erleben eine Verbundenheit *unterhalb* unserer Möglichkeiten.

Die BPT möchte andere Wege aufzeigen, die Ihnen ein solides Empfinden von Verbundenheit zugänglich machen: einer Verbundenheit, die wahrscheinlich *oberhalb* unserer aktuellen Verfassung liegt. Dahin gelangen wir nicht mit ein paar Flaschen Bier. Es bedarf im Gegenteil einer Selbstreinigung, damit wir wieder mit der in uns existierenden Natur in Kontakt treten können.

Es hat sich als überaus heilsam erwiesen, wenn wir Interdependenz möglichst regelmäßig und intensiv visualisieren. Dafür gibt es sehr vielfältige Möglichkeiten. Sie können sich zum Beispiel vorstellen, wie in Ihrem eigenen Körper alle Organe auf wunderbare Weise zusammenarbeiten. Stellen Sie sich das möglichst bildhaft und im Detail vor. Sie können sich für diesen unermüdlichen Dienst, der Ihnen das Leben schenkt, auch bedanken. Das wirkt vielleicht merkwürdig, doch mit solch einer Geste schenken Sie sich selbst positive Zuwendung. Die psychosomatische Wissenschaft zeigt uns, dass auch Gedanken einen großen Effekt haben können. Ein Beispiel dafür ist das Phänomen des Placeboeffektes, das die Macht unserer Vorstellungen, Gedanken und Meinungen belegt.

Eine ebenso schöne Wahrnehmung der interdependenten Realität besteht darin, sich klarzumachen, dass jetzt in diesem Moment Menschen für Ihr Wohlbefinden und Ihr Leben arbeiten. Irgendwo baut jemand auch für Sie Nahrungsmittel an. Menschen füllen Getränke für Sie in Flaschen ab. Von überall her werden Güter für Sie herangeschafft. Sie atmen Luft, mit der die Natur Sie versorgt. Irgendwo stellen Menschen jetzt Kleidungsstücke für Sie her. Wir alle sind vollkommen abhängig von der Weltgemeinschaft.

Stellen Sie sich das möglichst bildhaft und im Detail vor. Es verdeutlicht, dass Sie nicht alleine sind. Sie können diese Vorstellung intensivieren, indem Sie in das von Ihnen visualisierte Netzwerk auch noch die Menschen mit hineinnehmen, die Ihnen nahestehen oder mit denen Sie zumindest im Kontakt sind. Realisieren Sie Ihre Verbindungen im Leben. Nun können Sie vielleicht auch wahrnehmen, dass die äußeren Verbindungen mit Ihren inneren Verbindungen verknüpft sind. Alles Äußere wirkt auf uns ein. Natürlich gibt es in Netzwerken immer auch Spannungen, aber vielleicht können Sie heute einmal mit Dankbarkeit auf Ihr vernetztes Leben schauen. Wenn Sie diese heilsame Energie aktivieren können, erzeugt das nachweislich sehr heilsame und natürlich auch spürbare Effekte in Ihnen.

Die BPT motiviert mit Nachdruck zu diesen Übungen. Führen Sie gerne einen Selbstversuch durch und prüfen Sie selbst, wie sich das anfühlt. Eine der positiven Wirkungen besteht darin, dass dies unser Ego ausgleicht. Einerseits stärkt es uns, weil wir unsere Verbundenheit realisieren, und andererseits vermindert es überzogene Egoaktivitäten.

Die Verminderung von Egoimpulsen ist im weiteren Verlauf einer BPT-Behandlung von Bedeutung. Insbesondere die Auflösung von Egoimpulsen, die als Ichlosigkeit erlebt wird und die zur Erfahrung von tiefer Verbundenheit führen kann, verdient noch eine genauere Betrachtung. Schließlich ist sie ein spezielles Wesensmerkmal der Natur.

Das Wesensmerkmal Ichlosigkeit

Auch dieses Phänomen benötigt wieder einen hilfreichen Zugang, denn intuitiv spüren wir Ichlosigkeit nicht. Sie werden doch sicherlich eher das Gefühl von einem Ich in sich erleben, oder? Im Beratungs- und Therapiesetting werden wir unschwer feststellen können: „Ich bin der Therapeut“ und „Ich bin der Klient“. Wir alle sind in unserem Alltag unzählige Male mit unseren Ichimpulsen konfrontiert, sodass die Feststellung von Ichlosigkeit einen Widerspruch darzustellen scheint.

Die Lösung dieses scheinbaren Rätsels ergibt sich aus dem Verständnis der Leerheit, die uns zeigt, dass unser Ich keinen festen Kern hat. Stattdessen finden wir als unser Ego ein modulares neuronales Netzwerk vor. Zudem liefern uns auch die Neurowissenschaften mit ihren bildgebenden Verfahren die Bestätigung, dass es in uns keine feste Ichstruktur als Einheit gibt, geschweige denn einen festen Ich-Kern.

Ichlosigkeit bedeutet also nur das Fehlen von einem Ich-Kern. Sehr wohl bestehen aber dynamisch-neuronale Strukturen, die unsere Ichempfingen regeln. *Ichlos* zu sein ist demnach etwas ganz anderes, als beispielsweise *selbstlos* zu handeln. Zwar ist unser Selbst, also unser gesamtes Konzept von uns selbst, ebenfalls leer, aber Selbstlosigkeit meint meistens wohl ein gütiges, vollkommen uneigennütziges Verhalten.

Es ist eine Hilfe, wenn wir unser Ego auch als einen Filter wahrnehmen lernen. Dieser Egofilter hat die Macht, alle unsere Wahrnehmungen einzutrüben. In der Abbildung 55 sehen wir, wie sich dies auf unsere Erfahrung der Welt auswirkt.

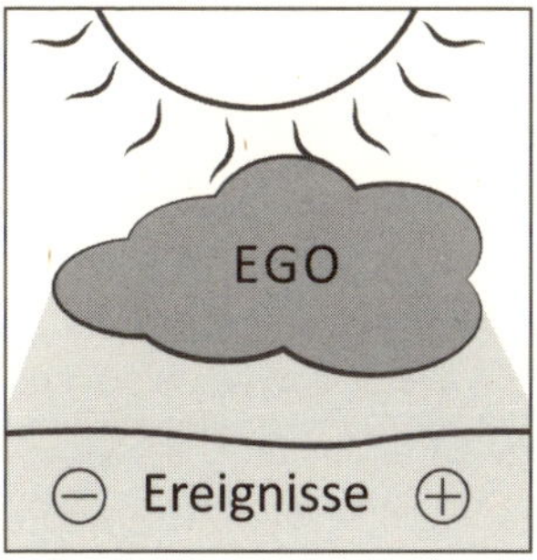

Abb. 55

Wenn unser Ego sich verdunkelt, zum Beispiel weil sich gerade der innere Kampfhund eingeschaltet hat, dann sehen wir um uns herum alles hinter einem dunklen Schleier. So instabil wie Wolken sind, so verfügen alle Menschen jedoch tatsächlich über die Fähigkeit, aktivierte „Ego-Wolken" aufzulösen.

Es ist schon ein großer erster Schritt, wenn wir erkennen können, dass jeder unserer Gedanken, jede unserer Handlungen nur durch einen Ego-*Anteil* initiiert wurde:

- Ich bin nicht wütend, nur ein Anteil von mir ist wütend.
- Ich bin nicht ängstlich, nur ein Anteil von mir ist ängstlich.
- Ich bin nicht dumm, nur ein Anteil von mir ist dumm.
- Ich bin nicht traurig, nur ein Anteil von mir ist traurig.
- Ich bin nicht krank, nur ein Anteil von mir ist krank.

Das Gleiche gilt jedoch auch für unsere positiven Seiten:

- Ich bin nicht schlau, nur ein Anteil von mir ist schlau.
- Ich bin nicht liebenswert, nur ein Anteil von mir ist es.

Auf diese Weise können wir nicht nur unser Urteil über andere abmildern, sondern machen auch uns selbst nicht so viel Druck.

Ichlosigkeit als Hilfe für Behandler

Das Verständnis der Ichlosigkeit verhilft uns zur Einsicht, dass wir es bei einem Klienten niemals mit einer festen Persönlichkeit zu tun haben. Unsere Bewertungsimpulse scheinen ins Leere zu laufen, wenn wir überlegen wollen, wie wir einen Menschen einzuschätzen haben. Es gibt keine guten oder schlechten, gesunden oder kranken Persönlichkeiten. Es gibt immer nur verschiedene Persönlichkeits- oder eben Ego- oder Ichanteile in einem Menschen. Selbst wenn es einige bedenkliche, desolate oder bedrohliche Anteile geben sollte, wird es immer auch hilfreiche und konstruktive Anteile in einem Menschen geben. Kein Mensch ist also vollkommen schlecht, es sind immer nur die verschiedenen Anteile.

Um dies zu verdeutlichen, nutzen wir das *Beispiel der lebenslustigen depressiven Frau:*

Vor vielen Jahren war ich in einer Klinik angestellt. Zu meinen Tätigkeiten gehörte es, ein paarmal pro Jahr einen Abendvortrag von 19 bis 20 Uhr zu halten. An solch einem Tag hatte ich nachmittags eine sehr depressive Patientin behandelt. Sie sah in ihrer schwarzen Kleidung und etwas nachlässigen Erscheinung äußerst traurig aus.

Als ich nach 20 Uhr die Klinik verließ, ging gerade auch die Patientin aus der Klinik. Sie war hübsch zurechtgemacht, geschminkt, trug ein Blümchenkleid und lächelte mich nett an, weil sie sich auf den Tanzabend freute. Als ich nach Hause fuhr, musste ich mich fragen, wer diese Frau eigentlich ist. Ist es eine depressive Patientin oder eine lebenslustige Frau? Das erschien mir damals noch als Widerspruch.

Das Verständnis von der Nichtexistenz eines festen Persönlichkeitskerns und die Kenntnis über die Dynamik der Persönlichkeitsanteile macht jedoch auch das Phänomen der lebenslustigen depressiven Frau verständlich. Wir sind in der Lage, innere Anteile zu aktivieren und zu deaktivieren. Ohne gezieltes Üben werden diese Anteile entweder unbewusst oder von außen aktiviert. So kann eben manchmal ein innerer depressiver Egoanteil aktiv sein und wir verhalten uns dementsprechend. Vielleicht schaffen wir es und können uns gelegentlich ablenken. Das begünstigt die Aktivierung eines anderen Egoanteils und wir fühlen uns endlich wieder unbeschwerter. Diese Form der Ablenkung verdient eigentlich eine bessere Bezeichnung, denn Ablenkung klingt irgendwie falsch, doch der damit bezeichnete Vorgang ist durchaus richtig. Diese Momente dienen auch dazu, innere heilsamere Anteile zu kultivieren, ohne die es für uns keine freudvolle Zukunft gibt.

BPT-Therapeuten werden, anders als es die buddhistische Lehre anbietet, nicht auf alle Klienten in gleicher Weise mit der Aussage zugehen: „Sie sollten den Illusionscharakter Ihres Ego erkennen lernen." Auf der Grundlage einer fundierten Egoeinschätzung durch den Therapeuten erfolgt eine transparente Schilderung der Einschätzung der Egostruktur. Die BPT-Therapeuten besprechen mit ihren Klienten sehr offen alle diagnostischen Einschätzungen.

Sollte die Ichstruktur als instabil eingeschätzt werden, erfolgt zuerst immer eine Egoabsicherung und Egostärkung. Nur aus einer Position der soliden Egostärke heraus wird zu Übungen angeleitet, die den Klienten Selbsterfahrungen einer Egoabmilderung und temporären Egoauflösung ermöglichen.

Daraus leitet sich ein wichtiger BPT-Leitsatz ab: *Erst stärken, dann abbauen!*

Wir kommen allesamt ohne Ego auf die Welt. Die Fähigkeit, selbstbezogen zu denken, benötigt Entwicklungszeit, in deren Verlauf sich bei kleinen Kindern dann erste Egoregungen ausbilden. Unermüdlich erzeugen sie Effekte, werfen Gegenstände zu Boden, die jemand aufheben muss, schreien so lange, bis jemand kommt, lassen einen Bauklotzturm zusammenkrachen etc. Immer geht es dabei um dieselbe Erfahrung: *Ich* mache das. Auf diese Weise beginnt sich unser Ego zu entwickeln. Das hat den Vorteil, dass wir das zumindest zeitweise Alleinsein besser aushalten können: „Mama ist zwar weg, aber *ich* bin da."

Unsere psychische Entwicklung ist also in erster Linie auch eine Egoentwicklung. Wenn in unserer Entwicklung nicht zu viel Problematisches passiert, haben wir die Chance, ein solides Ego ausbilden zu können. Allerdings wissen wir heute, dass wir tatsächlich auch *von unseren Eltern erworbene Eigenschaften von ihnen vererbt bekommen.* Das bedeutet, dass Kinder von Eltern, die eine problematische Kindheit und Jugend hatten, deutlich stressanfälliger sind. Eltern können tatsächlich auch bestimmte Erfahrungen und Eigenschaften an ihre Kinder vererben. Wenn Sie selbst Ihre inneren Konflikte nicht bewältigen, können Sie diese an Ihre Kinder vererben.

Ohne Ego oder mit einem sehr schwachen Ego erleben sich kleine Kinder oft als sehr hilflos und daher schnell ängstlich. Wenn das *Ich* sich entwickelt, spüren wir als Kinder: Ich will, ich möchte, ich meine, ich, ich, ich ... Das ist für Eltern, andere Bezugspersonen und Geschwister oft sehr nervig, aber für die psychische Entwicklung der Kinder unumgänglich. Das Ego kann also anfangs helfen.

Wie sieht der Verlauf der Egoentwicklung nun aus?

Die folgende Abbildung 56 zeigt uns den möglichen Verlauf einer Egoentwicklung. Zu Anfang unseres Lebens entwickelt sich unser Ego, es wächst (A). Wenn so weit alles gut läuft, stabilisiert es sich (B) und kann weiter wachsen, sodass die betreffende Person ein solides Ego, zum Beispiel in Form von einem sicheren Selbstwertempfinden (C), entwickeln kann.

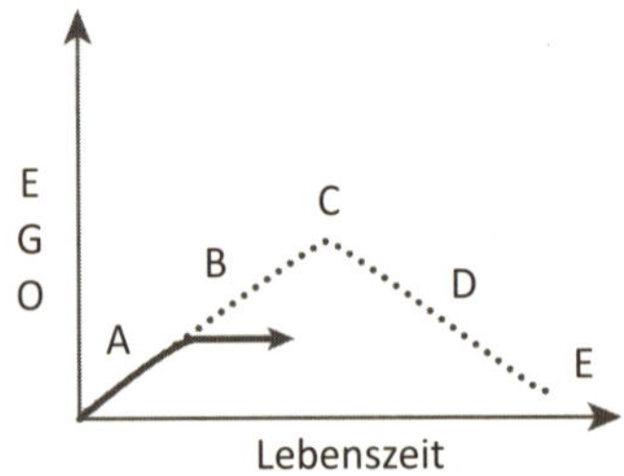

Abb. 56

Weise Menschen erkennen im weiteren Verlauf Ihres Lebens, dass die Abmilderung des Ego (D und E) zu innerem Frieden führen kann. Der Verlauf von C nach D und E ist aber wohl eher die Ausnahme als die Regel. In unserer Kultur füttern Menschen mit solidem Ego ihre Egoempfindungen so stark, dass das Ego dominant bleibt. Die Linie wird von C aus weitgehend waagerecht weiterlaufen.

Die folgende Abbildung 57 zeigt uns Entwicklungsverläufe, die durch schwere Probleme entstehen können. Wird unser Ego gleich in der frühen Entwicklungsphase der Kindheit massiv verletzt, kann entweder ein aufgeblähtes narzisstisches Ego (N) oder ein verletztes und schwaches, also kindliches Ego (K) entstehen. Das E steht für ein adäquat erwachsenes Ego (E).

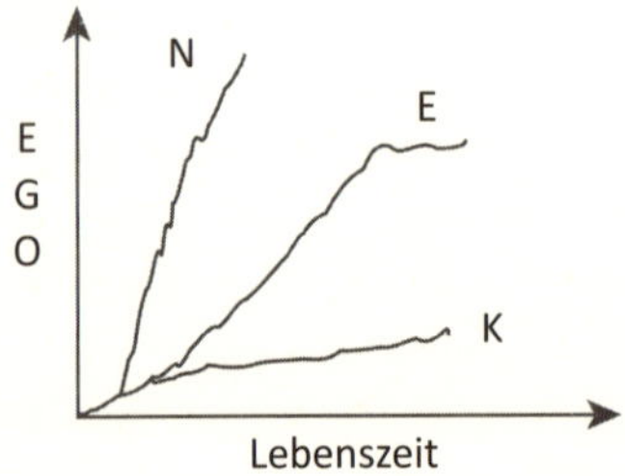

Abb. 57

Die Egoqualität der Klienten sollte gut eingeschätzt und dann kommuniziert werden. Das ist vor allem deshalb wichtig, weil sich daraus die nächsten Schritte ableiten.

Die folgende Abbildung 58 zeigt, dass westliche Therapien darum bemüht sind, das narzisstisch überhöhte Ego abzuschwächen und ein geschwächtes kindliches Ego zu stärken.

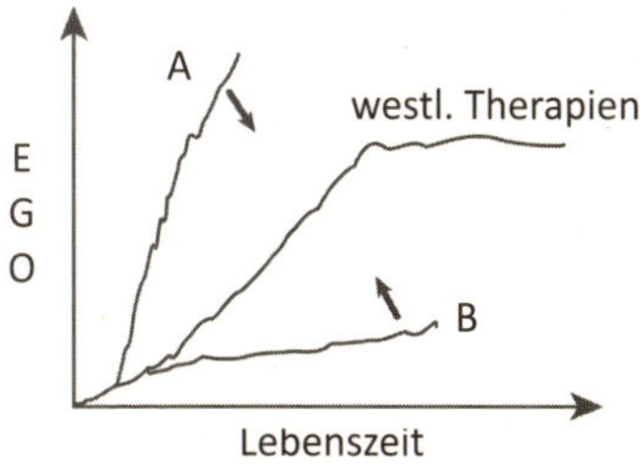

Abb. 58

Wenn dieser Ausgleich hergestellt und ein solides Ego für die Klienten spürbar ist, gelten die Behandlungen als erfolgreich abgeschlossen. In der BPT sieht das anders aus. Die nächste Abbildung 59 zeigt uns einen möglichen Therapieverlauf dafür. Auch in der BPT werden wir das narzisstisch überhöhte Ego abzuschwächen und ein geschwächtes kindliches Ego zu stärken versuchen. Ist dann das Ego solide gefestigt, folgen weitergehende Angebote, die Erfahrungen vermitteln möchten, um das Ego wieder abzumildern.

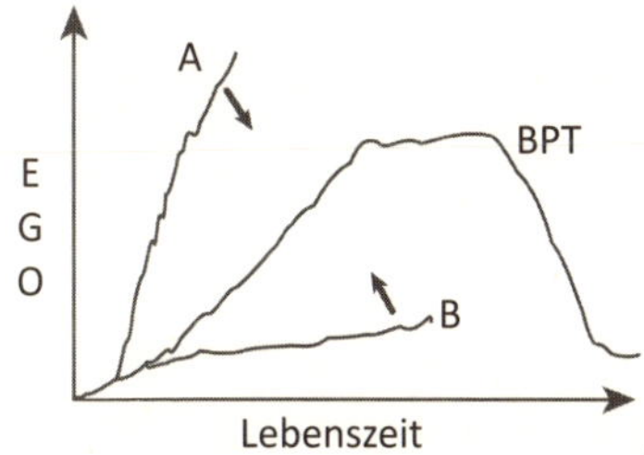

Abb. 59

Klienten mit einem soliden Ego sollten Erfahrungen machen dürfen, wie es sich anfühlt, wenn die Egoimpulse ruhen oder zumindest abgemildert werden. Wir nehmen unsere Egoimpulse, wie zum Beispiel: „Ich meine…", „Ich will…", „Ich mag nicht… " durch entsprechende Übungen bewusst wahr. Anstatt uns jedoch wie gewöhnlich mit diesen Impulsen zu identifizieren, nehmen wir nun eine Beobachterrolle ein, erkennen diese Impulse und bleiben bewusst in einer ruhigen und gelassenen Position. Unsere inneren Impulse verlieren ihre Macht über uns. So können Sie selbstbestimmt über Ihren eigenen Weg entscheiden und Ihre weiteren Handlungen sind nicht mehr vom Ego dominiert.

Das Egothema mit all seinen wichtigen Facetten wird von BPT-Therapeuten sehr ernst genommen und vor allem in der Anfangszeit intensiv bearbeitet. Schließlich handelt es sich um ein inneres Fundament, auf dem wir aufbauen möchten.

Weitere Ausführungen zum Umgang mit unserem Ego finden Sie weiter hinten in dem Abschnitt über die spirituellen Techniken (siehe Seite 273f.).

Die Auswirkung von Ichlosigkeit auf Klienten

Um sich als Klient voll auf dieses Thema einlassen zu können, ist es notwendig, mit einem erfahrenen Therapeuten die vorhandene Ich- oder Egostruktur transparent zu machen. Wie hier schon geschildert, werden ichschwache Klienten zuerst gestärkt. Nur bei ausreichend solider Ichstärke erhalten Klienten dann Anleitungen zu Selbsterfahrungsübungen, die die vorhandene Ichstruktur abmildern. Nur ausreichend ichstarke Klienten sind wirklich in der Lage, die eigenen Egoanteile und die daraus resultierenden Egoregungen kritisch zu reflektieren. Auf dieser Basis können dann auch typische Klientenaussagen wie zum Beispiel: „Das passt nicht zu mir", aus einer anderen Perspektive betrachtet werden. Jede Identifikation, wie die eben benannte, wird für die Klienten als eine Selbstbeschneidung erfahrbar gemacht. So können sich Klienten für die menschliche Neigung und Dynamik zur Bewertung oder Abwertung, Selbsteingrenzung, Identifizierung etc. sensibilisieren.

Sie haben nun konkrete Anwendungsaspekte für zentrale Faktoren, die als Wesensmerkmale der Natur verstanden werden, kennengelernt. Das waren Leerheit, Diskontinuität, Interdependenz und Ichlosigkeit. Wenn wir uns mit diesen Wesensmerkmalen tiefer beschäftigen, lassen sich natürlich Verbindungen und Verknüpfungen zwischen diesen feststellen. Da jedes Wesensmerkmal in der gesamten Natur vorkommt, muss jedes Wesensmerkmal zwangsläufig auch mit allen anderen Wesensmerkmalen verbunden sein.

Daraus kann die *Einheit der Wesensmerkmale* abgeleitet werden.

Der nächste Satz ist eine Verdichtung des gesamten Abschnittes über diese vier Wesensmerkmale:

Leerheit verdeutlicht die *Interdependenz* und führt zur *Diskontinuität,* was auch unsere *Ich-Losigkeit* erklärt.

Ergründen Sie diesen Satz ruhig noch eine Weile. Eine solide Durchdringung wird Sie zu anderen Perspektiven geleiten können.

Das Wesen aller Dinge ist *Leerheit.* Alles ist zusammengesetzt. Unendlich viele Kleinstbausteine interagieren zusammen, was natürlich auf *Interdependenz* beruht und diese zudem begründet. Es erscheint logisch, dass eine solche Dynamik nicht stabil sein kann, sondern dem Prinzip der *Diskontinuität* unterliegt. Nach diesem Muster ist die gesamte Natur und daher auch wir selbst, unser Ich oder Ego, aufgebaut.

Ein kleiner Exkurs über den Umgang mit dem Ego

In den vorausgegangenen Ausführungen wurde viel über unser Ego thematisiert. Ich möchte dieses Kapitel gerne damit abschließen, wie wir unser Ego betrachten können und wie wir damit umgehen lernen.

Für diesen Vorgang ist es notwendig, nach innen zu blicken, schließlich finden wir dort unsere Egoregungen vor. Natürlich können Sie sich auch in Ihrer Wohnung und in Ihrem Leben umsehen, denn auch dort finden Sie Auswirkungen Ihrer Egoaktivitäten. Dort finden wir aber eben nur Auswirkungen, den direkten Kontakt finden wir in uns. Um nach innen zu blicken, müssen Sie nur ein paar Minuten lang alle äußeren Reize reduzieren, zum Beispiel indem Sie sich zurückziehen, sich bequem hinsetzen und die Augen schließen. Es wird garantiert nicht lange dauern, bis Sie in Kontakt mit Ihren inneren Stimmen kommen. Das sind die Stimmen Ihrer verschiedenen Egoanteile. Der innere Zweifler sagt Ihnen dann womöglich: „was soll das denn bringen?“, und der innere Planer wird Sie vielleicht daran erinnern, was heute noch alles zu erledigen ist. Der innere Träumer wird völlig absurde Ideen produzieren und dem inneren Kind dürfte es wohl schnell langweilig werden. Je länger Sie diese Situation ausdehnen, desto mehr innere Egoanteile lernen Sie kennen. Falls Sie nur vorhatten, diese Egoanteile kennenzulernen, mag es noch interessant sein; falls Sie jedoch auf die Idee gekommen sind, innere Ruhe zu finden, werden Sie ziemlich schnell frustriert sein und vermutlich aufgeben. Viele Menschen erleben bei einer solchen Innenschau, wie zum Beispiel der Meditation, erst einmal einen inneren „Kindergarten“ mit völlig unerzogenen inneren Impulsen. Jeder macht, was er will. Das Bedenkliche daran ist aber, dass genau dieser innere „Kindergarten“ über Ihr Leben entscheidet! Die Art und Weise, wie und auch was Sie wahrnehmen, was Sie empfinden, wie Sie reagieren, welche Ideen entstehen und welche Entscheidungen Sie treffen, alles hängt von Ihrem inneren „Kindergarten“ ab.

Zudem leben wir in einer Kultur, die diesen sehr bedeutsamen Prozessen keinerlei Bedeutung zumisst. Jeder ist alleine darauf angewiesen, irgendwie durchzukommen. Dabei gibt es seit vielen Generationen strukturierte und sehr erfolgreiche Methoden für die „Kindergartenpädagogik“. Diese beziehen sich darauf, die eigenen geistigen Impulse besser kennenzulernen sowie diese zu trainieren. Dazu gehören zum Beispiel Geistestraining oder Meditation. Ich möchte Ihnen im nächsten Abschnitt einen kurzen Eindruck davon vermitteln, damit deutlich werden kann, dass wir es hierbei nicht mit Suggestionen, Visualisierungsübungen oder gar einem Entspannungstraining zu tun haben.

Meditation

Meditation ist ein Begriff, hinter dem sich eine Vielzahl von ganz unterschiedlichen Methoden verbirgt. Eine erste Klarstellung betrifft die Abgrenzung. Oft werden Meditationen angeboten, die allerdings nur Visualisierungsübungen sind („Stell dir vor, du liegst auf einer grünen Wiese ...“). Eine andere Alternative, die fälschlicherweise oft als Meditation angeboten wird, sind die verschiedenen Entspannungsmethoden. Meditation ist all das nicht, sie ist vielmehr ein aktives Geistestraining. Zu den zentralen Meditationsformen gehören die Achtsamkeits-, die Mitgefühls- und die Konzentrationsmeditation. Ich möchte mich dem Phänomen der Meditation als Geistestraining hier auf eine anschauliche Weise annähern.

Buddhistische Meditationsmeister, die oftmals aus einer asiatischen Kultur stammen, sprechen in Bezug auf unsere Geistestätigkeiten oft vom inneren *Affengeist,* das heißt, einem unerzogenen inneren Affen, der unkontrolliert Unruhe verbreitet und stets auf der Suche nach der nächsten „Banane“ ist. Da in unserer Kultur nur wenige Affen leben, haben wir wohl mehr Kontakt etwa zu Hunden. Deshalb möchte ich für die weitere Verdeutlichung und Veranschaulichung des Geistestrainings von unserem inneren *Hundegeist* sprechen.

Der Hundegeist

Sie können Ihren eigenen inneren Hundegeist, wie im letzten Abschnitt schon beschrieben, schnell kennenlernen. Suchen Sie sich einen Rückzugsort, setzen Sie sich hin, schließen Sie die Augen – und voilà, schon kommt Ihr innerer Hundegeist angerannt. Er rennt hierhin und dorthin, ist ruhelos und agil.

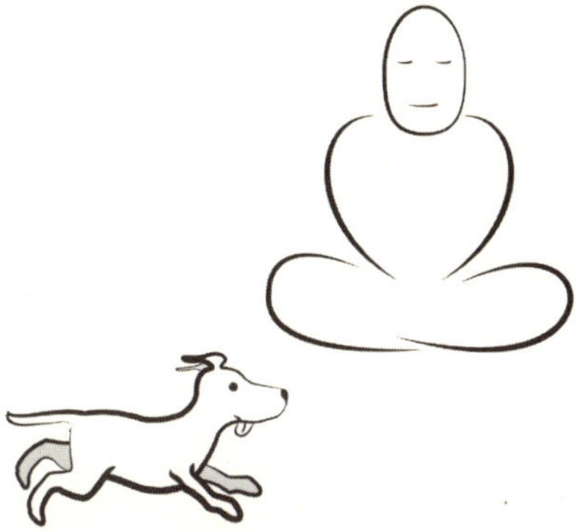

Abb. 60

Vielleicht kommt Ihr Hundegeist in Form eines verspielten Welpen, der beschäftigt werden will, oder als Kampfhund, der bei einer bestimmten Erinnerung gerne knurrt. Sie möchten Ihre Ruhe haben, aber Ihr Hundegeist ist wütend und will nicht gehorchen.

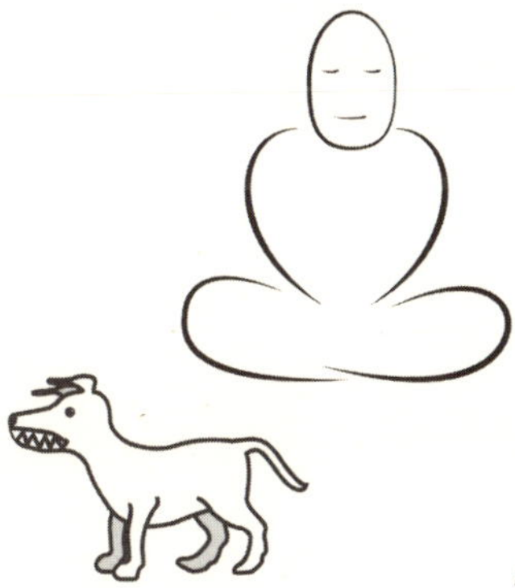

Abb. 61

Es ist eine wahre Geduldsübung, den inneren Hundegeist zu dressieren. Wir benötigen dafür eine regelmäßige Übungspraxis. Auf diesem Weg lernen wir garantiert immer wieder einmal auch unseren inneren Schweinehund kennen. Der ist faul und möchte uns nur allzu gerne vermitteln: „Ach, heute ist kein guter Tag zum Üben, aber morgen geht es bestimmt besser.“

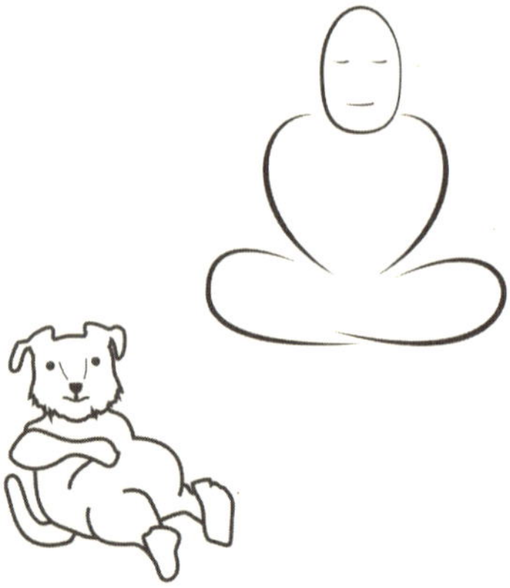

Abb. 62

Das Üben mit unserem Hundegeist kann durchaus mit der Kindererziehung verglichen werden. Eine zu strenge oder gar gewalttätige Herangehensweise wirkt nur zerstörerisch. Wir erziehen unseren Hundegeist also nicht mit der Peitsche, sondern mit Geduld und Liebe. Das wird lange eine echte Herausforderung bleiben, denn selbst wenn Sie gegenüber Ihrem Hundegeist sehr wohlwollend, liebevoll und zugewandt sind, dürfte dieser Ihnen Folgendes zu verstehen geben:

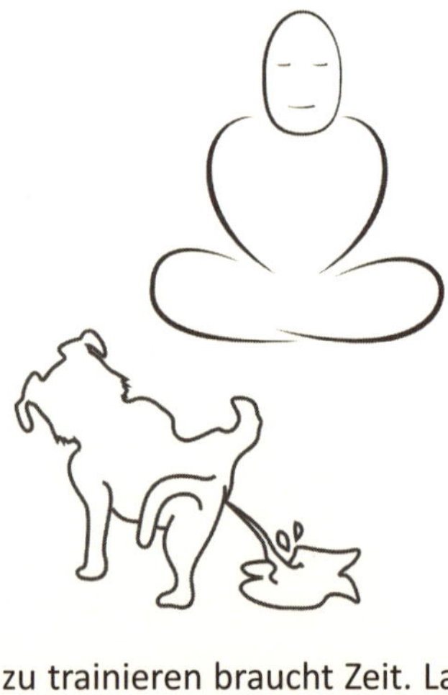

Abb. 63

Den Hundegeist zu trainieren braucht Zeit. Lassen Sie sich nicht entmutigen. Reden Sie mit Ihrem inneren Hundegeist. Nehmen sie Kontakt zu ihm auf. Vielleicht beschäftigen Sie ihn anfangs während Ihrer Meditation, zum Beispiel indem Sie den Hundegeist bitten, er möge mit Ihnen die Atemzüge zählen. Das wirkt wie ein „Knochen", mit dem sich Ihr Hundegeist etwas beschäftigen kann. Irgendwann wird die Zeit kommen, wenn Ihr Hundegeist anfängt, Ihnen Beachtung zu schenken. Nun kann der Kontakt weiter ausgebaut werden.

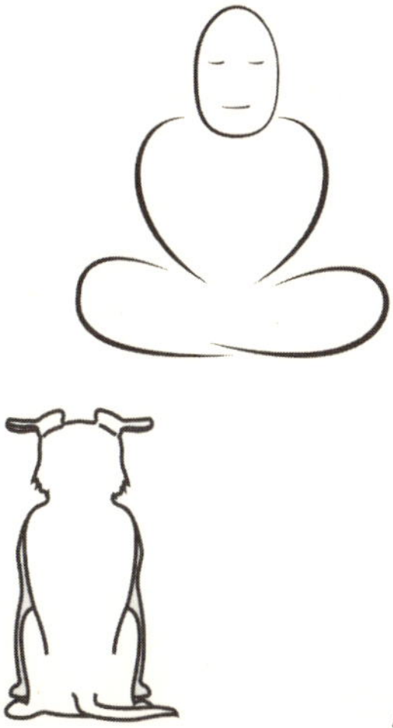

Abb. 64

Werden Sie zum Kumpel, kommunizieren Sie. Das mag vielleicht etwas ungewohnt für Sie sein. Sie sollen natürlich nicht unbedingt mit lauten Selbstgesprächen beginnen. Es sind eher stille innere Dialoge mit Ihren eigenen Ichanteilen. Nehmen Sie Kontakt auf zu Ihrem Hundegeist. Spüren Sie und nehmen Sie wahr, wie übererregt er oft ist. Locken sie ihn sanft zu sich. Legen Sie ihm eine Hand auf und beruhigen Sie ihn und damit natürlich auch sich selbst. So lassen sich mit der Zeit auch problematische Egoanteile besänftigen und Sie finden gemeinsam einen Weg.

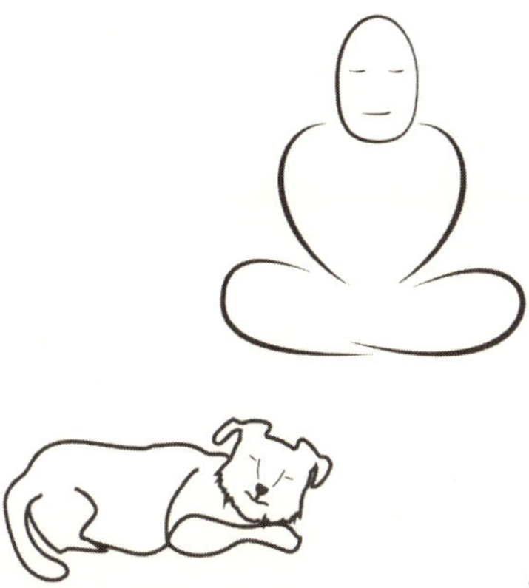

Abb. 65

Diese „Hundeerziehung" ist eine anschauliche Methode, die den Prozess der Meditation leichter zugänglich macht. Zudem produziert sie keine zu hohen Erwartungshaltungen, wie zum Beispiel von sofortiger innerer Ruhe und vollkommener Gelassenheit. Schließlich müssen wir alle mit unseren inneren unerzogenen, neugierigen, bedürftigen, ängstlichen, traurigen, aggressiven Hunden leben lernen. Je mehr „Köter" und „Streuner" in uns hausen, desto desolater ist die eigene Persönlichkeit. Eine Hundedressur funktioniert jedoch bei allen Hunden, einige benötigen nur etwas mehr Geduld. Vielleicht könnte es hilfreich sein, auch einmal einen professionellen „Hundetrainer" in Anspruch zu nehmen, die kennen nämlich immer noch ein paar Extratricks. Zudem wissen Sie doch bestimmt, wo das Problem liegt, wenn es mit einem Hund ein Problem gibt. Genau: bei Ihnen selbst!

Zum Abschluss dieses Kapitels möchte ich Ihnen hier eine kurze Anregung zu den Grundlagen der Meditation anbieten.

Die drei Grundlagen der Meditation

Es bedarf für den Meditationseinstieg nur einiger ganz einfacher Grundlagen. Ich werde Ihnen hier drei zentrale Grundlagen beschreiben. Die erste lautet: *Meditation beginnt auf der Körperebene.*

1. Meditationsgrundlage: Die Haltung

Wenn Sie meditieren möchten, lassen Sie sich etwas Zeit, indem Sie anfangs Ihre Aufmerksamkeit auf der Körperebene belassen. Sorgen Sie dafür, dass Sie eine aufrechte Sitzposition einnehmen können. Manchmal benötigt das etwas Übung, zum Beispiel durch Stärkung der Rückenmuskulatur. Da eine gute Körperhaltung eine gute Geisteshaltung begünstigt, ist jede achtsame Körperübung gleichzeitig auch immer eine Geistesübung.

Achten Sie beim aufrechten Sitzen darauf, dass Ihre Beine gut abgelegt sind. Wenn Sie auf einem Sitzkissen üben, sollten die Knie entweder auf dem Boden liegen oder mit Kissen so unterstützt werden, dass sie darauf abgelegt werden können und keine Zugkraft entwickeln. Wenn Sie auf einem Stuhl üben, sollten Ihre Füße den Boden berühren. Das Sitzen auf der Stuhlkante, also ohne, dass Sie sich anlehnen, wäre empfehlenswert, ist aber nicht zwingend. Das Wichtigste ist die aufrechte Haltung.

Gehen Sie anfangs mit Ihrer Aufmerksamkeit durch Ihren ganzen Körper. Sie können auch gerne Ihren Körper sanft abklopfen; das stimuliert Hirnareale, die den Körper steuern. Auf diese Weise nehmen Sie einen guten Kontakt zu sich selbst auf.

Wenn Sie Ihre Arme auf den Oberschenkeln ablegen und dann die Hände entweder in Richtung der Knie legen oder sie zusammenlegen, führt das tatsächlich zu einer anderen Geisteshaltung. Die eine Hand ist dabei mehr geöffnet, die andere mehr geschlossen: Körperhaltung = Geisteshaltung.

Achten Sie während des Sitzens immer wieder darauf, dass Sie möglichst gerade sitzen; falls nötig, korrigieren Sie nach. Wenn Ihnen das schwerfällt, nutzen Sie die Wand als Rückenlehne oder auch die Stuhllehne; üben Sie dann in Ihrem Alltag minutenweise das Geradesitzen ohne Lehne. Jede Neigung Ihres Oberkörpers führt zu einer „Neigung" Ihres Geistes. Denken Sie daran: Ein aufrechter Körper unterstützt einen aufrechten Geist.

2. Meditationsgrundlage: Die Atmung

Im zweiten Schritt der Meditation fokussieren Sie sich auf Ihre Atmung. Die Atmung ist eine wunderbare Möglichkeit, um Körper und Geist zu verbinden. Geistig ist Ihre Konzentration und Aufmerksamkeit gefragt, Sie fokussieren sich. Der Atemfluss lässt Sie Ihren Körper spüren. Erzwingen Sie keine bestimmte Atemvariante, sondern beobachten Sie anfangs einfach, wie die Atemluft in Sie hineinfließt. Atmen Sie eher in den oberen Brustkorbbereich oder fließt die Atemluft tiefer in Sie hinein? Prüfen und beobachten Sie das.

Haltungs- und Atemübungen sollten anfangs zweimal täglich etwa fünf Minuten durchgeführt werden. Wenn Sie es länger mögen, ist es natürlich noch effektiver. Es handelt sich jedoch nicht um Leistungssport. Wenige Minuten der Achtsamkeit sind besser als lange Minuten der Anstrengung.

3. Meditationsgrundlage: Die praktische Umsetzung

Das Geistestraining hat natürlich keinen Selbstzweck. Es geht nicht darum, ein- oder zweimal täglich etwas Gutes für sich durchzuziehen, sondern dadurch eine innere Ressource zu stärken. Die Veränderung, die damit einhergeht, findet im Geist, also konkret in verschiedenen Hirnregionen statt. Diese Dynamik ist dazu in der Lage, unsere Persönlichkeit und dann auch unser Denken, Reden und Handeln zu verändern.

Bei dieser Umsetzung auf der dritten Stufe des Geistestrainings helfen uns die sogenannten *Mikropausen*. Dabei handelt es sich um „mikroskopisch" kleine Unterbrechungen während des Tages von ca. ein bis zwei Atemzügen Länge. Dabei geht es trotz der Bezeichnung nicht primär um eine Pause als vielmehr um Bewusstheit. Kommen Sie durch Mikropausen, so oft es Ihnen möglich ist, zur Bewusstheit. Achten Sie dafür kurz auf die beiden ersten Meditationsgrundlagen, Ihre Körperhaltung und Ihre Atmung. Dieser Bewusstseinsmoment wird nun Teil Ihres Alltags. Das gehört zur Meditation dazu.

Mit dieser Technik fördern wir einen inneren bewussten und heilsamen Automatismus. Das ist eigentlich schon die Grundlage einer jeden Meditation: Haltung, Atmung und Umsetzung. Das angestrebte Ergebnis ist Bewusstheit. Das meint die Wahrnehmung dessen, was jetzt gerade da ist. Es soll keine totale Gelassenheit oder etwas anderes erzwungen werden. Alles Heilsame entwickelt sich aus der Bewusstheit. Wahrscheinlich werden Sie sich anfangs erst einmal einiger Dinge bewusst, wie den Eigenschaften Ihres Hundegeistes, die alles andere als angenehm sind, doch Schritt für Schritt wird sich dieser Prozess weiterentwickeln. Je mehr Sie sich dabei selbst Druck machen, desto mehr Probleme und Hindernisse treten auf.

Ich möchte gerne noch eine weitere Anregung zur Übungsintensität und zur Perspektive geben. Es geht um Ihre Motivation.

Die Übungsmotivation

Wenn Klienten zuerst die relevanten Zusammenhänge zum Beispiel mit Hilfe eines Kopfbildes anschaulich erklärt bekommen, entsteht eine deutlich höhere Übungsmotivation. Durch das BPT-Kopfbild wird erst ersichtlich, dass es sich bei der bewussten Haltung und Atmung nicht um Psychotricks, sondern um gezielte Stimulations- und Ausgleichsübungen für das Nervensystem und den ganzen Organismus handelt.

Deshalb bemühen sich die BPT-Therapeuten anfangs sehr darum, ein möglichst gutes Verständnis bei den Klienten herbeizuführen. Dabei wird deutlich, dass der entscheidende Faktor für den Erfolg die Übungsmotivation der Klienten ist. *Das eigene Üben ist der zentrale Wirkfaktor auf dem Weg.*

In diesem Zusammenhang fragen Klienten natürlich häufig: „Wie oft oder wie lange muss ich denn üben, bis es mir etwas bringt?" Die Antwort kann aber nur lauten: „Das Üben *bringt* nichts!"

Okay, diese Antwort ist zwar provozierend, sie trifft jedoch einen wichtigen Punkt, denn es wird Ihnen nichts *gebracht.* Das vermeintlich Positive kann nicht von außen kommen, es wird kein Wunder geschehen. Die BPT-Therapeuten sind keine mystischen Gurus und der Buddhismus ist keine magische Zauberei. Stattdessen lernen Sie zu erkennen, was bereits in Ihnen schlummert. Innere heilsame Veranlagungen werden spürbar durch regelmäßiges, geduldiges, *eigenes* Tun. Die äußeren Handlungen sind zwar hilfreich, aber nicht wesentlich. Nur die Kultivierung unserer inneren Qualitäten ist wesentlich. Dafür gibt es sehr viele Möglichkeiten.

Es gibt buddhistische Anregungen, die vermitteln möchten, dass wir nicht meditieren, um damit etwas zu erreichen. Wir meditieren nicht, um uns zu befreien, sondern wir meditieren, weil wir die befreite Buddhanatur bereits in uns tragen. Solange wir etwas anstreben und uns bemühen, haben wir noch unser Ego im Gepäck und im Hinterkopf den Gedanken: „*Ich* will mich befreien." Damit können wir uns lange aufhalten. Wenn wir realisieren, dass alles bereits da ist, können wir einfach da sein. Wenn wir meditieren, dann meditiert die Welt mit uns. Alles ist jetzt da. Wir müssen nirgends hin.

Wenn Sie Ihre heilsamen inneren Ressourcen aktivieren können, wenn Sie erkennen, dass alles Nötige bereits da ist, werden die äußeren Handlungen wieder wichtiger, denn nun geht es darum, das Heilsame zu verwirklichen und mit anderen zu teilen.

Eine sich anschließende Frage kann dann lauten: „Wie lange soll ich denn in der Woche üben?" Gemeint sind hier tägliche Haltungs- und Atemübungen oder die Meditationspraxis als „Hundegeist-Training" und viele regelmäßige Mikropausen (MPs) während des Tages. Ich habe ein paar typische Etappen aufgelistet. Das bedeutet, dass nach einer ersten Phase, in der *zweimal täglich fünf Minuten plus viele Mikropausen MPs* meistens eine Erhöhung der Übungszeiten auf zum Beispiel *zweimal täglich zehn Minuten plus MPs* erfolgt. Das geschieht allerdings nicht auf der Basis von Leistungsdenken und Anstrengung, sondern immer auf der Grundlage von einem inneren angenehmen Bedürfnis.

Ein solcher Verlauf könnte wie folgt aussehen:

- 2 x 5 Min und MPs
- 2 x 10 Min plus und MPs
- 15 Min und MPs
- 20 Min und MPs

- 30 Min und MPs
- 45 Min und MPs
- 60 Min und MPs

Es macht eben einen Unterschied, ob Sie sich täglich 5 Minuten oder 60 Minuten mit Ihrem „Hund“ beschäftigen. Aber sehen Sie es bitte nicht als einen zwingend notwendigen Weg, der zu täglich 60 Minuten Übung führt. Es muss in das Leben der Therapeuten (denn auch diese üben täglich) und der Klienten hineinpassen.

Einige üben auch noch mehr.

- 60 Min, vereinzelt 120 Min plus und MPs
- 16 Stunden: Das bedeutet, dass abzüglich von acht Stunden Nachtruhe der ganze Tag, mit allen üblichen Notwendigkeiten, in einem Übungsbewusstsein verbracht wird. Hier werden dann die Grenzen zwischen Übungszeiten und Nicht-Übungszeiten aufgegeben. Dabei werden auch das Essen, der Job und alles andere im Übungsbewusstsein durchgeführt.
- 24 Stunden: Auf dieser Stufe wird auch das Übungsbewusstsein im Schlaf aufrechterhalten und es kommt zu bewusstem Schlafen.

Vielleicht können Sie diese Auflistung als Anregung annehmen. Lösen Sie sich von dem Anspruch, alles richtig und alles möglichst viel machen zu wollen. Es geht nicht um Leistung, sondern um Bewusstheit. Diese Anregung möchte Sie dazu einladen, immer mehr Bereiche Ihres Lebens aus den unbewussten Automatismen herauszuholen und ans Licht Ihrer wachen Aufmerksamkeit zu bringen. Der Weg dahin sollte ein ruhiger und genussvoller sein. Wenn Sie merken, dass Druck entsteht, schalten Sie bitte „einen Gang runter“. Eine kleine Übungseinheit, die Sie als angenehm erleben, ist wirkungsvoller als eine lange, zähe und anstrengende.

Die Ausdehnung der Übungszeiten möchte auch dazu anregen, nicht mit dem Bewusstsein, etwas „erledigen“ oder „abhaken“ zu wollen, an eine Übung heranzugehen: „So jetzt 10 Minuten Meditation und danach geht´s dann weiter ...“ Alternativ können Sie sich zum Abschluss einer Meditation vorstellen, dass Sie die Meditation nicht beenden, sondern lediglich aufstehen, aber weiterhin in einem wachen (meditativen) Zustand bleiben. Warum auch nicht?

Die Verlängerung der Meditationszeiten sollte also auf keinen Fall nach dem Motto „Viel hilft viel“ missverstanden werden. Natürlich können längere Meditationen manchmal tiefere Einsichten begünstigen, aber dieser Weg öffnet sich nur, wenn wir auf unsere Absichtslosigkeit achten. Es ist ein sicherer Erfahrungswert, dass wir umso mehr Probleme in der Meditation bekommen, je mehr wir eine „gute" oder „tiefe" Meditation wollen. Das Wollen ist immer Ausdruck eines aktiven Egoanteils und eine solche Struktur ist kaum dafür geschaffen, um im meditativen Prozess loszulassen. Je weniger wir also wollen, desto mehr kann sich die Meditation für uns öffnen.

Bislang wurden im Text immer wieder besonders wichtige Anregungen durch kursive Schriftsetzung markiert. Im nachfolgenden Kapitel möchte ich den Aspekt von zentralen Leitgedanken etwas strukturierter angehen und Sie mit einigen zentralen Aussagen der BPT vertraut machen. Diese wirken wie Wegmarkierungen, sodass deren Kenntnisnahme zu einer Absicherung auf Ihrem Weg führt.

KAPITEL 3

Die Leitgedanken der BPT

Dieses Kapitel ist einigen der zentralen Leitgedanken der Buddhistischen Psychotherapie BPT gewidmet. Die Auswahl wird nachfolgend zuerst aufgelistet und dann kurz beschrieben. Eine vollständige Liste der 108 Leitsätze der BPT mit Beschreibung finden Sie in dem Buch „Inspiration in 108 Leitsätzen" (2017).

Einige Leitgedanken, die den Anfang prägen und strukturieren

- Vom Risiko in die Leichtigkeit
- Wir sind für uns selbst verantwortlich
- Eine heilsame Vision schaffen
- Am Anfang steht das Ziel
- Die eigene Motivation prüfen
- Unser Leben ist begrenzt und daher sehr kostbar
- Der Weg führt uns auf und ab
- Die Selbstsabotage stoppen
- Das Etappenziel „Zauberschloss"
- Wachsen wie die Lotosblume
- Die Lebenspyramide: Unsere Basis und unser Potenzial
- Hilfesuchende gehören zu den intelligenteren Menschen
- Menschen sind nicht krank, sondern menschlich
- Wir sind alle gleichermaßen betroffen
- Die Behandlung verläuft konstruktiv
- Immer im Universellen beginnen
- Universelle statt individuelle Herangehensweise
- Wir können uns jederzeit verändern
- Der Körper ist in der BPT von zentraler Bedeutung

Vom Risiko in die Leichtigkeit

Als ich Anfang der 90er-Jahre meine berufliche Laufbahn als Psychotherapeut begann, war ich besonders durch eine tiefenpsychologische Ausbildung geprägt. Schwerpunkte dabei waren zum Beispiel Psychopathologie, Störungslehre, Diagnostik und Begutachtung der Krankheitssymptome, biografische Traumata, Aufarbeitung der zentralen Konflikte etc. Es erschien mir damals einfach logisch, dass die Psychotherapie kein leichter Beruf sein kann, schließlich haben wir als Therapeuten fast ausschließlich mit belasteten Menschen zu tun. Meine tiefenpsychologische Ausbildung bestätigte mir diese Sichtweise von Schwere und Problematik. Darüber hinaus ist natürlich auch die Verantwortung, die wir als Therapeuten übernehmen, tagtäglich spürbar.

Zudem kannte ich die entsprechenden Studien, die belegen, dass Menschen aus den heilenden, helfenden und sozialen Berufsgruppen einem besonderen Risiko ausgesetzt sind. Die Wahrscheinlichkeit, in diesen Jobs eine psychische Störung zu entwickeln, suchtkrank oder suizidal zu werden, ist besonders hoch. Ebenso sind die Scheidungsraten der Menschen in diesen Berufen erhöht. Wenn bereits im Arbeitsalltag derart viele intensive Sozialkontakte stattfinden, reduziert sich die Motivation dieser Berufsgruppen drastisch, auch nach Feierabend noch Sozialkontakte zu pflegen. Die erhöhte Wahrscheinlichkeit, sozial zu vereinsamen, ist in den sozialen Berufen naheliegend und sehr problematisch.

Aufgrund dieser Dynamik ist es manchmal gar nicht so klar, wer im Behandlungskontext aktuell die größere Belastung mitbringt: der Klient oder der Therapeut.

Sicherlich sind eine fundierte Ausbildung und eine stabile Persönlichkeit, die zum Beispiel gut Nähe und Distanz regulieren kann, hilfreich, doch für eine adäquat gute professionelle Abgrenzung benötigen wir tatsächlich nicht zwingend die perfekte Therapeutenpersönlichkeit. Eine gute Vision von sich selbst und dem eigenen Tun reicht oft aus. Abgrenzungsprobleme liegen manchmal nur an einem unklaren Bild von sich in der jeweiligen Rolle. Wir alle schlüpfen im Laufe nur eines Tages in so unterschiedliche Rollen, dass es schon einmal zu Unklarheiten im Rollenverständnis kommen kann. Wenn Sie morgens Ihre Kinder versorgen und dann im Job nicht ganz bewusst reagieren, könnten Sie auch dort andere „versorgen".

Wir alle benötigen also immer wieder etwas Hilfe und selbst die Hilfe kann Hilfe brauchen. Gemeint ist hier eine Behandlung, die es sich nicht selbst schwermachen sollte. *Der Beruf des Behandlers ist zwar kein leichter, aber er muss auch kein schwerer sein.* Es gibt die Chance, diesen Beruf als ein Geschenk zu sehen: eine Möglichkeit, mit interessanten Themen umzugehen, sich für das eigene und das Wachstum der Klienten zu interessieren und tagtäglich Kreativität und Lebenskraft im eigenen Tun zu erfahren. Wenn wir dann noch spirituelle Inhalte integrieren können, vertieft sich unsere Arbeit auf sehr angenehme Weise.

Dieser erste Leitsatz möchte uns als Behandler daran erinnern, nach einem leichten Weg zu suchen: einem Weg, der es Ihnen und den Klienten ermöglicht, konstruktiv und kreativ zu bleiben. Ich habe diese Thematik in dem Buch „Der leichte Weg“ (2014) vertieft. Damit der leichte Weg keine leere Phrase bleibt, benötigen Sie natürlich ein paar konkrete Anhaltspunkte, die Sie für eine eigene Überprüfung nutzen können. Fühlen Sie sich eingeladen, die hier beschriebenen Inhalte kritisch zu prüfen, denn die BPT bietet ein gut erprobtes Konzept an, das Behandler selbst überprüfen können.

Wir sind für uns selbst verantwortlich

Als Kinder sind wir vollkommen abhängig von unserem Umfeld. Kinder sind für sich nicht verantwortlich. Unsere Bezugspersonen prägen unsere Kindheit, doch ist diese Prägung keine endgültige. Es gibt in uns keinen weichen „Wachskern“, der geprägt wird und dann für den Rest des Lebens aushärtet. Das „Wachs“ bleibt „Wachs“. Durch den konstanten Einfluss in unseren jungen Jahren entwickelt sich ein „Wachs-Selbstbild“. Leider lernen wir dann, daran zu glauben und uns auch dementsprechend zu verhalten. So verhärten wir selbst durch ein aktives Tun unser durchaus formbares „Wachs“.

Mit dem Eintritt in das Erwachsenenalter werden wir jedoch für uns selbst verantwortlich. Immer nur andere für unser erwachsenes Empfinden und Verhalten verantwortlich zu machen wäre natürlich eine recht einfache „Lösung“, aber sie eröffnet kaum konstruktive Perspektiven. Eigenverantwortung zu übernehmen ist sicherlich anspruchsvoller, doch hier entstehen Handlungsspielräume. Natürlich können wir unsere Geschichte respektieren und würdigen, und selbstverständlich sollten wir sie auch nicht einfach wegzuwischen versuchen. Sich daran gewissermaßen festzuhalten ist ein sehr problematisches Verhalten; es ist jedoch keine individuelle Schwäche oder Eigenart, sondern eine universelle menschliche Neigung. Wir alle tendieren dazu, uns mit unserer Geschichte zu identifizieren. *Ich bin, weil ich war.*

Durch die Schritt-für-Schritt-Strategie der BPT in der Anfangsphase werden Kompetenzen aufgebaut und damit auch Egostärke. Auf dieser Basis finden wir einen leichteren Zugang zu unserer Verantwortung für uns selbst. Als BPT-Therapeuten werden wir in der Anfangszeit sicherlich dazu beitragen, die Motivation der Klienten zu fördern. Therapie- und Behandlungsmotivation sind immer bedeutsame Anfangsthemen. Die BPT-Therapeuten sind jedoch nicht alleine für den Therapieerfolg verantwortlich. Sie unterstützen, aber sie „tragen" nicht. Sie informieren, zeigen, begleiten und fördern, doch sie „ziehen" nicht. Jeder Klient trägt für sich selbst Verantwortung. Schließlich geht es um das Vermitteln von Selbsthilfe.

Eine heilsame Vision schaffen

Oft macht eine Vision den Unterschied aus. Mit Visionen sind natürlich keine psychedelischen Traumbilder oder Halluzinationen gemeint, sondern einfach ein Bild von sich, entweder ein aktuelles Bild oder das einer Zukunftsvision. Gemeint ist hier also ein möglichst klares Vorstellungsbild, das Sie von sich selbst haben. Die Art und Weise, wie Sie sich selbst sehen, ist im Alltag von endscheidender Bedeutung. So können Sie zum Beispiel in einem Konflikt schweigen und die Vision von sich als Opfer oder Verlierer haben, oder Sie können in einem Konflikt schweigen und die Vision von sich als einem weisen Erwachsenen haben. Je nach Art dieser Vision werden Sie sehr unterschiedliche Empfindungen spüren.

Wenn Sie die Buddhistische Psychotherapie BPT in Ihren Anwendungsmöglichkeiten näher kennenlernen, eröffnen sich vielleicht auch für Sie hilfreiche Visionen, zum Beispiel darüber, wie Sie sich selbst sehen und wie Sie sich auf eine leichte und konstruktive Weise weiterentwickeln und auch andere Menschen auf ihrem Weg unterstützen können. Sie lernen sich selbst aus einer anderen Perspektive zu betrachten und kommen zu anderen Visionen von sich selbst. Die BPT gibt Anregungen, um heilsame Visionen von sich selbst zu fördern und zu sichern. Um es kurz und bündig zu formulieren: *Ohne eine klare Vision macht jedes Engagement keinen Sinn.* Ohne Zielvision können Sie lange im Kreis laufen. Prüfen Sie anfangs möglichst konkret, welche Eigenschaften Sie beispielsweise für sich entwickeln möchten.

Als BPT-Therapeuten prüfen wir diese Visionen unserer Klienten kritisch, da sich hier nicht gerade selten entweder offen oder verdeckt Erwartungen verstecken, die den Behandlungsverlauf beeinträchtigen können. So entstehen oft Erwartungen an sich selbst und an die Behandlung, die etwas überhöht wirken. Die buddhistischen Herangehensweisen sind keine Zaubermittel, es werden keine Wunder geschehen und es wird auch keine erleuchteten BPT-Therapeuten geben, die mittels übernatürlicher Handhabung einen Klienten ohne dessen Zutun heilen. Der Weg wird ein Übungsweg sein.

Damit sind wir schon in der Anfangssequenz der BPT angekommen. Wir beginnen mit der Konstruktion einer Vision, einem Ziel.

Am Anfang steht das Ziel

Stellen Sie sich vor, dass Sie in einen Spiegel schauen und darin sich selbst sehen, wie Sie in fünf Jahren sein werden. Vielleicht achten Sie einmal nicht so sehr auf das Äußere, sondern darauf, was die Person, die Sie sein werden, Ihnen zu sagen hat. Was möchten Sie von ihr/von sich hören? Insbesondere über welche Eigenschaften sollte die Person, die Sie sein werden, verfügen? Nehmen Sie sich bitte etwas Zeit für diese bedeutsame Fragestellung. Welche Eigenschaften vermissen Sie derzeit noch an sich und welche möchten Sie entwickeln?

Womöglich klingen solche Fragen etwas ungewohnt. Vielleicht meinen Sie, dass Sie sich doch nicht aussuchen können, wer Sie in fünf Jahren sein werden. Wir sind es eben nicht gewöhnt, dass wir die wichtigsten Dinge im Leben selbst steuern können.

Das ist eine der BPT-Grundlagen: die Verdeutlichung unserer Selbststeuerungsfähigkeiten.

Wenn Sie lernen möchten, sich selbst zu steuern, dann wäre es hilfreich zu wissen, wohin die Reise gehen soll. Deshalb wird in der ersten Stunde der Behandlung möglichst konkret nach den gewünschten Zielen gefragt. „Es soll mir besser gehen", oder „Ich möchte endlich glücklicher leben", sind sicher hilfreiche Ideen, aber wir müssen diese deutlicher konkretisieren. Was also würde es genau bedeuten, wenn es Ihnen besser ginge? Was wäre anders als jetzt? Was würde es genau bedeuten, wenn Sie glücklicher wären?

Zudem erfolgt in der Anfangszeit der Behandlung eine genauere Egoanalyse, die transparent macht, welche Egoanteile sich zu stark entwickelt haben und welche bislang zu schwach geblieben sind. Zwar verfügen wir alle über sämtliche notwendigen Veranlagungen, doch sicherlich sind davon nicht alle kultiviert worden, aber das können wir jederzeit nachholen.

Das Ziel, die anzustrebenden Egoeigenschaften, sollte für Behandler und Klienten möglichst klar sein und auch schriftlich formuliert werden.

Die eigene Motivation prüfen

Vielleicht möchten Sie sich etwas verändern, doch wie stark ist diese Motivation? Prüfen Sie möglichst selbstkritisch Ihren Willen, die formulierten Ziele auch wirklich erreichen zu wollen. Um für sich eine spürbare Veränderung hin zum Heilsamen zu erreichen, benötigen Sie eine möglichst eindeutige und starke Motivation. Wenn Ihnen die positive Vision noch unsicher erscheint, wenn Sie zwar ein Ziel formulieren können, sich jedoch nicht ganz sicher sind, dieses auch erreichen zu können, oder wenn auch vieles andere ansteht und Sie den Eindruck bekommen, zu viel auf Ihrer Agenda stehen zu haben, dann entwickeln Sie zusammen mit den BPT-Therapeuten in der Anfangsphase konkrete kleinere Etappenziele oder gegebenenfalls sogar einen späteren Behandlungsbeginn.

Zudem spüren Sie möglichst intensiv nach, wie sich Ihre Probleme anfühlen. Vielleicht stellen Sie sich vor, dass Sie sich nie verändern werden. Womöglich spüren Sie bei diesem Gedanken eine heftige Gegenwehr. Auch Frustrationsenergie kann für den Start eine Hilfe sein.

In der buddhistischen Literatur gibt es ein Beispiel für die eigene Motivationsprüfung: Die Motivation, sich ändern zu wollen, sollte so stark sein wie der Wunsch, nach einem längeren Luftanhalten den nächsten Atemzug zu machen. Der Wunsch weiter zu atmen entspricht dem Wunsch weiter zu leben. Weiter leben bedeutet weiter verändern. Wie sehr können Sie sich dem öffnen?

Wie reagieren Sie, wenn ein guter Freund Ihnen sagt: „Du hast dich in all den Jahren gar nicht verändert", oder: „Bleib so, wie du bist." Ist das für Sie angenehm?

Menschen mit geschwächtem Selbstwertempfinden kann eine solche Aussage stärken, denn sie bestätigt ihnen ja: „Du bist okay." Aus Sicht der BPT sind das allerdings sehr destruktive Aussagen. Oder haben Sie tatsächlich schon Ihr Potenzial voll entfaltet? Möchten Sie wirklich unterhalb Ihrer Möglichkeiten leben? Sind Sie nicht neugierig, was noch möglich ist? Möchten Sie nicht freier und zufriedener leben?

Prüfen Sie doch einmal, wie viel Sie sich selbst wert sind. Können Sie sich selbst wertschätzen? Wenn nicht, haben Sie schon ein erstes

Etappenziel gefunden, das Sie anstreben können. Wenn ja, dann fragen Sie sich, woran genau Sie das merken. Worin drückt sich das aus?

Es ist gut, sich selbst als „okay" einzuschätzen. Es heißt doch auch: *Du bist perfekt, so wie du bist, aber du solltest dringend etwas ändern.*

Sie selbst setzen das Ziel und die BPT zeigt Ihnen, wie Sie dorthin gelangen!

Unser Leben ist begrenzt und daher sehr kostbar

Die eigene Sterblichkeit ist jedem von uns klar, es scheint so naheliegend und fast schon banal. Wir haben von dieser Thematik bereits unter dem Aspekt der Diskontinuität als Wesensmerkmal der Natur etwas erfahren. Diese Thematik eröffnet uns viele Aspekte, in die wir hineinsehen und aus denen wir lernen können. Hier möchte ich einen von diesen Aspekten herausgreifen. Er bezieht sich darauf, dass wir in der BPT-Behandlung nicht rigide auf ein Fernziel hinarbeiten: Es soll nicht später besser werden, die Klienten sollen nicht in ferner Zukunft etwas erreichen, sondern jetzt. Wir können uns zwar überlegen, wie wir in fünf Jahren sein möchten, doch diese Überlegungen sollten dann ein aktives Handeln im Hier und Jetzt bewirken.

Jeder Augenblick ist kostbar. Wenn jetzt in diesem Moment alles okay ist, dann ist bereits alles erreicht. Dann haben wir die vielen Automatismen für den Moment „ausgehebelt" und erleben einen Moment der Bewusstheit. Genau darum geht es. Nehmen Sie sich jetzt wahr: Ihre Körperhaltung und Ihre Geistesverfassung. Realisieren Sie jetzt Ihren Atemfluss. Seien Sie ganz bei sich. Jetzt.

Jede Wiederholung wird diesen Aspekt untermauern. Die eigene Erfahrung, das Erleben dieses Momentes auch in seinen sinnlichen Qualitäten, erzeugt in uns eine Erinnerung, die mit jeder Wiederholung kräftiger wird und dadurch den zukünftigen Zugang erleichtert. Allerdings wird es keine kontinuierliche und durchgängig gleiche Verbesserung geben.

Der Weg führt uns auf und ab

Nicht wenige Menschen, die sich an die BPT wenden, bringen schon Vorerfahrungen mit. Sie haben andere Verfahren kennengelernt und manchmal nicht den Erfolg gehabt, den Sie sich gewünscht hatten. Auch die „Anfänger" kommen mit Wünschen und Hoffnungen in die

BPT. Manchmal werden diese oft hohen Erwartungen gerade in der Anfangszeit sogar auch erfüllt, denn Anfangserfolge ergeben sich eben aus der Dynamik eines Neuanfangs.

Natürlich sind Hoffnung, Zuversicht und Motivation sehr wesentlich, aber ebenso ist eine reale Sicht des Weges notwendig, um sich vor Enttäuschungen zu schützen.

Wie schon erwähnt, zeige ich meinen Klienten gleich zu Anfang immer die Skizze der aufsteigenden Wellenlinie (Abbildung 1). Sie zeigt den wahrscheinlichen Verlauf des Weges, der vor Ihnen liegt.

Es ist sehr gut möglich, dass es relativ schnell die eben erwähnten Anfangserfolge geben wird. Diese Entwicklung wird jedoch immer wieder durch Stagnation und womöglich auch Rückschlage unterbrochen. Wenn sich die Kurve im Leben wieder neigt, kann der Blick auf diese Abbildung helfen, um zu erkennen, wo Sie gerade stehen und was vor Ihnen und hinter Ihnen liegt. Das ist oft hilfreich, denn wenn es wieder einmal „nach unten" geht, verlieren wir alle schnell den Überblick. Diese Abbildung zeigt uns, dass wir einen wechselvollen Weg vor uns haben, dass wir *alle* einen solchen Weg vor uns haben. Lebens- und Übungswege sind immer so. Es zeigt aber auch, dass wir im Übungsprozess einige Tiefpunkte durchleben und diese sich womöglich so anfühlen, als stünden wir wieder ganz am Anfang. Tatsächlich aber befinden wir uns bereits mitten auf dem Weg und nicht mehr in der Ausgangsposition. Das hilft oft dabei, mit Zuversicht den Übungsweg auch aus einem Tiefpunkt heraus fortzusetzen.

Der folgende Leitsatz möchte Anregungen dafür geben.

Stoppe die Selbstsabotage

Es gibt in der Anfangssequenz noch eine weitere Skizze, die Ihnen ebenfalls als Anregung dienen kann. Wenn Ihre Stimmung kippt und Sie den Eindruck haben, in einem Loch zu stecken, dann entsteht spontan die Dynamik eines sogenannten „Tunnelblicks". Unsere Perspektive kollabiert, unser Blick trübt sich ein und wir verlieren den Überblick. Wer sich in einem Loch umsieht, der sieht nun mal nichts. Das ist normal.

Die folgende Abbildung 66 zeigt eine problematische menschliche Eigenart, die in Krisen leider immer wieder auftritt. Wenn wir in einem „Loch" sitzen, suchen wir nicht mehr konstruktiv nach Lösungen oder nutzen zumindest die Zeit, um uns in Ruhe zu erholen. Stattdessen beginnen wir mit dem „Graben".

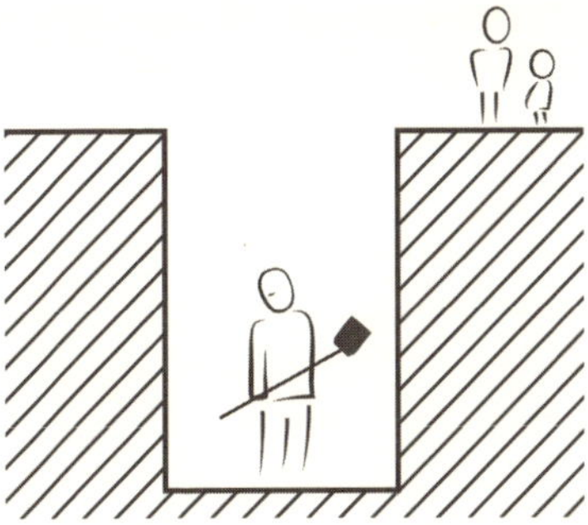

Abb. 66

Mit dem Graben sind die verschiedensten Formen der Selbstsabotage gemeint, die wir selbst erzeugen. Hierzu zählen Selbstanklagen, Grübeleien, Hadern und Jammern und natürlich auch der Konsum von Substanzen zur „Beruhigung", die meistens wie eine Betäubung oder sogar Selbstvergiftung wirken. Oft werden auch Konflikte gesucht und das Kämpfen mit anderen beginnt.

Die Anregung hier lautet: *Hören Sie auf zu graben!*

Wenn es Ihnen schlecht geht und Sie den Eindruck haben, im Loch zu stecken, dann überprüfen Sie Ihre weiteren Gedanken und Handlungen mit Blick auf die Richtung: Bewegen Sie sich nach unten und graben, halten Sie Ihre Position oder bewegen Sie sich in einer Richtung, die Sie aus dem Loch herausführt? Nehmen Sie diesen Zustand anfangs erst einmal zur Kenntnis. Vielleicht sind noch nicht so viele Ideen und Ressourcen vorhanden, um unheilsames Handeln und Denken abzumildern, doch Sie können in jedem Fall Ihren Tunnelblick reduzieren und sich dessen bewusst werden, was Sie in dieser Situation tun. Das bedeutet auch, dass Sie natürlich nicht sofort aus dem Loch heraus müssen. Manchmal kann es eine notwendige Schutzzone sein. Diese entfaltet jedoch erst dann eine heilsame Wirkung, wenn Sie es mit Bewusstheit umsetzen.

Als Zielvision existieren die Abmilderung von unheilsamen und die Förderung von heilsamen Zuständen. Das ist zwar offensichtlich, aber viele Menschen bleiben beim ersten Schritt stehen. Sie fokussieren nur die Abmilderung von unheilsamen Zuständen: „Ich möchte nicht mehr leiden."

Ein erfülltes Leben zu genießen erfordert allerdings etwas mehr als nur, nicht leiden zu müssen. Der Bereich der positiven Psychologie, der konkreten heilsamen Visionen ist also wichtig. Das könnte bedeuten, dass Sie sich ein positives Ziel suchen, also eine heilsame Eigenschaft, die Sie in sich entwickeln möchten: „Ich möchte gerne Gelassenheit in mir kultivieren. Wenn ich das umsetze, dann kann ich zum Beispiel im Kontakt mit meinem Partner ruhiger argumentieren."

Sicher kommen Klienten mit dem Anliegen, ihre Probleme beseitigen zu wollen. Das ist wichtig und das soll eine gute Behandlung auch bewirken. Trotzdem wäre es einfach zu kurz gefasst, wenn wir uns damit zufriedengeben. Die Konzeption der BPT ist so angelegt, dass wir beide Bereiche, die Abmilderung von Problemen und die Förderung von Ressourcen, umsetzen können. Das Angebot erfolgt jedoch vollkommen indirekt. Natürlich werden die Ziele der Klienten vorbehaltlos ernst genommen, Leiden zu mildern hat Top-Priorität. Doch die Erläuterungen zu den Zusammenhängen, den Ressourcen, den Veranlagungen, dem Potenzial, den Erfahrungsschätzen, den Techniken etc. eröffnen weitere Horizonte.

Diese Thematik existierte bereits in alter Zeit, als die buddhistische Philosophie und Praxis formuliert wurden. Dazu gibt es ein schönes Beispiel.

Das Etappenziel „Zauberschloss"

In einem sehr zentralen buddhistischen Text, dem Lotos-Sutra, wird davon berichtet, wie Menschen sich auf den Weg machen, um sich weiterzuentwickeln. Sie möchten sich vom Leiden befreien. Ihr Reiseführer geleitet sie und zeigt ihnen einen Weg. Doch die Reise ist beschwerlich, und als die Reisegruppe aufgeben will, zeigt ihnen der Reiseführer, gewissermaßen als ein Etappenziel oder eine Art Rastplatz, ein Zauberschloss.

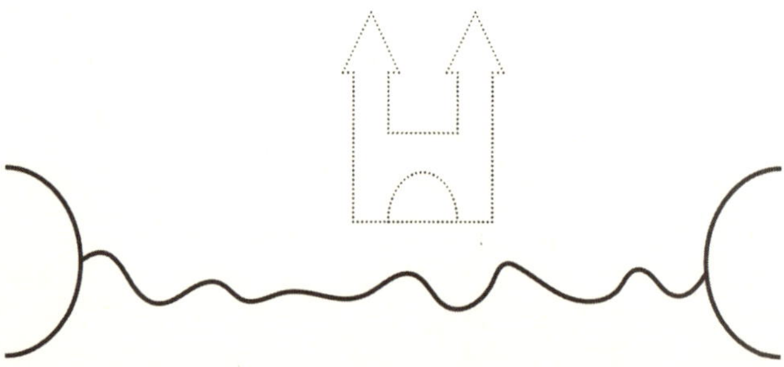

Abb. 67

Hier können sich die Reisenden ausruhen, essen, trinken und es sich gut gehen lassen. Das klingt verlockend und es ist in der Tat auch für viele so verlockend, dass sie nicht weiterreisen möchten. Der Reiseführer muss sie dazu motivieren, die Reise fortzusetzen.

Sehr ähnlich wie die Reisegruppe möchten auch viele von uns nach Erreichen dieses „Zauberschlosses" nicht weitergehen. Wenn wir ein solches Zauberschloss erreichen, dann haben wir bereits einiges geschafft. Hier konnten wir unser Leiden lindern! Das Zauberschloss steht als Symbol für das erste Wahrnehmen von Erleichterung und Linderung. Wir erleben dann vielleicht schon weniger Anspannung, unsere psychische Verfassung ist nicht mehr so belastet und wir können uns besser entspannen. Für viele von uns wäre das bereits ein wunderbares Ziel. Daher möchten viele Menschen das Zauberschloss auch gar nicht mehr verlassen. Das ist ebenso nachvollziehbar, wie es auch schade ist. Schließlich besitzen wir alle ein inneres Potenzial, das uns zu viel mehr befähigen kann. Die Reise lässt sich noch weiterführen. Wir können unser Potenzial weiter kultivieren. Es gibt noch viel unentdecktes Land bis zum Horizont.

BPT-Therapeuten drängen ihre Klienten natürlich nicht zu diesen Horizonten, sie führen sie auf einen Aussichtspunkt, auf einen hohen Turm in dem Zauberschloss, von dem aus sich der Blick so weit öffnet, dass sich Perspektiven auftun und wandeln, sodass Interesse, Neugier, Hoffnung und Zuversicht eine Eigendynamik annehmen. Es handelt sich hierbei also auch um die Motivierung für einen Entwicklungs- und Transformationsprozess. Für diesen höchst bedeutsamen Vorgang existiert seit vielen Generationen ein schöner symbolhafter Vergleich: der Lotos.

Wachsen wie die Lotosblume

Die Lotosblume hat ihre Wurzeln tief im Schlamm des morastigen Seegrundes. Sie beginnt ihre Existenz also im Dreck. Dann fängt sie zu wachsen an, sie strebt dem Licht entgegen. Sie wächst und wächst und irgendwann durchstößt der Trieb die Wasseroberfläche.

Nun, im vollen Licht, entfaltet sich die Lotosblüte, vollkommen rein und unbefleckt vom Schlamm des Seegrundes erblüht sie. Dieser Wachstumsprozess ist für uns Menschen jedoch nicht naturgegeben. Auch wir beginnen unser Leben zwar gewissermaßen im „Urschlamm" des Materiellen, doch leider richten es sich sehr viele von uns dort unten gemütlich ein und bleiben an dieser Stufe haften.

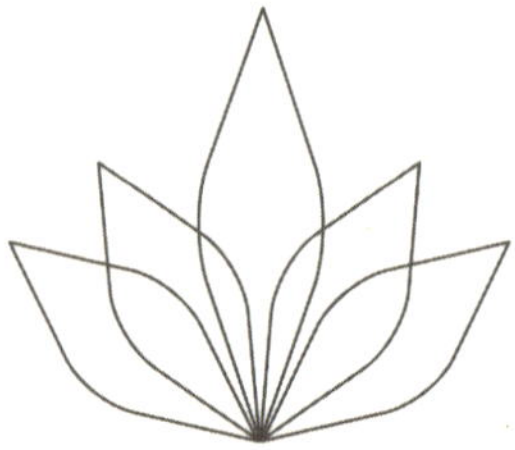

Abb. 68

Schauen wir uns diesen Vorgang noch etwas genauer an. Dafür können wir eine hilfreiche Skizze nutzen, die nun im folgenden Verlauf aufgebaut wird.

Die Lebenspyramide: Unsere Basis und unser Potenzial

Wir alle starten auf einem animalischen Niveau. In der ersten Phase unseres Lebens basiert unser Niveau auf animalischen Impulsen, wie der Nahrungsaufnahme, der Verdauung und dem Schlaf.

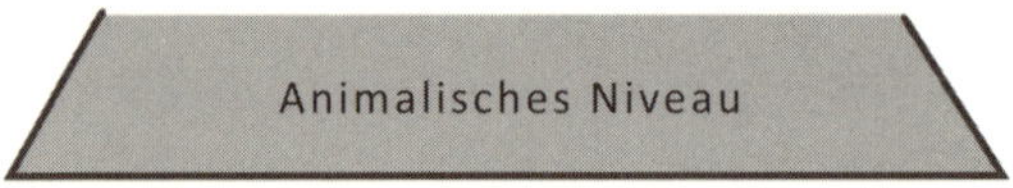

Abb. 69

Natürlich werden wir uns, solange wir leben, nicht von diesem Niveau abtrennen können, denn es ist wie unser Fundament. Wenn diese Grundlagen geschwächt werden, spüren wir das in allen unseren Lebensbereichen. Ein wackeliges Fundament lässt jedes Gebäude, sogar bis zum Einsturz, instabil werden.

Auf dem nächst höheren Niveau, als Kleinkind, beginnen wir zu lernen. Das geschieht anfangs noch spielerisch auf einem kindlichen Niveau. Das spielerische Lernen ist das zentrale Merkmal dieses Niveaus.

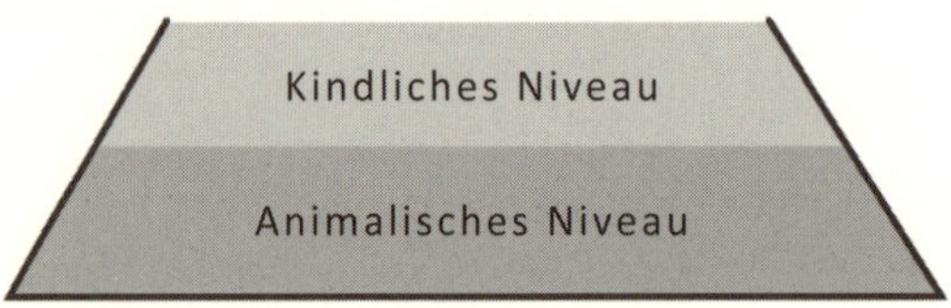

Abb. 70

Das kindliche Niveau ist noch stark mit dem animalischen verbunden. Diese beiden Bereiche sind sehr dominant und sie bleiben es auch. Darin sind viele Ressourcen angelegt, aber auch viele Probleme. Nicht wenige Menschen bleiben auf diesen beiden Niveaus stecken. Sie möchten keine Verantwortung übernehmen, das Leben soll nur Genuss sein. Bei Problemen finden kindliche Trotzreaktionen oder andere frühkindliche Reaktionsmuster statt. Es kann auch animalischer Schmerz oder animalischer Kampf entstehen.

Wenn wir als Kinder Lernaufgaben verinnerlichen, dann erschaffen wir uns einen Erfahrungsschatz, sodass wir jugendlich und erwachsen werden. Die nächste Ebene ist die erwachsene Ebene. Sie bedeutet eigentlich nur, dass im kindlichen Niveau viel erlernt und wiederholt wurde. Damit konnten sich Automatismen bilden. Das erwachsene Niveau ist also geprägt von erlernten Automatismen und Gewohnheitsmustern. Erwachsene Menschen funktionieren.

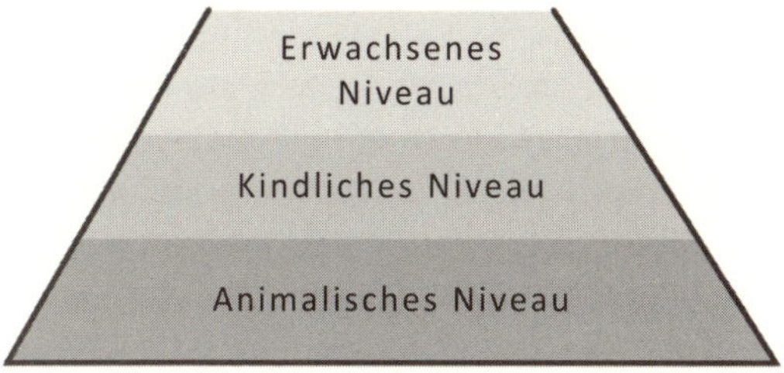

Abb. 71

Wenn wir als Erwachsene aber nur wie eine Maschine funktionieren und täglich unsere Automatismen abspulen, sozusagen auf Autopilot leben, dann muss uns keine Theorie vermitteln, dass etwas fehlt, denn das spüren wir selbst.

Der nächste Schritt, der uns Erwachsenen noch fehlt, ist das Niveau der Bewusstheit. Sie werden vielleicht meinen, dass Sie als Erwachsener durchaus bewusst agieren können, aber der Alltag eines erwachsenen Menschen ist trotzdem mehr durch Automatismen und Funktionieren als durch Bewusstheit geprägt. Wenn wir uns als Erwachsene um Bewusstheit bemühen, werden wir uns unserer vielen Automatismen bewusst. Wir müssen nicht sofort alles ändern, *was* wir tun, sondern *wie* wir es tun: nämlich bewusster.

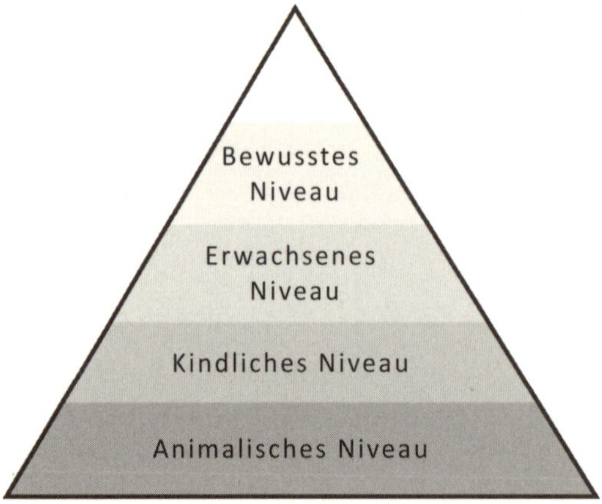

Abb. 72

Sicherlich können wir als Erwachsene immer wieder einmal mit etwas Bemühen kleine Abstecher in den Bereich des Bewussten machen, aber diese Exkursionen sind meistens nur von kurzer Dauer und der Zugang ist alles andere als sicher.

Hier finden wir ein sehr großes Übungsfeld vor. Waren wir vorher oft vollkommen mit dem, was wir taten, identifiziert, also in Automatismen verhaftet, so stärken wir nun den inneren Beobachter und realisieren unser Handeln und dessen Konsequenzen mehr. Dadurch werden sich spürbar einige Dinge in unserem Alltag verändern.

Obwohl dieser Zustand aber schon sehr intensiv unser menschliches Potenzial aktiviert, haben wir doch immer noch nicht alles ausgeschöpft. Ein weiterer letzter Schritt, der uns als bewussten Erwachsenen noch fehlt, ist das Niveau der Spiritualität. Hier sollten wir uns im Hinblick auf die Proportionen in der Lebenspyramide nicht täuschen lassen. Obwohl der spirituelle Bereich viel weniger Platz darin einnimmt als zum Beispiel das animalische Niveau, ist er trotzdem nicht weniger wichtig. Der spirituelle Bereich ist leider nicht so deutlich spürbar. Spirituelle Defizite wirken zwar äußerst destruktiv, sind aber nur indirekt wahrnehmbar. Während ein animalischer Mangel, zum Beispiel in Form von Nahrungsmangel, sehr schnell für uns erkennbar wird, übersehen wir den spirituellen Mangel zumeist völlig.

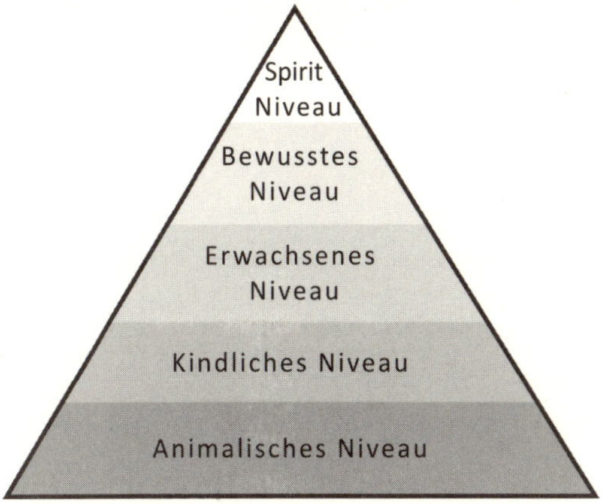

Abb. 73

Im spirituellen Niveau können wir noch stärker als auf dem bewussten Niveau unsere „Lebenspyramide" transzendieren. Wir finden hier einen Bereich, der weit über unser eigenes Niveau hinausreicht. Dafür ist eine Entgrenzung notwendig. Wir sind jedoch nur in der Lage, unsere Anhaftungen zu lockern, wenn wir uns ausreichend gestärkt fühlen. Die folgende Abbildung möchte uns andeuten, dass das spirituelle Niveau in uns in der Lage ist, einen größeren Bereich zu erschließen.

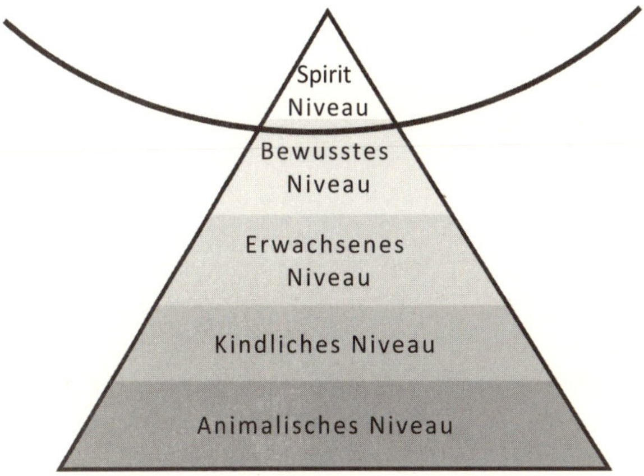

Abb. 74

Die BPT ist eine Methode, die eine konkrete Strategie für den spirituellen Weg anbieten kann und die Spiritualität in ihrem Behandlungskonzept fest integriert hat. Am Ende von Kapitel 5 werde ich die Umsetzung und die Anwendungsmethoden dafür verdeutlichen.

Dass unser Leben eine derartige Pyramidenform hat, also eine eher ungleiche Verteilung nach oben hin, unterliegt keinem Naturgesetz, sondern reflektiert eigentlich nur unsere Problematik. Die Pyramidenform beschreibt die Relationen der Bereiche, sowohl im Individuum als auch in der Gesellschaft. Immer wieder wählen wir den Weg ins Kindliche und Animalische. Wenn Sie erfolgreich ein Produkt vermarkten möchten, dann sprechen Sie am besten die kindlichen und animalischen Seiten in Ihren Kunden an.

Schauen wir uns aber unsere eigene Position in der Pyramide einmal an. Die folgende Abbildung möchte dazu einladen. Sie sehen den Punkt als eine Art Standpunktmarkierung. Vielleicht haben Sie den Eindruck, dass Sie sich dort aufhalten. Schließlich bemühen Sie sich ja um Bewusstheit.

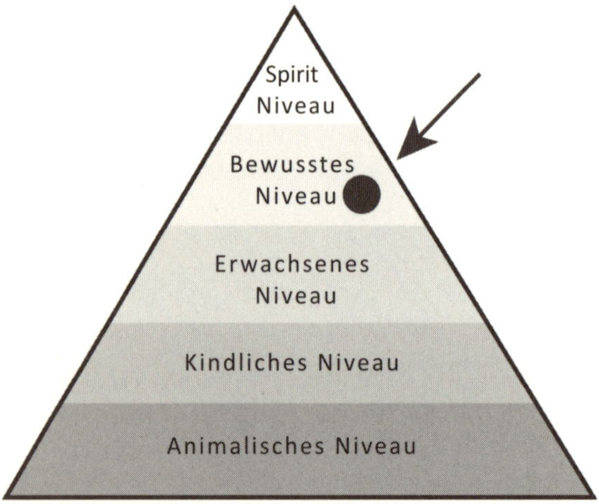

Abb. 75

Die Selbsteinschätzung, die uns dazu verleiten mag, unseren Standort im bewussten Bereich zu verorten, ist natürlich verführerisch, aber bei genauerer Betrachtung müssen wir feststellen, dass unsere Positionen variieren können. Das zeigt uns die nachfolgende Abbildung, in der gleich mehrere Beispiele für mehrere Personen eingefügt wurden. Jeder von uns entwickelt eigene Lebenslinien, von denen wir nun fünf innerhalb der Lebenspyramide sehen. Jede von diesen muss zwangsläufig immer bis zur animalischen Ebene herunterreichen, denn ohne Essen, Trinken, Schlafen und Fortpflanzung sterben wir.

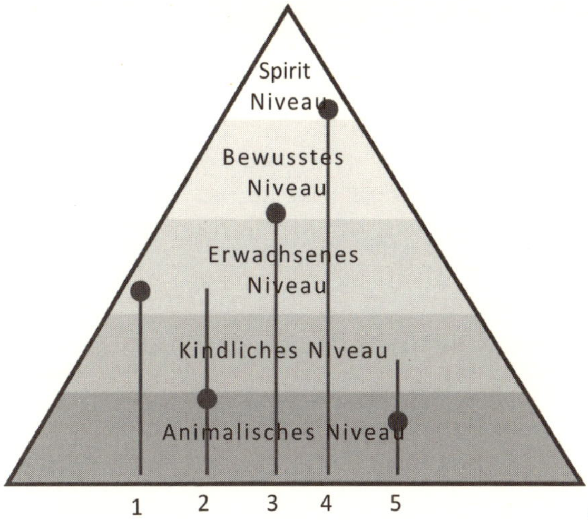

Abb. 76

1. Die erste Lebenslinie zeigt einen Menschen, der (nur) gut funktioniert. Ihm sind bewusstere oder gar spirituelle Themen fremd.
2. Die nächste Linie zeigt einen Menschen, der gegenwärtig seine erwachsene Ebene verlassen hat. Er mag im Moment nicht mehr funktionieren. Anstatt sich um Bewusstheit zu bemühen, kommt es zu einem Herabsinken in animalische Lebensbereiche.
3. Im Gegensatz dazu hat sich im dritten Beispiel jemand um Bewusstheit bemüht. Hier finden bereits viele innere Potenziale eine gute Anwendung.
4. Die vierte Lebenslinie zeigt die Entfaltung unseres Potenzials. Hier hat jemand alle Wege für sich öffnen können. Der Betreffende lebt bewusst, konnte spirituelle Erfahrungen machen, ist aber nicht abgeschnitten von kindlichen Impulsen, Lerninteressen und unseren animalischen Grundbedürfnissen.
5. Die Person mit der fünften Lebenslinie kann nicht einmal zufriedenstellend funktionieren, sie kann keine Verantwortung übernehmen, sie verhält sich und fühlt sich kindlich-animalisch.

Unsere Position innerhalb der Pyramide hat also keinen statischen Charakter. Wir sind in unserem Alltag ständig in dieser Pyramide unterwegs. Schön wäre es, wenn unsere Lebenslinien alle Bereiche der Pyramide durchziehen. So könnten wir dann einmal erwachsen funktionieren, einmal reagieren wir kindlich-spielerisch und das Animalische in uns ist sowieso regelmäßig spürbar. Zudem verweist der dynamische Charakter der Pyramide auch darauf, dass wir Defizite in einigen Bereichen jederzeit nachbessern können und dass wir für das Erreichen eines bestimmten Niveaus auch Absicherungen auf den darunterliegenden Niveaus benötigen. Es zeigt uns also, dass zum Beispiel eine Flucht in den spirituellen Bereich aufgrund von Problemen im Leben, also den unteren Etagen in der Lebenspyramide, gänzlich unsinnig ist. Wenn unser Lebenshaus instabil ist, wenn das Fundament aus animalischen und kindlichen Anteilen „bröckelt", werden wir auch in den höheren Etagen keine Sicherheit finden.

Dieses hierarchische System finden wir auch auf der neuroanatomischen Ebene wieder. Unser Gehirn besteht aus hierarchischen Clustern, bei denen auf unterer Ebene Verhaltensabläufe stehen und auf höherer Ebene Haltungen angesiedelt sind. *Haltungen bestimmen Handlungen.*

Wir benötigen also heilsame übergeordnete Haltungen, die uns dann auch auf der Verhaltensebene behilflich sein können.

Die BPT gehört zu den wenigen therapeutischen Ansätzen, die spirituelle Ressourcen in ihrem Konzept verankert haben und zudem diese bedeutsame menschliche Ressource strategisch aufzubauen vermögen. Dabei handelt es sich um universelle spirituelle Ressourcen und keinesfalls um rein buddhistische. Ich möchte es immer wieder betonen, dass trotz des Begriffs „buddhistisch" die buddhistische Psychotherapie konfessionsfrei ist. Es handelt sich nicht um eine Religion, sondern um einen Behandlungsansatz.

Ich möchte nun wieder auf das ursprüngliche Thema zurückkommen. Wie sieht es in Ihrem Leben mit der Bewusstheit aus? Wie sieht Ihr Verhältnis zwischen dem Leben auf Autopilot und dem bewussten Leben aus? Und was bedeutet für Sie Spiritualität in Ihrem Leben? Vielleicht klingt vor allem die letzte Frage für Sie noch etwas diffus. Ich hoffe, dass Sie im weiteren Verlauf der Lektüre mehr Klarheit gewinnen können.

Die Fähigkeit, sich selbstkritisch zu betrachten, ist ein wichtiger Aspekt. Es ist eine generelle menschliche Neigung, etwas verblendet auf sich und die Welt zu schauen. Wenn unser Selbstwertempfinden gemindert ist, steigert sich diese Tendenz noch mehr, sodass viele von uns bei Selbstanklagen oder bei unbewussten Verdrängungsmethoden landen, indem sie zum Beispiel diese Themen von sich weisen und im hermetischen Selbstschutz erstarren.

Spiritualität und Religion

Spiritualität und Religion können sich nur auf der Basis einer soliden Lebenspyramide heilsam auswirken. Das solide Fundament ist also eine Voraussetzung für eine heilsame Umsetzung von Spiritualität und Religion. Wenn in unserem Fundament das Animalische (die Grundbedürfnisse), das Kindliche (Spiel- und Lernmöglichkeiten), das Erwachsene (Funktionieren im sozialen Umfeld) und das Bewusste (kritische Reflexion) instabil sind, dann deformiert sich die Lebenspyramide:

- Auf der spirituellen Ebene entstehen unheilsame Emotionen, die uns verblenden und Irrwege eröffnen.
- Auf der bewussten Ebene verharren wir in reinen Rationalismen.
- Auf der erwachsenen Ebene erstarren wir in nur funktionalen Abläufen und dem blinden Festhalten an starren Regeln und Riten.
- Auf der kindlichen Ebene empfinden wir uns als klein und unbedeutend und suchen verzweifelt nach dem Übervater, dessen Existenz weit entfernt von uns angenommen wird.
- Auf der animalischen Ebene reagieren wir mit blinder Aggression oder starker Angst, wenn unsere Ansichten in Frage gestellt werden.

Die Lebenspyramide möchte uns dazu anregen, die verschiedenen Bereiche unseres Lebens mit Bewusstheit zu durchdringen. Das ist nicht immer leicht, vor allem weil in uns feste Automatismen wirken möchten.

Wir sind als Menschen also vielen Problemen ausgesetzt und alleine nicht sehr überlebensfähig. Unsere Stärke liegt in der Gemeinschaft. Sich Hilfe zu holen ist daher ein urmenschliches und nicht zuletzt auch ein cleveres Verhalten. Damit kommen wir zu einem weiteren Leitsatz der Buddhistischen Psychotherapie BPT.

Hilfesuchende gehören zu den intelligenteren Menschen

Auch wenn selbstsichere Klienten die Behandlung aufsuchen, ist es hilfreich, das Thema der kulturell geprägten Bewertung von Erkrankungen aufzugreifen. Demzufolge ist eine organische Erkrankung „gut" und eine psychische Erkrankung „schlecht". So ist zum Beispiel Diabetes „gut" und Depression „schlecht". Eine Grippe ist „gut", eine Angststörung ist „schlecht". Ein Knochenbruch ist „gut" und eine psychische Krise ist „schlecht".

Es existieren zahllose solcher problematischen Einteilungen. Es geht hier nicht nur um das „Image" einer Erkrankung, sondern auch um die daraus folgenden Konsequenzen. Eine dieser Konsequenzen besteht darin, dass sich Menschen mit einer „schlechten" Erkrankung sehr viel später Hilfe holen. Bei einem Knochenbruch dauert es maximal nur Stunden, bei einer psychischen Erkrankung dauert es meistens Jahre, bis sich die Betroffenen Hilfe holen. In dieser Zeit entstehen Chronifizierungen und Sekundärerkrankungen, die den Heilungsverlauf deutlich erschweren.

Die überwältigende Mehrheit von uns versucht die „schlechten" Erkrankungen mit den unterschiedlichsten, zumeist improvisierten Strategien abzumildern. Entweder werden sie verdrängt, mit Alkohol, Nikotin etc. betäubt oder durch stresshaftes Verhalten in den verschiedensten Varianten, aber zumeist selbstschädigend ausagiert.

Es ist sehr hilfreich, die Klienten darauf anzusprechen, sie zu unterstützen, ihnen gewissermaßen zu „gratulieren", dass sie zu den bewussteren Menschen gehören, die sich nicht nur betäuben möchten, sondern wirklich eine Änderung für sich wünschen. Fast jedes erfolgreiche Unternehmen lässt sich heute coachen. Die Beratung durch Fachleute gehört in einigen Kontexten also zum „guten Ton."

Unterstützend zu dieser Herangehensweise vermittle ich jedem Klienten, dass er nicht krank ist, sondern menschlich reagiert. Die Normalität von Problemen sollte deutlich werden. Wenn das umgesetzt werden kann, vermindern sich die Anspannungen und auch die Scham. Letztere ist sehr oft vorhanden, auch wenn es manchmal nicht so offensichtlich ist. Schließlich erzählen nur die wenigsten von ihren Besuchen beim Therapeuten. Dafür benötigen Hilfesuchende anfangs immer etwas Unterstützung.

Direkt an dieses Thema anknüpfend folgt der nächste, dazu passende Leitsatz.

Menschen sind nicht krank, sondern menschlich

Wir funktionieren alle relativ ähnlich. Wenn Probleme auftauchen, leiden wir. Wir überblicken die komplexe Realität und alle wechselseitig ablaufenden Konsequenzen nicht vollständig. Wenn wir leiden, verengt sich unser Blick nochmals, bis hin zu einem Tunnelblick. Weil das für uns alle so ist, sind Probleme vorprogrammiert.

Es gibt in den BPT-Behandlungen kaum kranke Menschen. Es gibt leidende Menschen. Sie leiden aber nicht, weil sie krank sind oder weil sie schlechte Eltern hatten oder etwas dumm sind, sondern weil sie Menschen sind.

- Wenn uns jemand verlässt, den wir lieben, dann trauern wir.
- Wenn wir verletzt werden, dann spüren wir Schmerz.
- Wenn etwas Bedrohliches passiert, dann entstehen Ängste.
- Wenn unsere Nerven überlastet sind, entstehen die unterschiedlichsten Symptome.

Sehr vieles in unserem Leben ist dazu geeignet, dass es an unseren Nerven zerrt. Das ist menschlich.

Die Gegenposition wird von Fachleuten vertreten, die sich an einem Diagnosemanual orientieren. Solche Manuale dienen weltweit den Therapeuten als Nachschlagewerk, um ihre Klienten einzuordnen. Dort stand in einer Ausgabe von vor ein paar Jahren zum Beispiel, dass jemand, der länger als ein Jahr traurig auf einen Verlust reagiere, als depressiv einzuschätzen sei. In einer neueren Ausgabe steht, dass dies bereits nach einem halben Jahr pathologisch sei. Die aktuelle Ausgabe nennt nun einen Zeitraum von sechs Wochen. Dahinter stehen allerdings auch wirtschaftliche Interessen, denn erst mit einer Diagnose besteht die Notwendigkeit für eine Pharmakotherapie. Selbst Mitwirkende an diesen Handbüchern äußern sich heute sehr kritisch über diese ausgesprochen bedenkliche Dynamik.

Der nachfolgende Leitsatz greift eine Variante davon noch einmal auf.

Wir sind alle gleichermaßen betroffen

Epidemiologie bedeutet die Statistik der Krankheitsverteilung in der Gesellschaft. Dort können wir nachlesen, dass zum Beispiel etwa 10 % der Bevölkerung unter affektiven Störungen leidet oder dass 3 bis 5 % an Süchten erkrankt ist. Solche Statistiken scheinen zu verdeutlichen, dass nur ein kleiner Prozentsatz der Menschen von Problemen betroffen ist. Bei dieser Idee handelt es sich jedoch um einen grundlegenden Irrtum. Natürlich können wir uns fragen, wer denn als gesund übrig bleibt, wenn wir alle Prozentzahlen sämtlicher Erkrankungen addieren. Wie wahrscheinlich ist es, dass ein Mensch zeit seines Lebens keinerlei Leiden erfährt?

Die buddhistischen Lehren und eigentlich auch die Logik zeigen uns, dass das unmöglich ist. Schon die Geburt ist leidvoll. Zudem entstehen aus biologischen Tatsachen, wie dem Altwerden und dem Tod, viele vorprogrammierte und unabwendbare Leiderfahrungen. Außerdem entstehen tagtäglich immer wieder große und kleine Tragödien. Wir sind als Menschen davon ausnahmslos alle betroffen.

Die entscheidende Frage, die sich aus dem Geschilderten ergibt, ist die Frage nach unseren Einflussmöglichkeiten. Auch hier beschreibt die buddhistische Lehre seit vielen Generationen, wie wir durch gezieltes Geistestraining aus solchen Leidenskreisläufen herauskommen können.

Von diesen Strategien und Leitlinien ist die BPT sehr inspiriert. Die Behandlung führt uns erst einmal weg von der Defizitempfindung und liefert konstruktive Alternativen.

Die Behandlung verläuft konstruktiv

Jede Behandlungsform, auch die der Beratung und der Therapie, verändert sich mit der Zeit. Der Fokus liegt heute bei der konstruktiven Ressourcenstärkung, also gewissermaßen beim Aufbau eines soliden inneren Gebäudes und nicht mehr beim „Graben im Keller". Mit dem Graben meine ich den Fokus auf den Abgründen, den Defiziten und Problemen.

Allerdings werden immer noch in den meisten Behandlungskonzepten spirituelle Aspekte ausgeklammert – wenn nicht in den einzelnen Sitzungen, so doch als Gegenstand von Therapiekonzepten.

Nach vielen Jahren der Erprobung wiederholte sich immer wieder die Erfahrung, dass ein ganzheitliches Konzept, das körperliche, psychische, soziale und spirituelle Lebensbereiche zu integrieren versteht, nicht nur effektiver funktioniert, sondern zudem auch eine spürbare Erleichterung für alle Beteiligten bietet. Hierbei gibt es ein paar konkrete Ansatzpunkte für die Umsetzung. Ein erster diesbezüglicher Punkt ist die *universelle* Herangehensweise.

Immer im Universellen beginnen

Als junger Psychotherapeut, ausgerüstet mit Ausbildung und Engagement, war ich sehr auf die Individualität meiner Klienten und Patienten fokussiert. Der Berufsalltag von Therapeuten ist oft ein recht intensiver. Ich möchte einen kleinen Abschnitt aus dem ersten Kapitel hier nochmals aufgreifen, um die Problematik in Erinnerung zu rufen.

Beispielsweise könnte der erste Patient des Tages ein Angstpatient sein. Viele Therapeuten sehen nicht mehr einen Menschen mit Angst, sondern nur einen Angstpatienten. Ich versuchte in dieser Situation alles über seine Angst zu erfahren: seine Angstbiografie, seine Angst erzeugenden Erfahrungen, seine Angst begünstigende Familienkonstellation, seine Angstgedanken und seine Angstreaktionen, seine Angstphysiologie und seine ängstliche Körperhaltung. Dabei versuchte ich natürlich alles einzubringen, was ich über Angst, Angstentstehung und Angsttherapie einschließlich der Pharmakotherapie wusste. Das war ein gutes Stück Arbeit.

Nach 50 Minuten Beratung kam als Nächstes vielleicht eine depressive Patientin zu mir und ich versuchte alles über ihre Depression zu erfahren: ihre Depressionsbiografie, ihre Depression erzeugenden Erfahrungen, ihre Depression begünstigende Familienkonstellation, ihre Depressionsgedanken und ihre Depressionsreaktionen, ihre Depressionsphysiologie und ihre depressive Körperhaltung. Dabei versuchte ich natürlich alles einzubringen, was ich über Depression, Depressionsentstehung und Depressionstherapie einschließlich der Pharmakotherapie wusste. Das war ein gutes Stück Arbeit für weitere 50 Minuten. Danach kam womöglich ein Patient mit einer Suchterkrankung, danach ein Patient mit einer Persönlichkeitsstörung, danach jemand mit einer Beziehungsstörung, danach kam dann vielleicht ein Schmerzpatient.

Bei all diesen Patienten versuchen Therapeuten, sich auf das Individuum einzustellen. Spätestens hier wird wohl deutlich, warum der Therapeutenberuf zu den Risikoberufen zählt.

Diese Herangehensweise ist zwar sehr löblich, sehr bezogen und engagiert. Es bleibt aber fraglich, ob es möglich sein kann, diesen Kraftakt tagtäglich 45 Jahre lang bis zum Rentenalter durchzuhalten.

Ich möchte hier eine Alternative vorschlagen, die sich in vielen Jahren der Erprobung als ausgesprochen hilfreich herausgestellt hat. Anstelle der *individuellen* fokussieren wir nun die *universelle* Herangehensweise. Dieser Perspektivwechsel wird in den beiden folgenden Skizzen (Abbildung 77) gezeigt.

Universelle statt individuelle Herangehensweise

Der individuelle Weg ist für die Behandler anspruchsvoll, da es immer wieder aufs Neue bei Null losgeht. Jedes Individuum scheint in seiner Einzigartigkeit eine ganz eigene Geschichte und Biografie aufzuweisen, die es zu ergründen gilt. Jede Problematik kann sich auf einem ganz einzigartigen Hintergrund entwickeln.

Der individuelle Weg ist für die Klienten subjektiv spürbar. Leidvolles Empfinden erzeugt in der Regel ein Gefühl von Trennung, Isolation, auch das Empfinden, etwas Besonderes zu sein: „Alle anderen kriegen ihr Leben auf die Reihe, nur ich nicht", oder lapidar: „Ich bin so einsam." Bei diesem Thema gibt es viele Varianten.

Die universelle Herangehensweise funktioniert auf verschiedenen Ebenen. Zuallererst vermittelt sie dem Klienten: „Du bist nicht alleine."– „Du reagierst ganz normal menschlich." – „Du bist nicht verrückt." – „Deine Symptome sind allgemein menschlich." – „Wir müssen das Rad nicht neu erfinden, wir können auf einen sehr großen Erfahrungsschatz zurückgreifen." – „Du stehst als Individuum nicht mehr länger im Scheinwerferlicht der Anklagen, der Spekulationen, der Analyse."

Natürlich werden wir im weiteren Verlauf auch die individuellen Themen ergründen, aber eben nicht gleich zu Anfang.

Wir können, wie in der linken Skizze symbolisiert, das Individuum analysieren und die daraus gewonnenen Informationen hinterfragen.

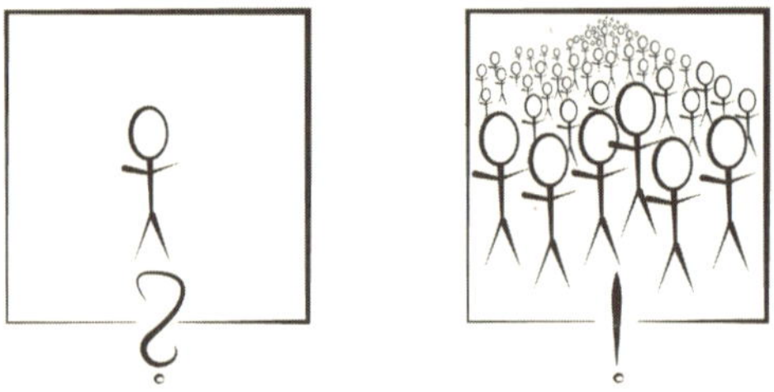

Abb. 77

Wir müssen dann Einzelphänomene in einen logischen Zusammenhang bringen und den Menschen kritisch „durchleuchten".

Die Würdigung der Einzigartigkeit des Individuums führt dabei oft auch zu einer Art von Verantwortungsbündelung. Das Individuum sucht Hilfe, es gibt ein individuelles Problem, es ist in der persönlichen Biografie oder der Familie etwas schiefgelaufen. Jemand hat einen Fehler gemacht. Es gibt eine persönliche, eine individuelle Schwäche.

Wir können uns aber auch vergegenwärtigen, wie Menschen generell funktionieren, das möchte uns die Abbildung oben rechts andeuten. Wenn wir vermitteln können, dass die menschliche Natur generell Schwächen aufweist, dass wir als Menschen ausnahmslos alle von Leid betroffen sind, dann wird das Individuum deutlich entlastet. Wir sind nicht allein. Wenn wir verstehen, wie Menschen generell funktionieren, erleichtert uns das den Einstieg in die gemeinsame Arbeit. Dann gibt es nicht mehr die heilen gesunden Behandler und die fehlerhaften Klienten.

Es kann gar nicht oft genug wiederholt werden: Klienten sind nicht verrückt, sie sind auch nicht zwingend krank, sie sind einfach nur menschlich. Wir alle funktionieren sehr ähnlich. Unsere Neigung zu unbewussten Reaktionen ist bestens bekannt. Ebenso verhält es sich auch mit unserem Funktionieren, das meistens auf erlernten Automatismen basiert, die wir im Alltag nur abspulen. Wenn etwas Schmerzliches passiert, dann wird diese Neigung zum unbewussten Funktionieren noch stärker. Wir reagieren wie im Autopilot-Modus.

Die BPT möchte in einem ersten Schritt diese Vorgänge gar nicht auflösen, sondern bewusst machen. Das Licht der Bewusstheit ist immer der erste wesentliche Schritt zur Heilung.

Wir können uns jederzeit verändern

Dieser Leitsatz ist kein „rosaroter" Ausdruck des positiven Denkens, sondern basiert auf einem Naturgesetz. Das Phänomen der Neuroplastizität eröffnet uns ein Leben lang alle Lern- und damit auch Veränderungsmöglichkeiten. Wir haben davon schon in Bezug auf die Dritte Edle Wahrheit erfahren. Wenn wir nur unsere vielen Gewohnheitsmuster bewusster wahrnehmen und dann neue Wege wagen, werden durch geduldiges Üben in uns neue Strukturen wachsen. So verändern wir uns.

Als Behandler können wir also zuversichtlich bleiben, auch wenn wir Klienten mit sehr chronifizierten Beschwerden behandeln. Eigentlich kann der Beruf des Behandlers nur ausgeübt werden, wenn dieser Leitsatz tief verinnerlicht wurde.

Als letztes Beispiel aus dieser kleinen Auswahl an BPT-Leitsätzen möchte ich Ihnen noch einen sehr zentralen Leitsatz vorstellen.

Der Körper ist in der BPT von zentraler Bedeutung

Sicherlich steht das Geistestraining im Mittelpunkt unserer Arbeit, doch kann es keine Geistesschulung geben, die den Körper ignoriert. Hier wird ein weiterer BPT-Leitsatz berührt, der die komplexen Zusammenhänge zwischen Körper und Geist reflektiert: *Körperhaltung = Geisteshaltung* und *Geisteshaltung = Körperhaltung.*

Wenn wir den Geist trainieren, aber nicht auf körperliche Belange achten, wie zum Beispiel Ernährung, Genussgifte, Bewegung, Körperhaltung, das Verhältnis von Ruhe und Aktivität etc., dann kommt es zu Stagnationen oder sogar Rückschlägen auf dem Übungsweg.

Wenn ein Klient von sehr beängstigenden Erfahrungen berichtet, wenn er Panik hat, wenn er mit sehr schlechter Körperhaltung von Belastungen spricht – immer bietet die Körperebene den ersten Ansatzpunkt. Das vermittelt uns auch die Achtsamkeitsstruktur mit den Ebenen (1) Körper, (2) Emotionen und (3) Geist.

„Herr Maier, bevor wir weitermachen, möchte ich Sie gerne dazu anregen, Ihren Körper jetzt einmal in eine aufrechte Position zu bringen ... Prüfen Sie bitte, wie sich das anfühlt ... Und nun lockern Sie unnötige Verspannungen. Atmen Sie bewusst. Bemerken Sie einen Unterschied?"

Wir können uns gedanklich noch so sehr um Klarheit bemühen, wir können so sehr versuchen, uns zusammenzureißen, doch solange unser Körper entweder in Aufruhr oder in der Erschlaffung ist, werden wir nur schwer erfolgreich sein. Wenn wir aber zuerst unseren Körper in eine gute Position bringen, wird unser Geist brav folgen. Erfahrungsgemäß ist unser Körper ein sehr gelehriger Schüler. Die einfachste, aber effektivste Selbstregulationstechnik basiert daher auf dem Körperaspekt.

In den Ausbildungskursen zum BPT-Therapeuten werden die Teilnehmer viele achtsame Körper/Geist-Übungen kennenlernen, sodass sie diese dann mit ihren Klienten umsetzen können. Von zentraler Bedeutung sind hier Übungen, die einerseits die Körperwahrnehmung und damit verbunden auch die Selbstwahrnehmung erhöhen. Andererseits können wir bei diesen speziellen Übungen lernen, dass unser Körper sich sanft und adäquat anspannen kann und unser Geist adäquat entspannt und wach bleibt. Wir können, ähnlich wie beim Yoga, mit unterschiedlichen Körperübungen unterschiedliche Geistesaktivitäten lenken lernen.

Diese kleine Auswahl von BPT-Leitgedanken möchte einen Eindruck von der BPT vermitteln. Auf der Basis dieser Gedanken möchte ich die BPT gerne im nachfolgenden Kapitel konkreter vorstellen. Meine Erfahrungen haben mir, meinen Klienten und meinen Ausbildungskandidaten gezeigt, dass es auch anders geht: leichter, einfacher, manchmal auch tiefgründiger, aber auch freudvoller.

Das BPT-Konzept ist auf Seiten der Therapeuten eine spürbare Arbeitserleichterung und auf Seiten der Klienten eine Entlastung. Diese kommt auf der Therapeutenseite zustande, weil wir die Behandlungen relativ einheitlich beginnen können. Wir müssen nicht mehr alles über jeden Klienten erfahren und aufnehmen, wir müssen nicht jedes Mal gewissermaßen das Rad neu erfinden. Wir können uns mehr zurücklehnen, uns mehr entspannen, auf die Erfahrungswerte vertrauen und damit gleichzeitig ein gutes Vorbild sein.

Die Klienten erfahren dadurch Entlastung, dass sie nicht mehr als verrückte Ausnahmen gelten, sondern dass sie zwar leidvolle, aber trotzdem lediglich normale menschliche Empfindungen erleben.

Im folgenden Kapitel schauen wir uns nun den detaillierten Ablaufplan der BPT-Behandlung an.

KAPITEL 4

Der konkrete BPT-Behandlungsablauf

In diesem Kapitel möchte ich Ihnen nun den Behandlungsablauf einer BPT-Behandlung differenziert transparent machen. Wie bereits erwähnt, gibt es im Verlauf relativ feste, aber auch flexible Bausteine. Das bedeutet, dass die Startsequenz tatsächlich im Konzept festgelegt ist. Alle Klienten durchlaufen diese Phase in der gleichen Weise. Sie ist erst dann beendet, wenn sich die Klienten selbst adäquat steuern können. Das bedeutet in erster Linie, dass sie sich in jeder Situation, je nach Bedarf, entweder selbst beruhigen oder aktivieren können.

Für einige ist dieses Niveau ausreichend und eine weitere Behandlung wird nicht gewünscht. Um es so zu formulieren: Der Anfang ist für alle gleich, aber der Verlauf wird dann individuell angepasst.

Für diesen weiteren Verlauf sind ein paar Fakten der Klienten relevant. Natürlich spielt hierfür die individuelle Zielsetzung eine große Rolle. Manche Klienten möchten „nur" ihre Probleme loswerden. Außerdem ist auch die individuelle Persönlichkeitsstruktur der Klienten für die Auswahl der Methoden *nach* der Startsequenz von großer Bedeutung. Oftmals müssen vorhandene Schwächen, zum Beispiel im Bereich der Ichstrukturen oder Egoanteile, zuerst gestärkt werden. Im weiteren Verlauf spielen dann auch noch der Lebensstil und die Konsumgewohnheiten der Klienten eine große Rolle.

Bevor wir uns den Behandlungsablauf im Detail anschauen, möchte ich vorab den Verlauf etwas vorstrukturieren und damit aufzeigen, dass dem eine Strategie zugrunde liegt.

Die Startsequenz in die BPT-Behandlung

Die zugrunde liegende Strategie des Behandlungsablaufs zeigt eine dreistufige Methodik.

Die dreistufige Methodik der BPT
1. Die Methodik der Einführungs- und Stabilisierungsebene
2. Die Methodik der Konsolidierungsebene
3. Die Methodik der spirituellen Ebene

Diese dreistufige Strategie ist natürlich kein zwingender Ablauf. Jeder Klient kann jederzeit die Behandlung beenden. Die einzige Einschränkung besteht darin, dass generell immer mit der ersten Stufe angefangen wird und die zweite Stufe generell immer vor der dritten Stufe zu durchlaufen ist. Niemand muss das Programm jedoch bis zur dritten Stufe absolvieren. Wenn es individuell passt, können und sollen die Klienten gerne bereits nach der ersten Stufe die Behandlung beenden.

Die Methodik der Einführungs- und Stabilisierungsebene

Diese erste Stufe ist gewissermaßen sowohl eine Vorbereitungsstufe als auch eine bereits in sich geschlossene Einheit, denn sie vermittelt die Achtsame Selbststeuerung ASST als eine effektive Methode zur Selbstregulation. Es ist bestimmt verständlich, dass die Fähigkeit zur Selbststeuerung bereits mehr ist als nur eine Vorstufe. Trotzdem besteht der Schwerpunkt dieser Stufe in der Vorbereitung. Mit der Kompetenz, sich selbst steuern zu können, lassen sich nachfolgend kritische Erfahrungen und Empfindungen deutlich konstruktiver und sicherer bearbeiten. Es werden also die Voraussetzungen für die Problemlösung gesichert. Zudem verfügen die Klienten nun über eine Methode, um aktiv und selbstverantwortlich innere heilsame Veranlagungen zu kultivieren.

Zu Beginn stehen also Absicherungsstrategien im Vordergrund. Das ist ein wenig so wie bei einer Bergsteigerstrategie: Zuerst sichern lernen, dann erst beginnt die Tour. Erfahrungsgemäß wirkt sich das für die Klienten, aber auch für die Behandler entlastend aus. Die Klienten erfahren sich als kompetenter und die Behandler können etwas sicherer sein, dass ihre Klienten sich selbst steuern können. Es ist für die Behandler eine große Belastung, wenn nach Feierabend immer noch die Frage besteht, ob ein Klient den Abend wirklich übersteht.

Die Startsequenz möchte verdeutlichen, dass wir eine Step-by-Step-Methode nutzen, bei der es kein Voranhasten gibt. Jeder Schritt bleibt sicher. Es kann gar nicht oft genug wiederholt werden: *Erst sichern, dann weitergehen.* Das bestimmt in der Anfangszeit die Themen, denn wie bereits erwähnt beginnen wir mit dem Thema Selbststeuerung. Das bestimmt auch den weiteren Verlauf. Wenn diese Kompetenz erst einmal gefestigt ist, können alle weiteren Probleme nun mit dieser Kompetenz in Verbindung gebracht werden. Jedes Problem schrumpft, wenn es mit Eigenkompetenz in Kontakt kommt.

Die Startsequenz der BPT ist demnach auch geprägt von einem gezielten Vorgehen. Das verlangt aktive Therapeuten, die ihre Klienten nicht „abwürgen", ihnen aber auch kein völlig freies Feld überlassen. Eine sanfte Lenkung ist also gefragt. Erfahrungsgemäß wird das dankbar aufgenommen, denn es wirkt angstmindernd. Zudem ist es nie verkehrt, wenn sich Therapeuten auch in ihren Kompetenzen zeigen und damit für die Bildung der therapeutischen Beziehung und auch für die damit verbundene Vertrauensbildung aktiv werden. Es ist hilfreich, wenn diese Strategie schon in der ersten Sitzung vom Therapeuten angekündigt wird: „Es kann sein, dass ich Sie unterbrechen werde. Ich möchte mit Ihnen einen sicheren Weg gehen und dafür eine Art Bergsteigerstrategie nutzen. Also nichts überstürzen, Schritt für Schritt vorangehen und Absicherung lernen. So werden Sie bei allem, was wir hier bearbeiten, sicherer sein. Ist das okay?"

Wenn Sie sich alleine, also autodidaktisch weiterentwickeln möchten, dann sollten auch Sie diese Strategie berücksichtigen: Zuerst absichern und stärken, erst dann Kritisches bearbeiten. Kleine, aber sichere Schritte machen.

Egal mit welchem Thema ein Mensch in die Behandlung kommt, immer wird diese Strategie eingehalten. Wir bearbeiten nicht sofort das Problem, sondern schaffen erst einmal die innere Voraussetzung dafür, um generell Probleme erfolgreich angehen zu können: „Einen Augenblick bitte. Ich möchte dieses Thema mit Ihnen erst dann vertiefen, wenn Sie sich selbst gut regulieren können und die Selbststeuerungstechniken beherrschen. Ist das okay?"

Das ist eine effektive Hilfe zur Selbsthilfe. Dazu existiert eine bewährte und zudem recht einfache Strategie. Solange unser Körper unter Anspannung steht, können sich unsere Emotionen und Gedanken nicht beruhigen. Ein innerer Aufruhr vernebelt uns immer die Sicht. Ganz gleich, mit welchem Thema ein Mensch konfrontiert ist, immer gilt es, zuerst die *körperliche* Verfassung zu beruhigen. In einem ruhigen Körper können sich keine negativen Emotionen und Gedanken aufrechterhalten. Das entspricht dem Konzept der Achtsamen Selbststeuerung. Erst wenn dieser Klärungsprozess sicher abgerufen werden kann, erfolgen die nächsten Schritte.

Die Startsequenz in die Buddhistische Psychotherapie BPT ist demnach von einigen Strategien geprägt, die für einen relativ gleichmäßigen Startvorgang in die Behandlung sorgen. Das bedeutet, dass unabhängig von der individuellen Thematik, die jeder Klient mitbringt, ein universelles Vorgehen die Anfangssequenz bestimmt. Wir sollten bei aller Individualität nicht vergessen, wie viele Gemeinsamkeiten wir Menschen miteinander teilen.

Diese Anfangsstrategie hat sich als eine große Arbeitserleichterung bewährt. Sie bewirkt einen einfachen und konstruktiven Start in die Behandlung beziehungsweise Beratung.

Die Methodik der Konsolidierungsebene

Nachdem auf der ersten Stufe ein solides Fundament vor allem aus Selbststeuerungskompetenzen geschaffen werden konnte, steht nun einer weiteren Bearbeitung nichts mehr im Wege. Doch auch die nächsten Schritte werden mit Bedacht gewählt, denn schließlich müssen wir auch weiterhin auf Risiken achten. Hier ist insbesondere die Wahl der nachfolgenden Methoden abhängig von der Stabilität der Persönlichkeit des Klienten. Wir bemühen uns gemeinsam darum, die Ichstruktur zu stabilisieren. Es kann einige Zeit in Anspruch nehmen, um korrigierende Erfahrungen zu vertiefen. Erst dann können wir fortfahren.

Hier grenzt sich die BPT bezeichnenderweise sowohl von den westlichen Therapieformen als auch von den buddhistischen Lehren ab. Die westlichen Therapiekonzepte möchten unser Ego unbedingt stärken.

Eine starke Egostruktur gilt geradezu als Heilsversprechen. Die buddhistische Lehre beschreibt das Ego als eine dynamische und daher instabile Struktur, was von den Neurowissenschaftlern heute bestätigt wird. Buddhisten sind jedoch bestrebt, das Ego in seinem Illusionscharakter zu erfahren und es achtsam zu beobachten, um sich eher davon abzuwenden.

Ich habe schon oft mit vielen hundert Teilnehmern an buddhistischen Unterweisungen von hochrangigen Würdenträgern teilgenommen. Immer wieder wird das Ego als ein Konzept dargestellt, das wir nicht weiter unterfüttern sollten. Wir sollten uns vielmehr von unserem Ego, insbesondere von dessen stetigen Impulsen, befreien. Als Psychotherapeut mit Wissen um Epidemiologie, also der Wissenschaft von der statistischen Verteilung von Erkrankungen in der Gesellschaft, war mir klar, dass bei den vielen hundert Zuhörern etliche unter Selbstwertproblemen leiden müssen, also einer Egoschwäche. Diesen Menschen zu vermitteln, dass das Ego nur eine Illusion sei und dass wir das Ego schwächen und auflösen sollten, erscheint mir äußerst problematisch. Sie sagen sicher auch nicht unbedingt zu einem Obdachlosen, der um Geld bettelt, dass Geld sowieso nur eine Illusion sei, nicht mehr als bedrucktes Papier, und der Besitz daher unsinnig sei.

Wir finden die „Bergsteigerstrategie" überall in der BPT wieder: Nach dem Leitsatz „Erst sichern, dann weitergehen" erfolgt – anders als in vielen westlichen Therapieverfahren und auch anders als in den buddhistischen Traditionen – nach einer Egoanalyse bei Bedarf eine Egokonsolidierung und erst danach ein Egoabbau.

Diese Konsolidierungsbemühungen bedeuten eine Entfaltung der vorher erlernten Selbststeuerungsfähigkeiten. Durch die daraus erfolgenden Erfahrungen von Selbstwirksamkeit kann sich zum Beispiel das Selbstwerterleben entwickeln. Zudem werden auch andere heilsame Veranlagungen und bereits bestehende Kompetenzen weiter entfaltet.

Vielleicht haben Sie schon bemerkt, dass wir auch hier auf der zweiten Stufe nicht direkt in die Problembearbeitung einsteigen. Der Schwerpunkt bleibt konstruktiv-positiv. Die Erfahrung zeigt immer wieder, dass sich viele Probleme entweder auflösen oder zumindest abmildern, wenn wir unsere Kompetenzen entfalten. Natürlich wenden wir uns dann im weiteren Verlauf, mit Hilfe all unserer gesicherten Ressourcen, auch unseren Problemen zu. Dies geschieht aber mit Bedacht, mit Strategie und wohldosiert.

Da sich alles stärken kann, was wir wiederholen, kann sich auch unser Problemempfinden durch immerwährende Wiederholungen stärken. Das werden wir in der BPT zu vermeiden suchen. Auch das ist einer der Gründe für die eben beschriebene Strategie.

Erst wenn Klienten die ersten beiden Stufen erfolgreich durchlaufen konnten, bieten wir auch die dritte Stufe an.

Die Methodik der spirituellen Ebene

Der spirituelle Weg sollte nie ein „Fluchtweg" sein, sondern stets ein Weg, der sicheren Schrittes begangen werden kann. Dafür bietet die BPT gut erprobte Methoden an, um die vorher ausreichend abgesicherten inneren Egoressourcen wieder zu lockern.

Vielleicht klingt es unsinnig, erst Strukturen in sich zu festigen, um sie dann wieder zu lockern. Die Erfahrungen haben jedoch gezeigt, dass wir alle nur aus einem Empfinden von Stärke heraus wirklich loslassen können. Unsichere innere Strukturen verunsichern uns und ein verunsicherter Mensch kann schlecht loslassen. Dieses Loslassen ist einer der notwendigen Schritte auf dem spirituellen Weg.

Der spirituelle Weg ist, wie der Name schon ahnen lässt, ein geistiger Weg, der uns dazu einladen möchte, unsere geistigen Qualitäten in einer ersten Konsolidierungsphase stärker auszubilden. Im weiteren Verlauf unserer spirituellen Bemühungen wird uns aber ein Prozess der Abschwächung abverlangt. Es ist ein Weg, auf dem wir erfahren können, wie es sich anfühlt, wenn wir unsere Egoimpulse abmildern. Wenn innere Egoimpulse sich reduzieren, spüren wir nicht mehr dieses ständige „ich meine, ich mag, ich mag nicht, ich will, ich finde, ich, ich, ich ..." Wenn unser Ego kleiner wird, kann der spirituelle Weg größer werden. Dafür stehen gut erprobte Methoden zur Verfügung.

Mit dieser Vorstrukturierung in drei Stufen können Sie den Ablauf und insbesondere die einzelnen Schritte einer BPT-Behandlung vielleicht etwas leichter einordnen. Jetzt möchte ich gerne etwas detaillierter vorgehen. Nachfolgend sind zuerst die 19 Schritte einer BPT-Behandlung aufgelistet, dann wird jeder Schritt nochmals erläutert.

Der Beratungs- und Behandlungsablauf der BPT in 19 Schritten

Der Erstkontakt: 1. Kontaktaufnahme und Anamnese 2. Konkretisierung des individuellen Behandlungsziels
Das zweite Gespräch: 3. Selbststeuerung als erstes universelles Ziel 4. Das Kopfbild verdeutlicht Funktionsweisen 5. Das Kopfbild führt zu ersten Übungen: Haltung und Atmung 6. Übungsplan erstellen: 5 Minuten (+) und Mikropausen
Weiterer Verlauf ab dem 3. Gespräch: 7. Der Fokus bleibt bei der Selbststeuerung 8. Verknüpfung von aktuellen Themen, Zielen, Selbststeuerung 9. Regelmäßige „Kontrollen" der Selbststeuerung 10. Nachjustierung, Anpassung der Selbststeuerung
Die nächste Etappe: 11. Erfahrung von Selbstwirksamkeit 12. Auswirkungen absichern: Fortschritte bis zur Selbstsicherheit, auch als adäquate Egostärkung
Vertiefung: 13. Stärkung von Ressourcen/Veranlagungen: Egostabilisierung und Korrektur 14. Lockerung von Anhaftungen, auch als Egominderung
Problemzuwendung: 15. Problembewältigung 16. Weitere Egominderung
Die spirituelle Ebene: 17. Nachhaltigkeit durch Vertiefung und Lifestyle 18. Der spirituelle Übungsweg 19. Befreiung aus unreflektierten Gewohnheitsmustern

Schauen wir uns diese 19 Schritte nun detaillierter an.

Der Erstkontakt:

1. Kontaktaufnahme und Anamnese

In diesem ersten Schritt erfolgt eine klassische Anamnese. Die BPT-Therapeuten interviewen ihre Klienten zu den Themen ihrer aktuellen und vorausgegangenen Beschwerden, zur Biografie, der Familiengeschichte, der Einschätzung der Kindheit und Jugend, des Konsumverhaltens, des Suchtmittelkonsums, der Medikamenteneinnahme, des Sozialverhaltens und diesbezüglicher Gewohnheiten, der beruflichen Situation, des Familienstandes, der Halt gebenden Ressourcen und der Beziehungen.

Darüber hinaus wird diese Kontaktaufnahme bewusst als eine Art Zeremonie durchgeführt. Das bedeutet, dass wir die Tatsache der schnellen Meinungsbildung realisieren. Menschen bilden sich in wenigen Augenblicken ihre Meinung. Deshalb achten BPT-Therapeuten auf diesen Prozess, denn die erste Sitzung prägt den weiteren Verlauf der Behandlung. Deshalb stellen sich auch die BPT-Therapeuten vor und schildern, was Klienten von der Behandlung erwarten dürfen. Es findet nach der Anamnese am Ende der ersten Stunde ein Austausch darüber statt, was sich die Klienten erhoffen, was sie befürchten und welche Fragen an die Therapeuten bestehen.

2. Konkretisierung des individuellen Behandlungsziels

Am Ende der ersten Sitzung erfragen die Therapeuten möglichst konkret ein positives Ziel. Eine Aussage wie zum Beispiel: „Ich möchte weniger Angst haben“ wird also gemeinsam weiter konkretisiert. Dabei helfen Fragen wie: „Woran merken Sie, dass Sie weniger Angst hätten? Was wäre anders? Wie würde es sich anfühlen?“ Zudem werden auch, wie eben schon erwähnt, positive Ziele gesucht, denn wir werden eben nicht allein schon dadurch glücklich, dass wir weniger Angst haben. Wenn zum Beispiel die Zielformulierung kommt: „Ich möchte gelassener werden“, wird auch das wieder nach dem eben vorgestellten Muster konkretisiert. Die Ziele werden schriftlich auf dem Anamnesebogen festgehalten.

Das zweite Gespräch:

3. Selbststeuerung als erstes universelles Ziel

Nachdem ein Klient sein Behandlungsziel konkretisieren konnte, wird in der zweiten Sitzung geprüft, ob dafür eventuell Zwischen- oder Etappenziele notwendig sein könnten, und natürlich auch, wie diese denn konkret aussehen sollten.

Dann werden die Therapeuten die *individuellen* Ziele des Klienten in ein *universelles* Ziel übersetzen. Das bedeutet, dass wir davon ausgehen, dass es unabhängig von individuell geäußerten Zielen immer um Selbststeuerung geht.

Selbststeuerung ist der Link vom Individuellen zum Universellen.

Das Thema Selbststeuerung führt uns als Therapeuten in der zweiten Stunde dann zur aktiven Aufklärung der Klienten. Die zweite Stunde wird also sehr aktiv von den Therapeuten bestritten. Mit Aufklärung ist die Erklärung der psychosomatischen Zusammenhänge gemeint. Alles, was die Klienten in der ersten Stunde berichtet haben, sollte in der Darstellung der Zusammenhänge wieder auftauchen. Damit dieser Vorgang von den Klienten verinnerlicht werden kann, nutzen wir eine gut erprobte Abbildung: das BPT-Kopfbild.

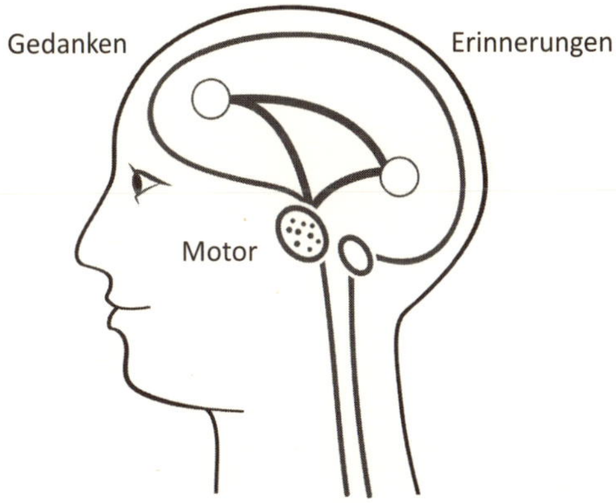

Abb. 78

4. Das Kopfbild verdeutlicht Funktionsweisen

Weil es um Selbststeuerung geht, zeigen wir das Selbststeuerungsorgan, unser Gehirn, mit Hilfe des BPT-Kopfbildes. Wir beginnen auf der universellen Ebene, indem wir zeigen, wie wir alle funktionieren. So können Therapeuten und Klienten „Schulter an Schulter" sitzen und gemeinsam einen tieferen Blick wagen. Die Zeichnungen „verführen" immer dazu, dass Klienten sich damit auseinandersetzen und sich zum Beispiel fragen, wie sie diese Vorgänge selbst erleben. Weil sie spüren, dass es nicht um ihre Fehler geht, sondern um ein Kennenlernen der Art und Weise, wie wir alle funktionieren, entsteht mehr Leichtigkeit und eine konstruktive Arbeitsatmosphäre.

5. Das Kopfbild führt zu ersten Übungen: Haltung und Atmung

Das Kopfbild verdeutlicht die Ist-Situation, indem alle relevanten Themen dort integrierbar sind. Dieses Wissen eignen sich BPT-Therapeuten in den BPT-Ausbildungskursen an.

Darüber hinaus veranschaulicht das Kopfbild aber auch Lösungswege. Es zeigt auf, wie bestimmte Übungen wirken und was davon zu erwarten ist. Das alles geschieht auf eine anschaulich bildhafte Weise. So können alle Klienten erfahren, dass die Grundlagenübungen, wie Haltungs- und Atemübungen, keine Psychotricks sind, sondern als Neurotraining zu messbaren Veränderungen führen.

6. Übungsplan erstellen: 5 Minuten (+) und Mikropausen

Die ersten Grundlagenübungen bestehen aus Fünf-Minuten-Übungen (plus), die zweimal täglich durchzuführen sind. Das Plus (+) bezieht sich auf eine Einladung zur zeitlichen Ausweitung. Natürlich sind sieben oder zehn Minuten effektiver als fünf Minuten, aber es darf nicht zu einer Leistungsübung werden.

Als Vorbedingung für die Atemübungen werden Haltungsübungen durchgeführt. Wir üben die aufrechte Sitzposition. Zuerst soll die übliche Sitzposition wahrgenommen werden. Sie sieht oft so aus, wie es die linke Abbildung 79 zeigt. Der untere Rücken ist nach außen gewölbt. Das bedeutet eine Erschlaffung der Rückenmuskulatur.

Nun geht es darum, sich aufzurichten, wie es die rechte Abbildung 80 zeigt. Die Haltung soll nicht übertrieben, sondern adäquat aufgerichtet sein. Da wir in unserer „Sofakultur" an diese aufrechte Sitzposition kaum noch gewöhnt sind, bedarf es dafür oft etwas Übung.

Die Klienten werden dazu angeregt, so oft es im Alltag geht in diese aufrechte Position zu kommen. Schon nach wenigen Tagen können auf diese Weise Erfolgserfahrungen gemacht werden.

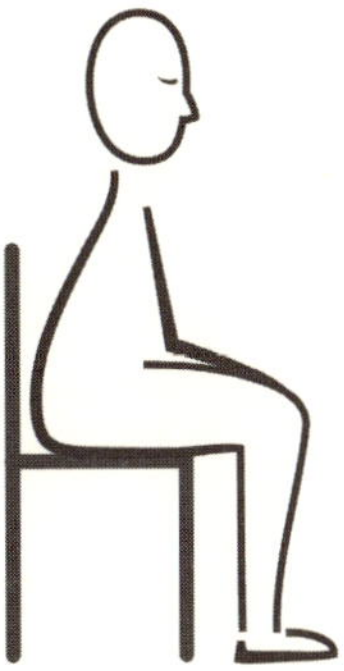

Abb. 79

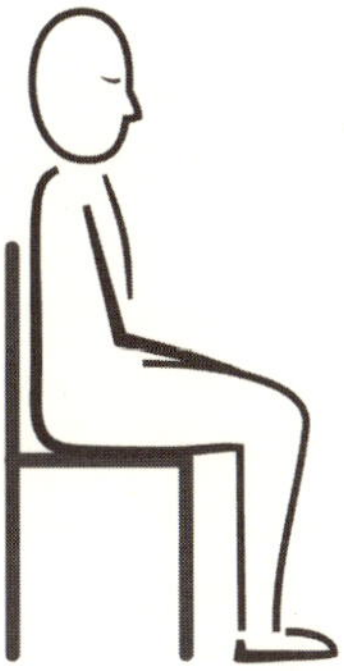

Abb. 80

Die körperlichen Aspekte haben in der BPT einen großen Stellenwert. In den Ausbildungskursen werden viele achtsame Körperübungen vermittelt, sodass die BPT-Therapeuten auch Körperübungen mit ihren Klienten durchführen können. Einerseits werden auf diesem Wege wichtige Informationen tiefer verinnerlicht und andererseits führt die gezielte Aktivierung des Körpers zu vielen heilsamen Effekten. Eine aufrechte Körperhaltung erzeugt eine aufrechtere Geisteshaltung und außerdem können wir in einer aufrechten Position besser atmen.

Damit ist nun der zweite Aspekt dieser Grundlagenübungen angesprochen. Bei zu geringer Energie führen wir zuerst die Aktivatmung aus und erst danach die Bauchatmung. Bei der Aktivatmung atmen wir dynamisch in den oberen Brustbereich hinein und aktivieren so den inneren Motor, also den Sympathikus im vegetativen Nervensystem VNS. Bei der Bauchatmung atmen wir so, dass sich beim Einatmen die Bauchdecke nach außen wölbt. Das aktiviert den Ruhepol (Parasympathikus) im VNS. Ist das Energieniveau okay, beginnen wir gleich mit der Bauchatmung.

Die *Mikropausen* MPs sollten so oft wie es geht durchgeführt werden. Es bedarf dafür nur ein bis zwei bewussten Atemzügen. Für die Umsetzung der MPs sind unbedingt in der Anfangszeit *Erinnerungshilfen* notwendig: vielleicht ein Signal im Smartphone oder Computer, ein kleines Stück Tesafilm auf der Armbanduhr, ein Gummiring am Handgelenk oder ein Post-it an sichtbarer Stelle. Es ist ratsam, diesen Aspekt mit den Klienten sehr konkret zu besprechen.

Dieser 6. Schritt beinhaltet also: die fünfminütigen Grundlagenübungen der Haltung und Atmung sowie die Anregung zu den Mikropausen.

Weiterer Verlauf ab dem 3. Gespräch:

7. Der Fokus bleibt bei der Selbststeuerung

Natürlich kommen Klienten mit einem Gesprächsbedarf. Deshalb ist es wichtig, wie schon erwähnt wurde, ihnen gleich zu Anfang mitzuteilen, dass Therapeuten die Gespräche lenken werden: „Es könnte sein, dass ich Sie unterbreche, wenn ich den Eindruck habe, dass wir unser Ziel aus den Augen verlieren." Damit verlaufen Gespräche nicht mehr völlig unkontrolliert. Eine sanfte Lenkung ist schließlich auch das, was Klienten für sich selbst erhoffen. Immer wieder unterbrechen wir laufende Prozesse und prüfen, wie es sich auswirkt und ob das innere Stresserleben nachreguliert werden kann. „Äußerlich sehen Sie ganz ruhig aus, wie sieht es denn innerlich aus? Regulieren Sie sich so, dass es für Sie passt." Mit der Zeit steuern sich die Klienten dann selbst.

8. Verknüpfung von aktuellen Themen, Zielen und Selbststeuerung

Vorhandene aktuelle Themen, von denen die Klienten in der Sitzung berichten, werden vom Therapeuten immer wieder auf den Aspekt des angestrebten Ziels und die Selbststeuerung gelenkt. Wenn ein Klient zum Beispiel wütend von seinen Kollegen berichtet, erfolgt die Gesprächslenkung in Richtung des vorher festgelegten Ziels, zum Beispiel Gelassenheit. Zudem wird die Aufmerksamkeit des Klienten auch auf seine körperliche, emotionale und gedankliche Ebene gelenkt. So fügen wir die Themen mit den Zielen und den Selbststeuerungskompetenzen zusammen.

9. Regelmäßige „Kontrollen" der Selbststeuerung

Die BPT-Therapeuten lassen sich immer wieder zeigen, wie die Klienten üben. Das geschieht zum Beispiel auch, indem Sie gemeinsam mit ihnen zu Beginn einer jeden Gruppen- oder Einzelsitzung die Haltungs- und Atemübungen durchführen.

Manchmal schleichen sich durch das Üben alleine zu Hause ein paar Details ein, die sich im therapeutischen Kontakt leicht korrigieren lassen.

10. Nachjustierung, Anpassung der Selbststeuerung

Natürlich entstehen immer wieder Unsicherheiten und auch Rückschläge, das Üben kann manchmal aus irgendwelchen Gründen leiden oder stagnieren. Oft wird es schon früh auch in schwierigen Situationen angewendet und funktioniert noch nicht so wie gewünscht. Im Einzelgespräch können wir dann zeigen, dass die Haltungs- und Atemübungen ähnlich funktionieren wie das Segelnlernen: Wir lernen segeln bei schönem Wetter und nicht bei Sturm. Wir müssen einige Zeit bei schönem Wetter üben, damit wir auch einen Sturm gut überstehen. Wenn wir zu früh in den Sturm geraten, ist weder der Sturm noch die Segeltechnik verantwortlich dafür, dass wir die Situation nicht bewältigen können.

BPT-Therapeuten regen dann dazu an, sich in etwas Geduld zu üben. Viele problematische Verhaltensweisen wurden auch nicht über Nacht entwickelt und ebenso benötigen auch die heilsamen Übungen etwas Zeit.

Die nächste Etappe:

11. Erfahrung von Selbstwirksamkeit

Wenn nach relativ kurzer Zeit die Haltungs- und Atemübungen zu spürbaren Wirkungen führen, erleben Klienten eigene Erfahrungen von Selbststeuerung und das führt automatisch zu Erfahrungen von Selbstwirksamkeit: „Ich bin nicht mehr hilflos, ich kann etwas bewirken."

Kaum etwas anderes wirkt auf die menschliche Psyche so stabilisierend wie das Gefühl von Selbstwirksamkeit und Sicherheit. Daraus erwächst Selbstsicherheit. Schließlich führen Selbstwirksamkeit und Kompetenz zur Selbststeuerung zu einem spürbar sicheren Empfinden. Wir sind nicht mehr abhängig. Wir können selbst etwas bewirken. Das stärkt und führt zu mehr Selbstbewusstsein.

12. Auswirkungen absichern: Fortschritte bis zur Selbstsicherheit, auch als adäquate Egostärkung

Nichts prägt uns so sehr und nichts unterstützt Lernprozesse so intensiv wie eigene Erfahrungen. Aber es wird keine Wunder geben, zum Beispiel in Form von Erkenntnisblitzen, die unser Leben nachhaltig für immer verändern. Lernen benötigt Zeit und Geduld. Alles, was Sie in Ihrem Leben gelernt haben, wird bestimmt etwas Zeit in Anspruch genommen haben.

Diese Bemühungen möchten ein psychosomatisches „Fundament" in uns absichern. Dieser Weg ist für alle Klienten relevant, obwohl natürlich jeder unterschiedliche Voraussetzungen dafür mitbringt.

Erst wenn die Therapeuten den Eindruck haben, dass ein Klient innerlich ausreichend abgesichert ist, das heißt, sich selbst gut regulieren, beruhigen und aktivieren kann, können weitere Schritte erfolgen. Natürlich werden diese Vorgänge transparent kommuniziert.

Vertiefung:

13. Stärkung von Ressourcen/Veranlagungen

Die nächsten Schritte gehen immer noch nicht in die Probleme hinein, sondern führen uns zur weiteren Stärkung der positiven Ziele. Wenn zum Beispiel Angstminderung und Gelassenheit angestrebt waren, werden wir uns bei diesem Schritt auf die Ausbildung von Gelassenheit konzentrieren.

Erfahrungsgemäß wurde durch die Kultivierung und Absicherung der Selbststeuerungskompetenzen bereits indirekt die Angstproblematik gemindert. Natürlich bietet jede Sitzung auch Platz für naheliegende und drängende Probleme, aber der Schwerpunkt liegt nicht auf der Problembearbeitung, sondern der Ressourcenstärkung.

14. Lockerung von Anhaftungen, auch als Egominderung

In diesem Schritt erfolgen nun erste Loslösungsinterventionen bei vorhandenen destruktiven Egoanteilen, Identifikationen und Anhaftungen. Wenn in der Egoanalyse der ersten Stunden Egoanteile, wie zum Beispiel der innere Antreiber, der innere Kampfhund oder der innere Pedant als zu dominant und groß identifiziert werden konnten, erfolgen nun gezielte psychotherapeutische Maßnahmen zur Abmilderung. Hier kommen dann wieder die Selbststeuerungsfähigkeiten ins Spiel, mit denen auftretende Spannungen, die immer mit dominanten Egoanteilen einhergehen, gemindert werden können. Zusätzlich werden spezielle Loslassübungen oder andere Techniken zur Egominderung empfohlen. Zudem fokussieren sich hier die Haltungs- und Atemübungen zu vertiefteren Meditationen als Geistestraining. Die Egoimpulse rücken damit immer mehr in den Aufmerksamkeitsfokus der Klienten und können immer weniger im Unbewussten ablaufen.

Problemzuwendung:

15. Problembewältigung

Erst an dieser Stelle kommt es nun, auf der Basis solider innerer Kompetenzen bei den Klienten, zu einer Problembearbeitung. Grundsätzlich erfolgt jetzt eine Zusammenführung von geschilderten Problemen mit den erarbeiteten Kompetenzen. Eine recht häufig genutzte Technik ist hier die sukzessive Problemkonfrontation in drei Stufen.

1. Stufe: Das eigenständige regelmäßige Üben der Klienten ist auf dieser Ebene ausreichend gesichert. Auf dieser ersten Stufe wird es aktiviert und ins Bewusstsein geholt. Nur dann kann der zweite Schritt erfolgen.

2. Stufe: Hier wird mittels Visualisierung eine Problemsituation in der Behandlungsstunde lebendig gemacht. Die Intensität der Visualisierung ist der Problematik und der Kompetenz des Klienten angepasst. Wenn das entsprechende innere Problembild adäquat präsent ist, kann nun der Klient seine Selbststeuerungsfähigkeiten parallel dazu aufrufen und sie dadurch erproben und festigen. Bei diesem zweiten Schritt werden negative und positive Qualitäten miteinander verknüpft.

3. Stufe: Erst im dritten Schritt erfolgt eine reale Konfrontation mit dem Problem. Hier gehen dann die Klienten das Thema vor Ort direkt an. So kann zum Beispiel jetzt ein Gespräch mit einem für den Klienten schwierigen Menschen durchgeführt oder jede beliebige andere Konfliktsituation angegangen werden. Auch hierbei sollte dann ein Problem mit einer Kompetenz verknüpft werden.

16. Weitere Egominderung

Nur wenn heilsame Egoanteile ausreichend stark werden konnten, werden BPT-Therapeuten nun Selbsterfahrungsübungen anbieten, die es dem Klienten ermöglichen, Empfindungen wahrzunehmen, die nicht direkt durch aktivierte Egoanteile vermittelt werden. Hier sind insbesondere Vertiefungsmeditationen wirkungsvoll, die sukzessive innere Aktivierungen reduzieren. Die neuronalen Tätigkeiten lassen nach und damit verbunden auch unsere Egoimpulse. Bewertungsneigungen kommen zum Erliegen, die eigene Person, insbesondere auch der eigene Körper werden nicht mehr wahrgenommen. Es sind hier Wahrnehmungen möglich, die nicht durch unser Ichempfinden geprägt sind: „Ich" bin gewissermaßen nicht mehr da, aber trotzdem gibt es Empfindungen.

Diese Erfahrungen werden regelmäßig als sehr heilsam empfunden, sodass die Motivation entsteht, diese Vorgänge weiterzuverfolgen. Unterstützend werden für diesen Weg dann erste spirituelle Übungen angeboten.

Die spirituelle Ebene:

17. Nachhaltigkeit durch Vertiefung und Lifestyle

Die bereits erfahrenen Eindrücke werden durch Übungsvielfalt und eine immer stetigere Umsetzung in den Alltag abgesichert. Zudem werden nun auch stärker der Lebensstil, Konsumgewohnheiten und Freizeitaktivitäten im Hinblick auf ihrem fördernden oder hemmenden oder sogar destruktiven Charakter bearbeitet.

18. Der spirituelle Übungsweg

An dieser Stelle werden immer mehr Anregungen für Übungen zur Egominderung gegeben. Diese Übungen umfassen nun alle Bereiche des alltäglichen Lebens. Das Familienleben, die Wahl der Ernährung und der Umgang mit dem Beruf werden auf der Erfahrungsebene mit einer aktiven Egominderung in Verbindung gebracht. Immer wieder durchgeführte Reinigungsübungen unterstützen die psychische und auch körperliche Entgiftung. Die täglichen Meditationsübungen sind auf dieser Stufe bereits ausreichend gut verinnerlicht und in den Tagesablauf integriert. Die zeitliche Ausdehnung der Übungen wird auf dieser Stufe meist deutlich gesteigert. Zudem reduzieren sich die Abgrenzungen zwischen den Übungen und den Nicht-Übungen, *der Alltag wird zur Übung.*

19. Befreiung aus unreflektierten Gewohnheitsmustern

Die Übenden erfahren sich selbst als wirksam. Sie spüren ihre Kompetenzen und auch ihr Potenzial. Es existiert eine große Motivation für die eigene Weiterentwicklung und gleichzeitig auch für das Teilen dieser Qualitäten mit anderen. Das bedeutet auch einen achtsamen Umgang mit anderen Menschen. Ohne jegliche Missionierungsneigung kann das eigene Verhalten sich heilsam auswirken und von anderen wahrgenommen werden.

Die Befreiung führt zu einer großen Unabhängigkeit von Außenreizen. Das macht uns nicht frei von allen unseren Lebensumständen, sondern es befreit uns *inmitten* unseres Lebens. Der Weg dient nicht als Ausrede für unheilsame Impulse, sondern verpflichtet uns ganz natürlich noch mehr dazu, für uns und andere Sorge zu tragen. Es geht auch nicht so sehr darum, dass wir ständig prüfen, *was* wir tun, sondern *wie* wir es tun.

Bevor im nächsten Kapitel die Umsetzung der BPT für spezielle Personengruppen dargestellt wird, möchte ich mit einem Resümee schließen, das durch eine manchmal gestellte Frage angeregt worden ist.

Was ist buddhistisch an der BPT?

Natürlich könnte ich nun alle für den Buddhismus typischen Attribute aufzählen, die die BPT ausmachen. Einige davon wurden bereits in diesem Buch beschrieben.

Vielleicht lassen Sie aber eine Gegenfrage zu: Was ist an der Buddhistischen Psychotherapie und dem hier Geschilderten *nicht* buddhistisch?

Es existieren einige kluge Abhandlungen über Gemeinsamkeiten und Unterschiede zwischen Buddhismus und Psychotherapie. Es ist leicht, zwischen zwei sehr komplexen Gebilden wie dem Buddhismus und der Psychotherapie die trennenden Eigenschaften zu benennen. Doch es bestehen mindestens ebenso viele verbindende Elemente zwischen der buddhistischen Lehre und der Psychotherapie im Allgemeinen und zwischen der buddhistischen Lehre und der BPT im Speziellen.

Von zentraler Bedeutung für mich ist der Aspekt des Wunsches, sich vom Leiden zu befreien. Dieser Aspekt ist umfassend und fundamental, er geht weit über den Buddhismus und die Psychotherapie hinaus. Er reicht sogar bis ins Tierreich hinein. Jedes fühlende Wesen möchte nicht leiden und sich vom Leiden befreien. Je höher sich das Bewusstsein entwickeln kann, desto mehr Chancen eröffnen sich für diesen Weg. Die Qualität unseres Bewusstseins steht in direktem Zusammenhang mit unseren leidvollen Empfindungen. Deshalb ist das Geistestraining so wichtig.

Die buddhistischen Lehren und Praxisübungen schenken uns reichhaltige Erfahrungsschätze, die wir nicht ungeprüft ignorieren sollten. Die BPT konnte davon mit tiefer Dankbarkeit sehr profitieren.

Im nachfolgenden Kapitel möchte ich Ihnen nun Anwendungsvarianten für unterschiedliche Klientengruppen in verschiedenen Lebenskontexten zeigen.

KAPITEL 5

Die BPT für Erwachsene, Kinder und Jugendliche

In diesem Kapitel möchte ich die vielfältigen Anwendungsmöglichkeiten beschreiben und damit verdeutlichen, dass die BPT für jeden Klienten nutzbar gemacht werden kann. Um aber diese Anwendbarkeit zu gewährleisten, ist es notwendig, die Passgenauigkeit zwischen der Methode und dem Klienten festzulegen. Welche Bausteine sind für welchen Klienten geeignet und welche nicht? *Nicht für jeden ist alles geeignet.*

So erhalten natürlich Kinder andere Heranführungen als Erwachsene. Menschen mit kognitiven Defiziten, wie ältere Menschen mit demenzieller Erkrankung, werden wieder anders angeleitet als Menschen, die in einer Depression gefangen sind.

Einige Klienten verfügen über geschwächte Ichstrukturen, leiden unter einer Persönlichkeitsstörung und benötigen zuerst eine deutlich stabilisierende Unterstützung. Wieder andere Klienten sind in einem Maße unruhig, dass sie einige Übungen ohne gezielte Vorübungen gar nicht nutzen können.

Außerdem gibt es viele, die aus den unterschiedlichsten Gründen durch eine rein verbale Vermittlung kaum erreicht werden, weil sie beispielsweise eine zu geringe Aufmerksamkeitsspanne haben oder weil Therapeut und Klient keine gemeinsame, sondern eine unterschiedliche Muttersprache nutzen.

In solchen Fällen ist zwar generell eine gewisse Flexibilität in der Methodenwahl wichtig, trotzdem gestaltet sich die jeweilige Vorgehensweise einfacher, als es nach diesen Differenzierungen zu Anfang vielleicht den Anschein haben könnte. Im letzten Kapitel 4 wurde der Behandlungsablauf in 19 Schritten beschrieben. Es ist egal, mit welchen Klienten wir arbeiten und welche Themen, welche Problematik oder welcher individuelle Hintergrund vorliegt, der Einstieg in die Behandlung ist immer der gleiche: einfache Haltungsübungen, kombiniert mit ebenso simplen Atemübungen, zur Wahrnehmung der eigenen Selbststeuerungskompetenzen. Wenn es möglich ist, werden diese Aspekte vorher erklärt, aber wenn ein Klient das nicht aufnehmen kann, geht es auch ohne dies. Schließlich benötigen auch kleinere Kinder andere Anleitungen als viele Erwachsene. Ich möchte Ihnen das nachfolgend mit Hilfe einiger Beispiele zeigen.

Bevor ich damit beginne, möchte ich nicht unerwähnt lassen, dass eine vollständige und alles ausschöpfende Umsetzung aller Übungen sogar unsinnig wäre. Bislang hat noch kein Klient alle vorhandenen Übungen und Optionen benötigt. Immer geht es um eine Auswahl, die wir gemeinsam festlegen. Da es oft viel effektiver ist, wenn wir kleine Übungen vertiefen und diese dann in konzentrierter Form umsetzen, finden wir für jeden Klienten intensive Übungsmöglichkeiten.

Die Umsetzung der BPT für besondere Klienten

Beginnen wir mit einem Beispiel aus der Praxis, und zwar mit einem sehr ruhelosen, nervösen, unruhigen Klienten.

Die ruhelosen Klienten

Ruhelose Klienten sind nicht die Ausnahme, sondern schon fast die Regel. Sie lassen sich auf den Kontakt ein, weil sie sich davon Hilfe versprechen und weil die „Unterhaltung“ eben auch Unterhaltungswert hat. Das Problem bei ihnen wird erst in Situationen des Alleinseins deutlich. Wenn sie zum Beispiel abends alleine die Haltungs- und Atemübungen durchführen sollen, wird der schwierige innere Zustand schmerzlich wahrgenommen. Es ist dann fast unmöglich, selbst nur ein paar Minuten auf einem Stuhl zu sitzen. Wenn dann auch noch der Fernseher, der Computer und andere Medien ausgeschaltet werden sollen, entsteht eine ungewohnte Stille, die die bereits vorhandene innere Unruhe noch weiter zu verstärken scheint. Deshalb findet oft nur ein schwieriger Einstieg in die notwendigen Übungen statt.

Nach der üblichen Startsequenz mit der Informationsvermittlung durch das BPT-Kopfbild und den daraus folgenden Grundlagenübungen können verschiedene Herangehensweisen ausprobiert werden. Eine von diesen arbeitet mit körperbezogenen Vorübungen. Hier bekommen unruhige Klienten eine spezielle Auswahl an achtsamen Körper/Geist-Übungen zur eigenen Durchführung und als Vorübung für die Haltungs- und Atemübungen gezeigt.

Körperbezogene Vorübungen

Die vorhandene Unruhe ist ein psychosomatisches und damit ein komplexes Zusammenspiel nervlicher Überreizungen und körperlicher Spannungsempfindungen mit entsprechenden Bewegungsimpulsen. Von dem Klienten wird das meistens als ein eher körperliches Geschehen wahrgenommen. Der Körper stört. Er quält. Er lässt keine Ruhe zu. Er macht nicht das, was er soll. Alternativ erleben viele einen hyperaktiven Geist, unseren Hundegeist: Der „Köter" ist unerzogen und nervt.

Diese Dynamik kann nicht bekämpft oder unterdrückt werden. Wir erarbeiten hier mit den Klienten einen friedvolleren Zugang, indem wir die Impulse des Körpers und des Geistes ernst nehmen.

Abklopfen

Die Anregungen für ruhelose Klienten könnten folgendermaßen aussehen: Bevor Sie mit den Haltungs- und Atemübungen beginnen, setzen Sie sich auf einen Stuhl und klopfen sanft, mit leichtem Druck, Ihren gesamten Körper ab. Dann richten Sie sich bewusst im Sitzen auf und spüren nach, ob Sie nun den Zugang zu den Atemübungen finden. Wenn es noch nicht ausreicht und die Unruhe noch zu stark ist, führen Sie noch ein paar weitere Körperübungen durch.

Hüpfen

Lenken Sie die spürbare Energie in Bewegungsenergie um, zum Beispiel indem sie ein paar Minuten lang auf der Stelle hüpfen. Es soll jedoch *keine* Sportübung werden: Sie sollen nicht zum Schwitzen kommen, Sie müssen nicht hochspringen, also nicht einmal den Kontakt zum Boden verlieren. Während Sie hüpfen, geht es um Selbstwahrnehmung. Spüren Sie die Bewegung, spüren Sie, wie Ihre verschiedenen Körperregionen unterschiedlich reagieren. Sehr wichtig ist dabei auch die Atmung. Hüpfen Sie so, dass Sie leicht und angenehm atmen können. Wird die Atmung zu stoßweise oder gepresst, dann stoppen oder reduzieren Sie das Hüpfen.

Danach bleiben Sie eine Weile stehen und spüren, wie Ihr Körper aktiviert wurde und wie er langsam ruhiger werden kann. Nun beginnen Sie mit den Haltungs- und Atemübungen, je nach Ihrer Verfassung entweder im Stehen oder im Sitzen.

Eine weitere Variante möchte ich nicht unerwähnt lassen. Dabei handelt es sich um die körperlichen Achtsamkeitsübungen.

Körperliche Achtsamkeitsübungen

Die körperlichen Achtsamkeitsübungen werden von den BPT-Therapeuten angeleitet. Es sind unterschiedliche Übungen, die die Gemeinsamkeit haben, dass zuerst bestimmte Körperpartien, zum Beispiel die Beine, die Arme, die Finger, das Gesicht, der Rücken etc., angespannt werden. Im Prozess des Anspannens wird dann die Atmung fokussiert, sodass zeitgleich Entspannungs- und Anspannungsempfindungen wahrgenommen werden können. Einer der BPT-Leitsätze: *Entspannung in der Anspannung,* kann damit tiefer verinnerlicht werden; zugleich wird die innere Unruhe durch die körperlichen Achtsamkeitsübungen gemindert. Deshalb sind solche Körperübungen nie rein körperlich, sondern immer Körper/Geist-Übungen.

Alternativ dazu können die ersten Haltungs- und Körperübungen auch beim langsamen Gehen angeleitet werden. Für einige Klienten ist es leichter, anfangs unterwegs zu üben, bei Spaziergängen, in öffentlichen Verkehrsmitteln oder im Auto vor roten Ampeln. Es ist sinnvoll, mit Klienten alle Möglichkeiten zu nutzen, auch wenn sie noch so geringfügig erscheinen. Natürlich gibt es günstigere Übungskontexte für die Anfangszeit als die U-Bahn – aber besser dort als gar nicht. Auch das Konzept mit einer Übungszeit von zweimal 5 Minuten (+) und den Mikropausen ist extra so konzipiert, dass den Klienten kein stundenlanges Engagement abverlangt wird. Denken Sie aber an den Ausspruch eines römischen Philosophen, der einmal sagte, dass wir nicht zu wenig Zeit hätten, sondern viel zu viel Zeit, die wir nicht nutzen.

Jeder ist dazu eingeladen, selbst zu prüfen, wie sich die Grundlagenübungen mit und ohne solche vorausgehenden Übungen anfühlen und auswirken. Ich möchte noch eine weitere Übungsvariante für Menschen anbieten, die sehr unruhig sind.

Jede Übung erzeugt entsprechende Ergebnisse

Die hier dargestellten Hilfen verfügen über eigenständige Qualitäten, sodass sie nicht wirklich als Vorübungen einzuschätzen sind. So können Sie Atemübungen auch während einer U-Bahn-Fahrt sehr vertiefen.

Da aber jede Körperhaltung eine entsprechende Geisteshaltung begünstigt, werden je nach Körperverfassung und je nach Körperübung und damit verbundener Körperhaltung auch unterschiedliche Geisteshaltungen entstehen. Deshalb sind Atemübungen auf dem Boden liegend, auf dem Boden sitzend, auf dem Stuhl sitzend, stehend oder gehend auch nicht als gleichwertig einzustufen. Jede Übung erzeugt oder begünstigt unterschiedliche Ergebnisse. Jede Körperübung begünstigt auch eine entsprechende, etwas anders gelagerte Geistesreaktion. Sie erinnern sich: Körperhaltung = Geisteshaltung.

Generell können wir feststellen, dass eine Übung, bei der Klienten auf dem Boden liegen, den Geist meistens zu stark eindämmt, sodass eine Position, bei der sie auf dem Boden sitzen, sich am günstigsten auswirkt und eine stehende oder gehende Position im Geist mehr Aktivität belässt. So ist es viel anspruchsvoller, im Gehen in eine tiefe meditative Klarheit und Ruhe zu kommen als auf dem Boden sitzend. Wenn wir jedoch bewusst langsam gehen und unsere Atmung bewusst wahrnehmen, können wir auch diese Technik nutzen.

Wenn Klienten unbedingt im Liegen üben möchten, dann ist das für eine Weile okay. Es sollte im weiteren Verlauf dann aber zu sitzenden Übungen kommen – selbst wenn sie nur ein paar Minuten lang am Küchentisch oder in der U-Bahn durchgeführt werden.

In den Ausbildungskursen werden diese Sachverhalte als Selbsterfahrung vermittelt. Die Teilnehmer führen verschiedene Gehmeditationen ebenso durch wie verschiedene Meditationen im Stehen, Sitzen und Liegen. Dabei werden alle entstehenden Eindrücke genau registriert. So ist es möglich, für die Klienten individuell passende Techniken anzubieten. Die Grundlagenübungen, zum Beispiel in Form von Atemübungen, werden zwar immer durchgeführt, doch die Herangehensweise sollte auf den Klienten abgestimmt sein. Nicht jeder ist in der Lage, sofort von einer Sitzmeditation zu profitieren. Da es aber darum geht, wie bereits erwähnt wurde, überhaupt in einen Übungsprozess zu kommen, ist eine stehende oder gehende Übung immer noch besser als gar keine.

Übungen im Stehen und Gehen

Natürlich können Haltungs- und Körperübungen auch im Stehen und Gehen angeleitet werden. Im Gehen gibt es die langsame Gehvariante, bei der während drei langsamen Schritten eingeatmet wird, bei weiteren Schritten der Atem gehalten und dann während der nächsten vier bis fünf Schritte ausgeatmet wird. Der Atem soll fließen und nicht künstlich gezogen oder übermäßig lange angehalten werden. Hier sollten die Klienten einen eigenen passenden Rhythmus finden.

Die noch langsamere Übungsvariante im Gehen erfolgt, indem während eines langsamen Schrittes sanft eingeatmet wird und beim nächsten langsamen Schritt ausgeatmet wird. *Die Kombination aus Bewegung, Atmung und Bewusstheit ist hier von zentraler Bedeutung.*

Bei der Variante im Stehen wird beim Einatmen das Gewicht auf die Zehenspitzen verlagert. Es kommt zu einer sanften Streckung. Beim Ausatmen verlassen wir den Stand auf den Zehenspitzen und verlagern das Gewicht stärker auf den rechten Fuß. Dann erfolgt wiederum beim Einatmen eine sanfte Streckung und eine fließende Bewegung auf die Zehenspitzen. Beim Ausatmen verlassen wir den Stand auf den Zehenspitzen und verlagern das Gewicht stärker auf den linken Fuß. Das ist ein wenig vergleichbar mit einem Baum im sanften Wind. An dieser Stelle kann natürlich auch gerne die hier folgende Baummeditation integriert werden.

Die Baummeditation

Die Baummeditation ist eine Meditationsform, die im Stehen durchgeführt werden kann. Auch sie eignet sich sehr für unruhige Menschen. Wir können sie als Visualisierung anleiten, wobei in der Kopfregion die Äste im Wind visualisiert werden; die Äste werden natürlich im Wind der Gedanken bewegt. Der Stamm ist schon deutlich ruhiger, hiermit ist der Rumpf gemeint. Die Beine und Füße bilden die Wurzelregion, sie sorgen für Halt und Ruhe.

Bei dieser Übung besteht eine der Aufgaben nun darin, die Aufmerksamkeit auf die unteren Ruhezonen zu lenken. Sicherlich ist dabei zu bemerken, wie „interessant“ und „anziehend“ der Sturm oben im Geäst ist. Es geht also darum, immer wieder zu den Wurzeln zurückzukehren und die dort vorhandene Ruhe zu realisieren.

Dabei ist die Instruktion hilfreich, dass es sich bei der Ruhe immer um einen ruhigen, klaren und bewussten Zustand und nicht um eine schläfrige Ruhe handelt: „Spüren Sie die innere wache Klarheit, die entstehen kann, wenn Sie zur Ruhe finden?!“

Solche und weitere Übungen sind gut nutzbar für unruhige Klienten. Diese Übungen sind natürlich ebenso hilfreich für Klienten, die sich schlecht konzentrieren können.

Die Zuhilfenahme von körperlichen Wahrnehmungen bietet immer tiefer gehende Lernchancen. Die Erfahrungsebene ist sinnlicher und das führt zu einer komplexeren Speicher- und auch Abruffähigkeit.

Oft ist es hilfreich, jede Sitzung mit einer kleinen Körperübung zu beginnen. Damit können die BPT-Therapeuten ihr Konzept auf eine sanfte Weise umsetzen. Die Intensität der einzelnen Konzeptpunkte ist weiterhin individuell anzupassen.

Die BPT für spezielle Erwachsenengruppen

Wenn aber nicht nur Unruhe und Konzentrationsprobleme bestehen, sondern mangelnde Sprachkenntnisse oder kognitive Einschränkungen, dann müssen wir andere Schwerpunkte setzen.

Die BPT bei mangelnden Sprachkenntnissen

Manchmal kann es sinnvoll sein, sich kurzzufassen, zum Beispiel, wenn ein Klient nur über eine kurze Aufmerksamkeitsspanne verfügt oder wenn die Sprachkenntnisse zu gering sind. Die BPT als konfessionsfreie Therapiemethode lässt sich recht gut bei Migranten, Menschen mit Migrationshintergrund und Flüchtlingen einsetzen, die mit der Landessprache noch Probleme haben.

Natürlich sind in der Startsequenz auch die Aufklärung und Informationsvermittlung hierüber wichtig. Dafür werden aber nicht viele Worte benutzt, sondern ein paar einfache Skizzen in Kombination mit sehr wenigen Erklärungen.

Die folgende Abbildung 81 zeigt die Verbindung von Erinnerungen mit Gedanken und umgekehrt. Das wird den Klienten bildhaft gezeigt und die wenigen Worte lassen sich schnell übersetzen.

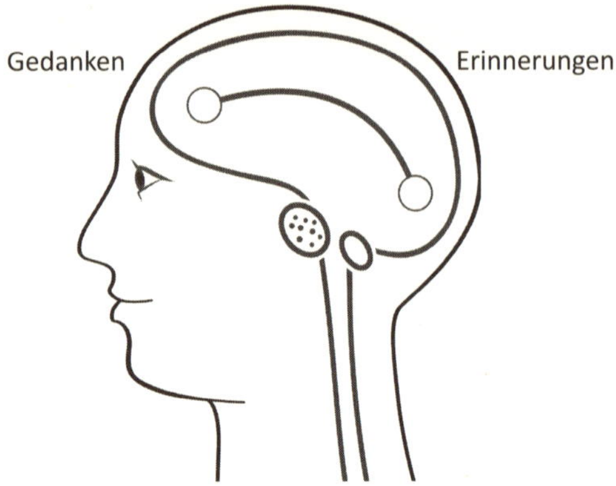

Abb. 81

Deutsch	Gedanken	Erinnerungen
Englisch	Thoughts	Memories
Türkisch	Düsünceler	Hatiralar
Russisch	Mysli	Vospominanija
Arabisch	Ql	Dhkryat

In einem nächsten Schritt wird die genannte Abbildung 81 weiter ausgeführt. Das zeigt die folgende Skizze (Abbildung 82). Hier werden die bildhaften Erinnerungen erwähnt, die intensiv mit dem inneren Motor (dem vegetativen Nervensystem VNS) verknüpft sind. Erinnerungen und innerer Motor sind einfache Begriffe, die auf einen Ablauf verweisen, den jeder Mensch bei sich selbst gut kennt.

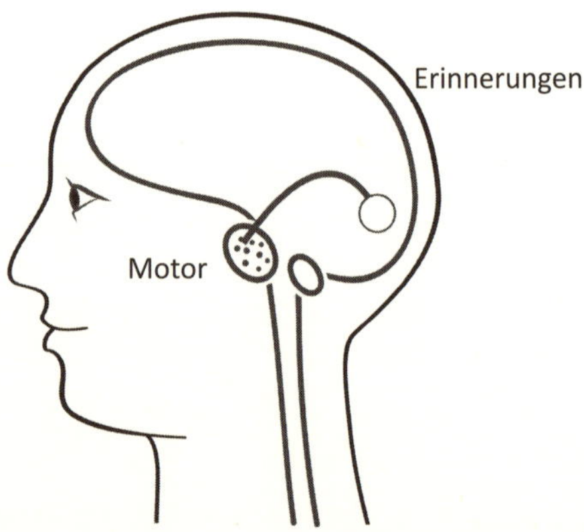

Abb. 82

Deutsch	Erinnerungen	Innerer Motor
Englisch	Memories	Inner Motor
Türkisch	Hatiralar	Ic Motor
Russisch	Vospominanija	Vnutrennij Motor
Arabisch	dhkryat	aldakhlyt almhrk

Natürlich sind auch die eigenen Gedanken sehr mit dem inneren Motor verbunden. Das zeigt die folgende Abbildung 83.

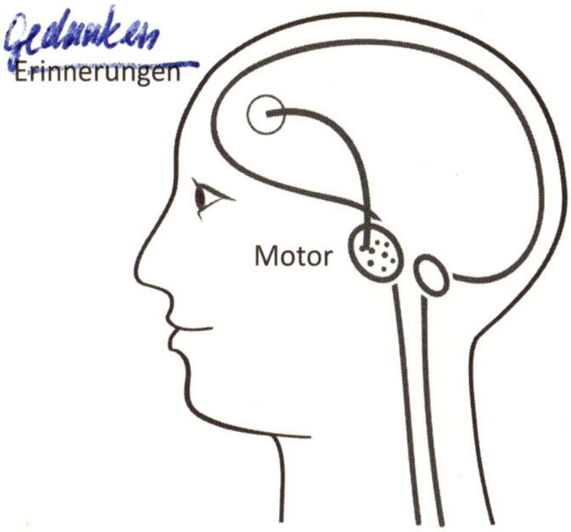

Abb. 83

Deutsch	Gedanken	Innerer Motor
Englisch	Thoughts	Inner Motor
Türkisch	Düsünceler	Ic Motor
Russisch	Mysli	Vnutrennij Motor
Arabisch	Ql	aldakhlyt almhrk

Nach wenigen Schritten der Erklärung mit Hilfe der skizzenhaften Kopfbilder und ein paar Worten ist schon das notwendige Wissen transportiert. Nun können auch die Klienten mit Sprachschwierigkeiten die folgende Abbildung 84 verstehen.

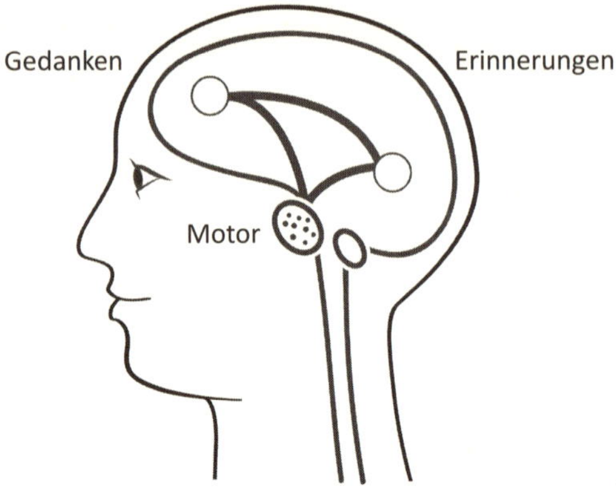

Abb. 84

An dieser Stelle werden wichtige innere Prozesse verdeutlicht. Gedanken können, ebenso wie Erinnerungen, den inneren Motor hochdrehen lassen. Der innere Motor kann Gedanken und Erinnerungen initiieren. Die Verbindungen zwischen Gedanken und Erinnerungen sind naheliegend. Die Kenntnisnahme dieses Dreiecks ist von zentraler Bedeutung für die Selbsterkenntnis.

Klienten spüren, dass ihre Empfindungen keine Fehler oder gar Einbildungen, sondern darstellbare Faktoren sind. An dieser Stelle folgen dann die Beschreibungen der Grundlagenübungen: Haltungs- und Atemübungen. Dafür ist es eine Hilfe, wenn die Klienten wiederum eine Skizze sehen, die den inneren Motor verdeutlicht. Die nachfolgende Abbildung 85 zeigt die beiden Bereiche, aus denen der Motor zusammengesetzt ist: das Stresszentrum (Sympathikus) und das Peace- oder Ruhezentrum (Parasympathikus).

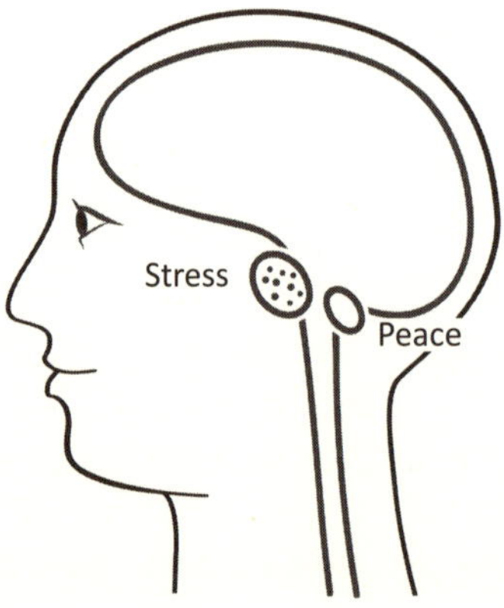

Abb. 85

Deutsch	Stresszentrum	Ruhezentrum
Englisch	Stresscenter	Peacecenter
Türkisch	Merkezi Stres	Merkezi Dinlenme
Russisch	Tsentr Stress	Tsentr Ostal´noe
Arabisch	Mrkz ajhad	Mrkz bqyt

Nun zeigt der Therapeut, wie durch Haltungs- und besonders durch Atemübungen die beiden Areale jeweils aktiviert werden können. Die folgende Abbildung 86 verdeutlicht den Unterschied zwischen der Aktivatmung links und der Beruhigungsatmung rechts.

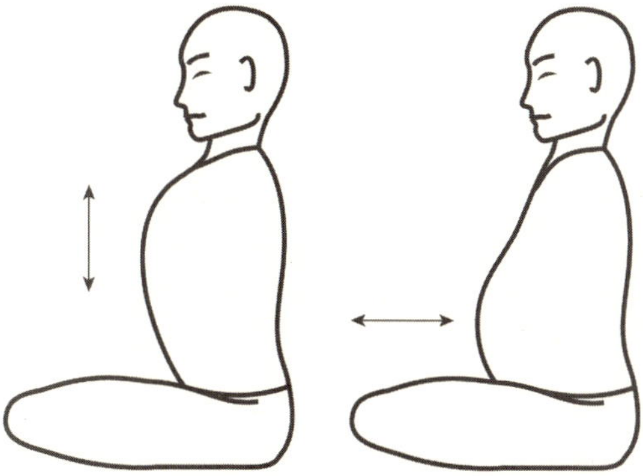

Abb. 86

Es ist wichtig, eine Verbindung zwischen der Darstellung der beiden Atmungsvarianten und der Darstellung des inneren Motors mit dem Stress- und dem Beruhigungszentrum zu verdeutlichen. Dafür sollten die Therapeuten diese beiden Atemvarianten jeweils vorführen und dabei auf die Abbildung mit dem inneren Motor verweisen. Auf diese Weise vermitteln sie, auch mit bildhafter Unterstützung, dass zwischen der Art der Atmung und der Hirnstimulation ein Trainingszusammenhang besteht, dessen Nutzung einfach, aber äußerst effektiv ist.

Nutzen Sie gerne weitere Skizzen und bildhafte Darstellungen; das erhöht die Verständigung, das Verständnis und damit auch die Kooperationsbereitschaft. Auf diese Weise erhalten auch Menschen mit Sprachschwierigkeiten die Chance auf effektive Hilfe – und zwar als Hilfe zur Selbsthilfe. Im weiteren Verlauf werden dann die Sitzungen auch dafür genutzt, um gemeinsam die Haltungs- und Atemübungen durchzuführen. Weiterhin wird regelmäßig zu achtsamen Körper/Geist-Übungen angeleitet, die den Zusammenhang zwischen Körper und Geist verdeutlichen und spürbar werden lassen.

Die große Bedeutung von Körperübungen für Menschen mit Sprachschwierigkeiten

Die Kombination aus verinnerlichten Problemen oder sogar Traumatisierungen und verminderter Ausdrucksfähigkeit betrifft natürlich weite Bevölkerungsgruppen. Nicht ungehindert reden zu können bedeutet unter anderem „geschlossene Ventile". So steigert sich der Innendruck bis über den Schmerzpunkt hinaus. Wenn zu diesem generellen Problem auch noch sprachliche Verständigungsschwierigkeiten hinzukommen, zum Beispiel weil die Landessprache nicht oder noch nicht ausreichend gelernt wurde, verdichten sich die Schwierigkeiten immer mehr.

Die therapeutische Arbeit zu dritt, also Klient, Therapeut und Dolmetscher, ist heute üblich, wenn auch mit naheliegenden Problemen behaftet. Die eben erwähnte Herangehensweise der Nutzung von bildlichen Darstellungen zur Veranschaulichung ist ein sehr hilfreicher Aspekt der Behandlung. Ein weiterer ist das Medium des Körpers. Um diese Ressource adäquat nutzen zu können, bedarf es nicht generell eines Körpertherapeuten. Schließlich sollte heute jede gute Behandlung auch die Körperlichkeit einbeziehen. So sind Themen wie Bewegung, Haltung und Körpersprache, Ernährung, Suchtmittelkonsum und körperliche Erkrankungen immer relevant und verdienen Beachtung.

Wenn die verbale Verständigung eingeschränkt ist, dann werden, wie eben dargestellt, die Grundlagenübungen als Haltungs- und Atemübungen vereinfacht, trotzdem aber engagiert vermittelt und insbesondere auch gemeinsam geübt. Dieses gemeinsame Üben wird dann jede weitere Stunde einleiten. Außerdem werden danach auch leichte körperliche Achtsamkeitsübungen gemeinsam durchgeführt. Diese erzeugen sofort direkte eigene Erfahrungen der Einflussnahme auf körperliches und psychisches Erleben. So lernen diese Klienten sukzessive, wie sie ihre Empfindungen zuerst einmal auf körperlicher Ebene, zumeist in Form von Spannungen oder Schmerzen, wahrnehmen, um dann selbstbestimmt den Fokus auf die Atmung zu lenken und auf diese Weise mit Bewusstheit, Atmung und Lockerung in eine heilsamere Verfassung zu gelangen. Damit erfahren sie wiederum

Selbstwirksamkeit durch Selbststeuerung, was sich spürbar positiv auf die psychische Verfassung auswirkt.

Auf diese Weise werden Kompetenzen verinnerlicht, die sich heilsam auf die ursächlichen Probleme auswirken können. Schließlich werden derartige Kompetenzen in Richtung dieser Ursachen angewendet. Die achtsamen Körperübungen erzeugen spürbare Körperspannungen, die die Klienten dann lockern lernen. Wenn sich die ursprünglichen Probleme zum Beispiel in Form von Erinnerungen melden, werden sehr ähnliche Körperreaktionen in Form von Anspannungen erzeugt, sodass ihnen dafür nun eine funktionierende Technik zur Verfügung steht und sie dem nicht mehr hilflos ausgeliefert sind.

Ich möchte jetzt zwei Kontexte beschreiben, in denen Menschen sehr ausgeprägte Empfindungen von Hilflosigkeit erdulden müssen. Bei psychosomatischen Problemen scheinen Symptome ein Eigenleben anzunehmen und viele Fachärzte reagieren darauf immer noch kontraproduktiv. Der andere Kontext betrifft psychiatrische Erkrankungen, bei denen Klienten oft extremen inneren Anspannungen und Schwankungen unterworfen sind.

Die BPT im psychosomatischen Kontext

Die BPT folgt dem modernen psychosomatischen Verständnis der komplexen inneren Wechselwirkungen. So ist eine Erkrankungsdynamik generell immer psychosomatisch. Hier ist natürlich nicht die Ursache, sondern der Verlauf gemeint. *Jede* Erkrankung besitzt sowohl körperliche als auch psychische Facetten. Selbst die Einteilung zwischen körperlich und psychisch ist eine problematische, da hier scheinbar zwei Bereiche benannt werden, die tatsächlich aber eine Einheit bilden.

Das Kopfbild der BPT veranschaulicht die zentrale Rolle des vegetativen Nervensystems VNS als eine Art von innerem Motor und dessen wechselseitige Verknüpfung mit Gedanken, Emotionen, Erinnerungen und Körperempfindungen. Jeder kann diese Verbindung selbst spüren: Wenn Sie zum Beispiel aufwühlenden Erinnerungen nachhängen, werden Sie Ihren inneren Motor deutlich spüren. Natürlich haben Gedanken eine recht ähnliche Wirkungskraft, sie können uns beruhigen, aktivieren oder neutral lassen. Auch unsere Körperempfindungen, wie zum Beispiel Schmerzen, haben einen spürbaren Einfluss auf unseren inneren Motor. Je höher unser innerer Motor „aufdreht", desto geringer funktioniert unser Immunsystem. Wesentlich sind hier also die Zusammenhänge zwischen VNS und der menschlichen Immuntätigkeit und der Neigung unseres Organismus, durch Stresserleben, also durch „höhere Drehzahlen" unseres inneren Motors, zu übersäuern (Azidiose).

Von diesen Zusammenhängen sind ausnahmslos alle Beschwerden und Erkrankungen betroffen. So werden durch die ersten Instruktionen im BPT-Behandlungsablauf bereits *alle* Beschwerden in einem Schaubild (Kopfbild) verständlich gemacht. Klienten *sehen* also mit eigenen Augen, dass sie nicht verrückt sind, sondern vollkommen normal und menschlich reagieren. Schließlich zeigt das Kopfbild das generelle menschliche Funktionieren und nicht nur die individuelle „Störung".

Zudem bietet die BPT mit den Grundlagenübungen konkrete Techniken zur Steuerung des VNS an, denn die verschiedenen Atemvarianten stimulieren unterschiedliche, entweder aktivierende oder beruhigende Regionen des VNS. Damit erhalten Klienten einen „Schlüssel" zu ihrem VNS und damit auch zu ihrer Immuntätigkeit und anderen gesundheitsrelevanten Abläufen.

Auf dieser Basis ist die BPT für alle Erkrankungen sinnvoll einsetzbar, denn wir können in jedem Fall von einer Stabilisierung unseres Immunsystems, von einer Minderung der Übersäuerung, von mehr Gelassenheit und einem bewussteren Umgang mit Sorgen und Problemen immer nur profitieren. Wo vorher Hilflosigkeit oder zumindest eine eingeschränkte Selbstregulation leidvoll spürbar war, entstehen nun durch einfache Informationen und ebenso einfache Übungen konkrete Erfahrungen von Selbststeuerung und Selbstwirksamkeit.

Mit der psychosomatischen Herangehensweise artverwandt, wenn auch mit anderen Schwerpunkten, geht die BPT in psychiatrischen Kontexten vor.

Die BPT im psychiatrischen Kontext

Psychiatrische Beschwerden sind eigentlich psychologische Beschwerden. Allerdings nehmen Psychiater an, dass zugrunde liegende hirnorganische Stoffwechselstörungen ursächlich hierfür verantwortlich sind. Das ist ein wenig zirkulär, weil Psychiater in der Regel auch nur die Pharmakotherapie oder noch marzialischere Methoden, wie die Elektrokrampftherapie EKT, zur Verfügung haben. Daher fühlen sich

Patienten, die sich in eine psychiatrische Behandlung begeben, mindestens doppelt abhängig und hilflos: Einerseits erleben sie scheinbar unkontrollierbare Symptome und anderseits wird ihnen immer noch vermittelt, dass nur die Pharmaindustrie für eine Linderung sorgen kann. Allerdings wird diese „Linderung" meistens über eine Sedierung versucht. Durch Dämpfung, Betäubung und Paralysierung reduzieren sich natürlich die Beschwerden zumindest zeitweise.

In den Lehrbüchern der Pharmakotherapie ist zwar stets auf den ersten Seiten zu lesen, dass eine Pharmakotherapie nie nur Monotherapie, also nicht die einzige Maßnahme sein darf. Pharmakotherapie muss eigentlich also immer in Kombination mit Psychotherapie durchgeführt werden. Das ist leider für sehr viele Patienten aber nur Theorie.

Typische Argumente, warum zu Psychotherapie bei „psychiatrischen Patienten" oft nicht angeregt wird, lauten, dass dem Zustand entweder nur eine Stoffwechselstörung zugrunde liegt oder der Patient zu instabil sei, um kritische Aspekte der eigenen Persönlichkeit zu bearbeiten. Das reflektiert aber eher ein veraltetes Bild von Psychotherapie, in der hauptsächlich nach Schlüsselerfahrungen, zumeist Traumata, „gegraben" wurde.

Tatsächlich brauchen wir alle, und das gilt vor allem auch für stark leidende Menschen, Erfahrungen von Selbstwirksamkeit. Das Empfinden von Abhängigkeit und Hilflosigkeit muss also spürbar gemindert werden. Die Grundlagenübungen der BPT haben sich hierfür als besonders hilfreich und heilsam erwiesen. Sie basieren, wie schon beschrieben, auf sehr einfachen, aber doch wirkungsvollen kleinen Übungen, die in fast jedem inneren Zustand durchführbar sind. Das bedeutet natürlich auch, dass mit Menschen, die unter Psychosen leiden, *keine* freien Vertiefungsmeditationen durchgeführt werden. Das wird allerdings in der BPT in der Anfangsphase auch mit keinem Klienten gemacht.

Stattdessen leiten die Grundlagenübungen zuerst zu konkreten Erfahrungen der Körperwahrnehmung an. So können wir jeden Menschen danach fragen, wie es sich anfühlt, wenn der Körper sanft aufgerichtet wird, und wie es sich anfühlt, wenn sich die Muskeln adäquat anspannen und wieder lockern. Wir können fragen, ob der Boden unter den Füßen und der Stuhl unter dem Gesäß spürbar sind. Wir können uns auch danach erkundigen, ob spürbar ist, wie die Atemluft eingeatmet wird und wie sie den Körper wieder verlässt. Selbst wenn eine differenzierte Selbst- oder Körperwahrnehmung nicht funktioniert, kann eigentlich fast jeder Mensch eine oder beide Hände auf den Bauch legen und so atmen, dass sich die Hände bewegen.

Wir vermitteln also generell immer die Botschaft: Jeder kann für sich selbst etwas tun.

Mit derart einfachen Übungen, wenn sie intensiv geübt werden, verbessert sich immer die eigene Fähigkeit zur Selbststeuerung. Mit der Bauchatmung verbessert sich spürbar das Maß an innerer Ruhe, und zwar für den Moment des Übens und durch neuroplastische Veränderungen auch nachhaltig. Sonst unkontrolliert aufschießende Impulse werden nicht mehr nur hilflos durchlitten, sondern im Übungsverlauf zunehmend besser eigenverantwortlich gelenkt. Der Weg geht also vollkommen weg vom devoten Patienten, der abhängig brav seine Medikamente zu schlucken hat. Sicherlich ist in diesem Zusammenhang auch die Krankheitseinsicht wichtig, aber sie darf nicht verwechselt werden mit einer Identifikation als kranker Mensch. Menschen haben Krankheiten, sie sind nicht die Krankheit.

Schauen wir uns nun die BPT-Anwendung für alte Menschen mit kognitiven Einschränkungen an.

Die BPT für alte Menschen, insbesondere mit kognitiven Defiziten

Natürlich ist das Alter nicht gleichzusetzen mit kognitiven Defiziten. Allerdings steigert sich die Lebenserwartung kontinuierlich, weshalb auch das Risiko wächst, mit immer höherem Alter zum Beispiel an Demenz zu erkranken. Bevor ich darauf eingehe, wie die BPT-Behandlung alter Menschen umgesetzt werden kann, möchte ich zum Thema Demenz eine Anregung geben.

Demenz

Der Begriff Demenz bedeutet übersetzt so viel wie geistiger Abbau. Das Phänomen des Abbaus ist sehr bedeutsam, denn ein Abbau steht immer im Verhältnis zur Menge dessen, was abgebaut wird.

Die folgende Abbildung 87 möchte diesen Sachverhalt anschaulich machen. Sie sehen hier zwei kognitive, also geistige Level: ein höheres geistiges Level von jemandem, der sich um sein geistiges Niveau bemüht hat, der neugierig geblieben ist, der aktiv lebt und sich bildet; und ein geringeres geistiges Level von jemandem, der sich um sein geistiges Niveau nur wenig bemüht hat, der nicht neugierig geblieben ist und der weder aktiv lebt noch Interesse daran hatte, sich zu bilden.

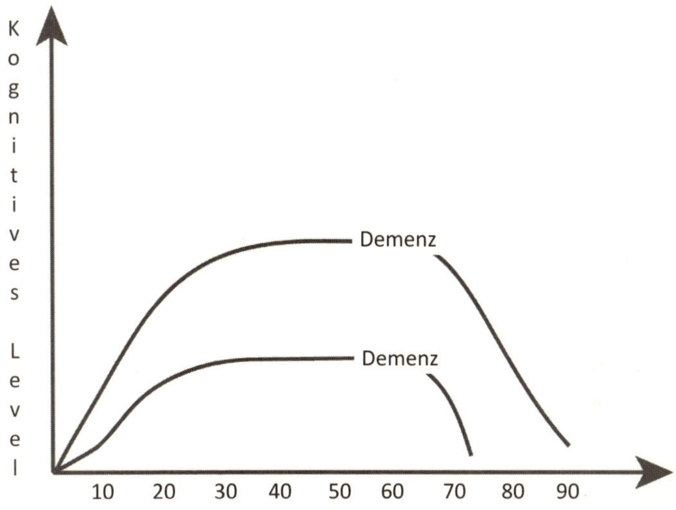

Abb. 87

Die Gemeinsamkeit dieser beiden unterschiedlichen Menschen besteht darin, dass sie, wie Sie es in der schematischen Darstellung ablesen können, mit etwa 70 Jahren an Demenz erkrankt sind. Der Abbau der geisitgen Leistungsfähigkeit beginnt also zum selben Zeitpunkt, aber die Verläufe könnten unterschiedlicher nicht sein. Während der eine 10 Jahre später mit 80 Jahren noch seinen Alltag bewältigen kann, hat der andere, mit der niedrigeren Kurve, geistig bereits vollkommen abgebaut.

Es dauert eben länger, ein Hochhaus abzubauen als eine Hütte.

Ist Ihnen Ihr (geistiges) Leben egal? Dann wohnen Sie vielleicht gerne in der „Hütte". Wenn Sie Ihren Geist zum Beispiel regelmäßig mit Alkohol angreifen, wenn Sie sich gegen Neues wehren, wenn Sie sich desinteressiert zeigen, dann demontieren Sie Ihr „Haus" selbst.

Unser geistiges Leben beinhaltet Qualitäten, die wir würdigen lernen sollten und deren Entwicklung wir wohldosiert gestalten können. Als BPT-Therapeuten suchen wir immer wieder nach Themen, die den individuellen Klienten interessieren. Wir versuchen, jeden sanft zu motivieren, sein Potenzial intensiver zu aktivieren, sich nicht selbst zu vergiften, achtsamer mit sich und anderen umzugehen, für sich und andere zu sorgen, sich zu kultivieren und damit sich und das eigene Leben zur (vollen) Blüte zu bringen. Das „Verblühen" kommt noch früh genug und ist unvermeidbar, doch nimmt dieses Verblühen einen vollkommen anderen Verlauf, wenn nicht eine unausgereifte Blüte verblühen muss, sondern eine ausgereifte Blume.

In diesem Buch wurde bereits der Vergleich mit der Lotosblüte herangezogen. Es ist sehr traurig zu sehen, dass für sehr viele Pflanzen der nahrhafte Schlamm am Seegrund eine so hohe Anziehungskraft zu haben scheint. Viele interessieren sich nicht oder nicht mehr für die Dinge, die oben „am Licht der Seeoberfläche" auf sie warten. Hier ist das Verständnis über das menschliche Ego, die Persönlichkeit, die Veranlagungen, unser Potenzial, von sehr zentraler Bedeutung. Es eröffnet einen sehr weiten und kreativen Handlungsspielraum für Therapeuten, Berater und die Klienten selbst.

Das Leben unterhalb der eigenen Möglichkeiten betrifft natürlich sehr viele und nicht nur alte Menschen. Die therapeutische Arbeit mit alten Menschen ist jedoch nicht selten dadurch belastet, dass bei diesen viele alte Gewohnheitsmuster scheinbar festgefahren sind. Zwar gibt es individuell immer wieder Überraschungen, aber wer sich ein Leben lang wenig für sich selbst und die eigene Gesundheit interessiert hat, wird auch im höheren Alter keinen wachen Umgang damit praktizieren können. Trotzdem hat jeder Mensch zu jedem Zeitpunkt eine Chance auf einen Wandel, auch wenn er noch so klein ausfallen mag.

Erfahrungsgemäß vertragen viele alte Menschen keine langen Erklärungen und das ist auch nicht unbedingt immer notwendig. Wir gehen also gleich zur Anwendung über. Die erste Priorität liegt bei der BPT, wie auch bei anderen Therapien, bei der Kontaktaufnahme und der Gestaltung der Beziehung. Natürlich können auch Angehörige, Krankenpflegepersonal, Ärzte und Therapeuten durch einfache BPT-Übungen auftretende Spannungen bei alten Menschen mildern. Auch dafür ist eine nähere Kontaktaufnahme hilfreich. Dies kann bedeuten, den Menschen zu berühren: eine Begrüßung mit Anfassen, eine Hand auf dem Unterarm oder der Schulter.

Eine hilfreiche Übung besteht darin, den Menschen anzuleiten, die Hände auf den Bauch zu legen und nachzufragen, ob die Wärme der Hände zu spüren ist. Wenn der alte Mensch auch das nicht mehr kann, legt der Therapeut seine Hand auf den Bauch des Betreffenden und fragt nach, ob das spürbar ist.

Als Nächstes soll so geatmet werden, dass beim Einatmen die Hand nach oben gedrückt wird. Leiten Sie das eine ganze Weile an und fragen Sie nach ein paar Minuten, ob die dadurch entstehende Ruhe wahrnehmbar ist. Auch wenn sich vielleicht manche alte Menschen nicht mehr äußern können, so können sich aber die Behandler sicher sein, dass Bauchatmung immer das Ruhezentrum aktiviert. Diese Übung kann auch in Altenheimen in Gruppensitzungen gut geübt werden. Damit gibt man den Menschen eine sehr einfache Methode an die Hand, sich selbst beruhigen zu können.

Im Alter bauen sich leider höhere Funktionen der Selbststeuerungskompetenzen ab, besonders wenn diese nicht mehr bewusst trainiert werden. Die Selbststeuerung vermindert sich, sodass alte Menschen inneren Impulsen oft hilflos ausgesetzt sind. Eine Übungstradition zur Selbststeuerung kann dem effektiv entgegenwirken. Das ist sicherlich nur ein sehr kleiner Teilbereich der BPT, entscheidend ist aber der Nutzen daraus für die betroffenen Menschen. Manchmal ist ein großes Informationsangebot nicht notwendig. Wenn Vertrauen besteht, können hilflosere Menschen auch von kleinen Übungen spürbar profitieren.

Es wäre sehr hilfreich, wenn solche Übungen möglichst frühzeitig Teil des eigenen Lebens werden könnten. Mit diesen können wir alle lernen, unseren unruhigen Geist und die vielen Emotionen zu mildern. Das lässt uns mehr bei uns selbst ankommen und kann auch dazu beitragen, dass wir uns über uns selbst hinaus entwickeln. Einerseits kann dieser Weg das eigene religiöse Empfinden stärken, andererseits gibt es viele Menschen, die keiner Religion nachgehen und daher dringend zumindest eine spirituelle Unterstützung benötigen. Besonders in der letzten Lebensphase sind das sehr beachtenswerte Faktoren.

Die BPT bei der Sterbebegleitung

Das Thema Sterben ist unbeliebt. Kaum jemand mag sich damit freiwillig intensiver beschäftigen. Es ist beängstigend und es hat auch viele spekulative Aspekte, die wir nicht kennen können.

Es gibt allerdings viele Berichte darüber, welche Empfindungen möglich sind, wenn der Herzschlag und die Atmung aufhören. Solche Nahtoderfahrungen lesen sich meistens sehr spannend. Zudem erzeugen sie in einigen Menschen die Hoffnung oder sogar den Glauben an ein Leben nach dem Tod. Allerdings beziehen sich solche Berichte immer auf einen engen Zeitrahmen kurz nach dem Ende der Atmung und des Herzschlags, nicht aber nach dem Ende der Hirntätigkeiten. Der Tod ist eben kein punktuelles Geschehen, sondern ein Prozess.

Die Todesphasen

1. Die erste Phase wird als „klinisch tot" bezeichnet. Hier kommt es zum Kreislaufstillstand. Die Herztätigkeiten und die Atmung setzen aus. Hirnfunktionen sind allerdings durchaus noch aktiv. Dieser Zustand ist in Abhängigkeit zur Zeitdauer reversibel.
2. Die zweite Phase wird als „hirntot" bezeichnet. Hier sind keinerlei Hirntätigkeiten mehr messbar. Dieser Zustand ist nur bei sehr kurzer Zeitdauer reversibel.
3. Die dritte Phase wird als „biologischer Tod" bezeichnet. Alle Organ- und Zellfunktionen sind erloschen. Es entstehen Totenflecken. Die Totenstarre besteht für circa zwei bis drei Tage. Nun kommt es zur Selbstauflösung durch körpereigene Enzyme und Bakterien.

Bitte beachten Sie, dass alle Berichte nur Nahtoderfahrungen beschreiben, also nur aus der ersten Todesphase stammen. Das Gehirn ist in dieser Phase nicht tot. Wenn unser Gehirn über mehrere Minuten nicht mehr durchblutet wird, weil zum Beispiel die Herztätigkeit aufgegeben wurde, wird auch das Geistbewusstsein aufhören und die zweite Todesphase beginnt. Es gibt keine Berichte darüber, was passiert, nachdem auch unser Gehirn komplett abschaltet.

Parallel zum geschilderten Sterbeprozess wird unser Bewusstsein sich immer mehr zurückziehen. Es wird sukzessive subtiler, bis es erlischt.

Immer wieder betonen buddhistische Lehrer, dass wir uns nicht mit Spekulationen aufhalten sollten. Auch Buddha selbst hat nie etwas über metaphysische Dinge gesagt. Auf solche Fragen, und die kamen wohl recht oft, antwortete er stets mit Schweigen. Immer stand bei ihm die Gegenwart, das Hier und Jetzt, im Mittelpunkt.

Wenn Sie vom Sterben lesen, dann beobachten Sie doch einmal etwas genauer Ihre inneren Reaktionen. Finden Sie es vielleicht spannend, wie sich das Bewusstsein im Sterben verändert? Oder reagieren Sie eher verängstigt oder traurig? Macht es Sie wütend, dass der Tod jeden von uns jederzeit holen kann?

Eine sehr intensivierte Auseinandersetzung mit dem Tod beinhaltet die Visualisierung des eigenen Sterbens mit den drei Todesphasen.

Spätestens dann, wenn Sie sich selbst als Leiche in der Totenstarre und mit Totenflecken visualisieren, werden Sie es wohl nicht mehr nur interessant finden.

Haben Sie selbst schon einmal eine Situation erlebt, in der Sie den Eindruck hatten: „Jetzt werde ich sterben?" Es besteht ein sehr großer Unterschied bei der Bearbeitung dieses Themas, ob man sich in einer normalen Alltagssituation oder in einer Situation befindet, wo der Tod bereits im Zimmer steht. Es gibt in diesem Buch eine Geschichte mit dem Titel „Den Tiger kennenlernen" (siehe Seite 324f.). Wenn der Tiger hier an dieser Stelle symbolisch für den Tod steht, dann könnte es durchaus spannend sein, sich mit dem Phänomen „Tiger" zu beschäftigen. Womöglich finden Sie auch sehr interessant, was alte Meditationsmeister darüber zu sagen wissen. Vielleicht meinen Sie ja, dass Sie sich, wenn es so weit ist, bewusst und klar auf das Sterben einlassen können. Aber stellen Sie sich einmal vor, dass Sie sich vollkommen alleine und ungeschützt nackt in einem Tigergehege befinden. Sie liegen dort, können sich nicht mehr bewegen und dann sehen Sie einen großen kräftigen Tiger, der unaufhaltsam auf Sie zukommt. Es gibt jetzt keine Fluchtmöglichkeiten mehr. Dann ist der Tiger ganz nah, Sie können ihn riechen, Sie hören sein Knurren und dann spüren Sie schon seinen tiefen gierigen Atem auf Ihrer Haut. Sie sehen die langen kräftigen Reißzähne, die gleich in Ihr Fleisch schlagen werden.

Es dürfte wohl kaum einen größeren Unterschied zwischen Theorie und Praxis geben als die „trockene" Bearbeitung des Themas Tod und der tatsächlichen Konfrontation damit. Ich habe hier allerdings bewusst eine sehr beängstigende Variante des Todes gewählt, weil die meisten Menschen genauso unvorbereitet und ungeschützt dem fremden Tiger begegnen.

Das muss aber nicht so sein. Es ist möglich, sich bereits vorher mit dem „Tiger" vertraut zu machen. Die regelmäßige Meditation auf Friedhöfen ist nur eine erste Heranführung an das Thema Tod. Intensive, vertiefte und regelmäßige Visualisierungen über den eigenen Sterbeprozess und auch den Ihrer Liebsten ist ein weiterer Schritt in der Auseinandersetzung mit dem Tod. Hier tasten wir uns langsam von der Theorie in Richtung Praxiserfahrung, obwohl immer noch ein sehr großer Unterschied zur elementaren Urgewalt des „Tigers" besteht. Um aber als BPT-Therapeut den Sterbeprozess begleiten zu können, sind eigene Erfahrungen auf diesem Gebiet hilfreich. Außerdem ist die Kenntnis über den Prozess der Auflösung unserer Bewusstseinsformen im Sterbeprozess wichtig. Dieses buddhistische und neurowissenschaftliche Wissen habe ich in dem Buch „Leben und Sterben" (2014) beschrieben.

Die Bilanz am Ende

Sterbende machen natürlich Extremerfahrungen. Das Leben endet. Da diese Gegenwart mit vielen schmerzlichen Empfindungen verbunden sein dürfte, entstehen starke Fluchttendenzen. Die Zukunft ist nun nicht mehr der Ort der Sehnsucht, sondern der Angst, und deshalb blicken sie zwangsläufig in die Vergangenheit. Hier kommen dann solche Bilanzgedanken auf wie: Was habe ich aus meinem Leben gemacht? Natürlich hat wohl nicht jeder das Leben wirklich ausgeschöpft. Wer schöpft schon das vorhandene Potenzial vollkommen aus? Es besteht also die große Gefahr für melancholische Reaktionen. Hätte ich nur... Wäre ich nur... Warum habe ich nicht...

Solche Abläufe sind menschlich, können aber zu sehr verwirrten inneren Zuständen führen, mit denen sich die Sterbenden zusätzlich noch von anderen isolieren. Sie ziehen sich in ihre eigene traurige Welt zurück.

Diese normalen menschlichen Reaktionen werden in der BPT-Behandlung natürlich gewürdigt, gleichzeitig aber auch beruhigt und abgemildert. Die Medizin, die hier hilft, ist die Fokuslenkung auf die Gegenwart. Einerseits ist diese vielleicht gerade bedrohlich, andererseits können wir hier jedoch Frieden, Ruhe, Güte, Mitgefühl und Liebe finden. Dieser wichtige Vorgang wird dadurch unterstützt, dass auch die BPT-Therapeuten vollkommen im Hier und Jetzt agieren. Wenn ein Kontakt stattfindet, dann besteht die ganze Welt nur aus diesem Kontakt. Der nächste Termin ist zwar schon geplant und findet auch pünktlich statt, aber unser Bewusstsein ist auf den Augenblick fokussiert. So kann ein echter Kontakt stattfinden, in dem wir die heilsamen Veranlagungen des Gegenübers aktivieren.

Das Üben für mehr inneren Frieden ist natürlich auch für Gruppenübungen überaus geeignet. Es geht dabei weniger um die freie Entfaltung von Empfindungsberichten, in denen von Versäumnissen, Reue, verpassten Chancen, Trauer, Angst oder anderen Dingen berichtet wird, sondern um die gemeinsame Suche nach innerem Frieden. Sicherlich werden vor allem im Vier-Augen-Gespräch auch solche „Negativberichte“ ihren Platz finden, aber keinen zentralen. Es muss nicht alles „durchgekaut“ werden, um Frieden zu finden. Wir schaffen Frieden, indem wir Frieden üben.

Nochmals zur Erinnerung: Wir finden den Frieden nicht durch Bedürfnisbefriedigung, sondern durch Loslassen. Die vielen Wiederholungen des Loslassens führen uns auf einen Weg, auf dem uns das „große Loslassen“ dann immer leichter fallen kann.

Sterben Sie, bevor Sie sterben

Es bedarf einer guten, erfahrenen, wissenden, inneren Halt gebenden Struktur, um Sterbebegleitung so durchführen zu können, dass Sterbende dadurch eine Hilfe erhalten und Therapeuten diesen Weg viele Male gut gehen können. Nur stark zu sein und es auf sich nehmen zu können reicht dafür auf Dauer nicht aus.

Die konkrete Herangehensweise an die Situation von Sterbenden ist für BPT-Therapeuten sehr ähnlich wie bei allen anderen Klienten auch. Die BPT gibt nichts vor. Sie hält sich an keinerlei buddhistische Ideologie, denn eine solche bezieht sich auf den religiösen Buddhismus, von dem sich die BPT respektvoll distanziert.

Stattdessen können BPT-Strategien und BPT-Techniken nutzbar gemacht werden, um heilsame innere Veranlagungen, wie zum Beispiel den Egoanteil des inneren Weisen, zu aktivieren. Zudem können vorhandene psychische Blockaden, wie Ängste, Depressionen oder Wut, gemindert werden. All das erfolgt als Anleitung zur Selbsterfahrung, sodass Sterbende diesen Weg selbstbestimmt gehen können. Der Weg des Abschieds kann also auch noch zu einem Weg des Lernens werden. So können wir mit weniger Angst loslassen. Das Loslassen betrifft Sterbende ebenso wie Behandler, Helfer und Angehörige. Hier werden zuerst wieder loslassende Grundhaltungen auf der Körperebene geübt. Die muskuläre Lockerung begünstigt dann auch eine geistige Lockerung.

Eine solide ausgebildete Selbststeuerungskompetenz und, wenn möglich, auch spirituelle Erfahrungen mildern die erheblichen Ängste, die im Sterbeprozess oft auftreten. Wenn Sie es seit Jahren gelernt haben, mit einer klaren Körperhaltung und einer ruhigen Bauchatmung inneren Frieden zu erreichen, und wenn Sie außerdem wahrnehmen konnten, wie es sich anfühlt, wenn die inneren Egoareale keine Signale und Impulse mehr produzieren, dann haben Sie bereits einen menschlichen Existenzbereich kennengelernt, der im Sterbeprozess nun sehr mächtig und unaufhaltsam auf uns zukommt. Ohne Vorerfahrungen ist diese Erfahrung wirklich extrem beängstigend.

Ein bekannter Leitsatz lautet daher auch: *Sterben Sie, bevor Sie sterben.*

Durch die eben erwähnte Erfahrung vom inneren temporären „Sterben“ der Egoanteile und die Wahrnehmung des dadurch entstehenden inneren Friedens werden dann Erfahrungen ermöglicht, die unser tatsächliches Sterben auf eine andere Weise erfahrbar macht. Leider verfügen Menschen in unserer Kultur nicht mehr über solche Erfahrungen oder Erfahrungsangebote. Selbst wenn religiöse Menschen ihre letzten Stunden spüren, zweifeln viele und haben Angst. Das ist auch deswegen so, weil sie bestenfalls über einen Glauben, aber nicht über Wissen und Erfahrung verfügen. Natürlich gibt es auch Menschen, deren Glauben auf eigenen Erfahrungen basiert. Sie finden oft den Weg zu einem leichteren Loslassen.

Eine BPT-Sterbebegleitung kann diesen Weg mit religiösen, aber natürlich auch mit nicht-religiösen Menschen absichern. Es ist nie zu spät, um zu lernen, wie wir selbst inneren Frieden in uns herstellen. Auch nicht-religiöse, sehr säkulare Menschen werden durch rein spirituelle Übungen und Methoden der Selbsterfahrung einen guten eigenen Weg finden. Damit bieten wir zugleich auch eine Art von Leitfaden an, der die letzte Wegstrecke leichter begehbar werden lässt. Sterbende finden einen Halt, mit dem sie selbst konkrete Erfahrungen machen können. Sie lernen, wie sie mit einer bewussten Haltung und einer gezielten Atmung ruhiger werden. So können sie dann entweder ihren Glauben leichter ausüben oder ohne einen Glauben leichter loslassen.

Ich möchte nun einen Punkt herausgreifen, der bereits genannt wurde, nämlich die Anregung, mit den heilsamen Übungen möglichst früh zu beginnen. Aber wie früh? Hier lautet die Antwort: Je früher, desto besser!

Für diese Anregung „Je früher, desto besser“ möchte ich zwei Aspekte anführen. Beginnen möchte ich mit einem speziellen ersten Aspekt, der unsere täglichen beziehungsweise nächtlichen Übungen betrifft. Zudem besteht hier auch eine Verbindung zu dem eben behandelten Thema des Sterbens. Nachfolgend betrachten wir dann den zweiten Aspekt, nämlich die Möglichkeiten zur Übung im Kindes- und Jugendalter.

Bewusster Schlaf und Traum als Übungsmöglichkeiten

Der spezielle Aspekt, den ich hier nun kurz darstellen möchte, betrifft einen in der Regel völlig ungenutzten, wenn auch sehr entscheidenden Übungsbereich: Es ist das Thema Schlafen. Diese Thematik zeigt viele Varianten. Auch tagsüber geht es darum, wach zu sein, zu bleiben oder zu werden. Schließlich gibt es viele Möglichkeiten des Schlafens, Dämmerns, des unbewussten Lebens. Viele Menschen bewegen sich tagsüber wie Schläfer, bevor sie dann abends zu Hause vollends in den unbewussten Schlaf sinken.

In den buddhistischen Traditionen, die sich explizit mit den verschiedenen Formen des Erwachens, des Wachseins, des Bewusstseins, des Achtsamseins oder Aufwachens befassen, ist denn auch der Prozess des nächtlichen Einschlafens von großer Bedeutung. Das Bemühen um Erwachen wird nämlich auch im Schlaf aufrechterhalten. Das mag sich ungewohnt oder sogar paradox anhören, aber mit ein wenig Motivation und Übung können wir lernen, unser Bewusstsein auch im Schlaf wachzuhalten. Hier lässt sich im Hinblick auf das Bewusstsein durchaus auch eine Parallele zwischen Schlafen und Sterben ableiten.

Die Schlaf- und Traummeditation

Zuerst einmal ist es wichtig, die Relevanz dieses Themas zu erkennen. Wenn wir einen Zugang dazu finden können, so eröffnet uns das sehr wesentliche Erkenntnisse über die Qualität unseres Bewusstseins. Dieses liefert uns für unser Leben elementare Eindrücke, von denen wir reichhaltig profitieren können. Zudem bietet es Möglichkeiten, sich auf den Sterbeprozess heilsam vorzubereiten. Wir begeben uns beim Einschlafen auf ganz ähnliche Weise in einen unbewussten Prozess, wie wir es auch tagsüber meistens zulassen, wenn wir nur auf der Ebene von Automatismen funktionieren.

Ein Traumtagebuch anlegen

Für die Umsetzung des bewussten Schlafens und Träumens beginnen Sie als Erstes damit, ein Traumtagebuch zu führen. Das soll nicht dem Zweck dienen, die Inhalte der Träume zu bearbeiten, sondern sie sich generell bewusst zu machen. Wir beschäftigen uns hier weniger mit den Inhalten als mit den Ursachen von Träumen. Das Traumtagebuch kann dazu beitragen, dass Träume stärker ins Bewusstsein treten.

Begleitend ist es sehr zu empfehlen, über einen von Ihnen festgelegten Übungszeitraum keine Substanzen zu konsumieren, die Ihren Geist manipulieren. Eine gewisse Reinigung ist notwendig, um sich für diese Erfahrungen öffnen zu können. Wenn Sie zum Beispiel abends Alkohol trinken, haben Sie für bewusstes Schlafen und Träumen kaum eine Chance. Versuchen Sie, für diesen Zeitraum einen regelmäßigen Wach/Schlaf-Rhythmus einzuhalten. Bringen Sie Ihren Geist schon mindestens eine Stunde vor dem Schlafengehen zur Ruhe. Das bedeutet auch, in dieser Zeit auf stimulierende Aktivitäten zu verzichten. Vielleicht meditieren Sie noch etwas, bevor Sie schlafen gehen. Dann legen Sie sich ins Bett und meditieren weiter, mit dem Wunsch, das Bewusstsein möge wach bleiben, während der Körper schläft.

Die Traummeditation

Diese Form der Meditation ist relativ schnell zu erlernen. In diesem Zustand, er wird auch *luzides Träumen* genannt, erleben wir unsere Träume bewusst. Deshalb wissen wir, dass es „nur" Träume sind, die wir beeinflussen können und lenken lernen.

Der Weg führt uns immer mehr von den Träumen weg. Wir betrachten sie und lassen sie dann vergehen. Das geschieht genau so, wie wir bei der Meditation während des Tages die Gedanken vergehen lassen. Was übrig bleibt ist das reine Gewahrsein, das sich natürlich auch nachts entwickeln kann.

Die Schlafmeditation

Die Meditation während des Schlafs ist die vollendete Form. Wenn wir unsere Träume auflösen konnten, bleibt ein Zustand des Gewahrseins ohne Inhalt. Viele erleben das als Wahrnehmung von Helligkeit oder Licht, das keine Form hat. Es ist das reine Bewusstsein, das wir in uns tragen und wahrnehmen lernen, wenn alle Verwirrungen aufgelöst werden können.

Wir müssen hier klar differenzieren zwischen einem nicht gemeinten visuellen „Trip" und einem Zustand des klaren Bewusstseins. Die Fähigkeit, im Wachzustand gedankliche Formen aufzulösen, wird also nachts dafür genutzt, um Traumformen aufzulösen. Mit diesen Möglichkeiten finden wir kostbare Ressourcen für unser Leben und unser Sterben.

Überprüfen Sie gerne einmal Ihren eigenen Standpunkt zum Thema Schlafen. Sehr viele von uns verharren sehr in dem kindlichen Bedürfnis: Abends möchten wir lange aufbleiben und morgens möchten wir lange ausschlafen. Also heißt es oft: „Ah, bald ist Wochenende, da kann ich endlich mal ausschlafen." Damit wird der oben zitierte Leitsatz für unsere Übung „Je früher, desto besser" genau umgekehrt. Es ist ein Erfahrungswert, dass wir spätabends oft Dinge tun, die nicht wirklich heilsam sind. Wie sieht das bei Ihnen aus?

Zudem möchte ich hier gerne ein Rechenexempel anstellen. Ein naher Verwandter von mir schläft am Wochenende gerne aus. Während ich am Samstag und Sonntag um 7 Uhr den Tag beginne, geschieht das bei ihm erst gegen 11 Uhr. Das sind pro Tag 4 Stunden, pro Wochenende 8 Stunden und an 52 Wochenenden des Jahres 416 Stunden. Wenn man die letzte Zahl durch die 16 Stunden teilt, die Menschen in den meisten Fällen täglich „wach" sind, dann ergibt das 26 Tage pro Jahr. In den letzten 10 Jahren hatte ich also dadurch 260 Tage mehr wache Zeit.

Möchten Sie Ihr Leben verschlafen oder möchten Sie es wach erleben? Diese Fragestellung ist überaus lohnenswert. Zudem beinhaltet sie viele Ebenen, wie zum Beispiel auch die Frage nach Ihrem Konsumverhalten, mit dem Sie Ihren Geist betäuben. Von jedem Thema aus können wir in die Tiefe gelangen und zu Grundsatzfragen finden. Das sind keine Details, sondern wir entdecken überall Zusammenhänge, die darüber entscheiden, welchen Weg wir gehen und wie erfolgreich wir dabei sein können.

Nun möchte ich zu einem weiteren Thema wechseln, das ich bereits kurz angesprochen habe: die Möglichkeiten zur Übung im Kindes- und Jugendalter.

Die BPT für Kinder und Jugendliche

Wir alle kommen ohne jegliche Selbststeuerungskompetenz auf die Welt. Kleine Kinder können sich also, selbst wenn sie es wollten, nicht gut selbst regulieren. Das beginnt erst mit etwa dem fünften Lebensjahr und bis zur funktionsfähigen Kompetenz kann es noch Jahre dauern. Wenn in dieser Zeit verletzende oder stresshafte Erfahrungen gemacht werden, führt das zu erheblichen Schädigungen in Hirnarealen, die

die Selbststeuerungskompetenz umsetzen. Zudem ist die Aufmerksamkeitsspanne bei kleinen Kindern nicht sehr hoch, wodurch lange Erklärungen nicht zweckdienlich sind. Auch hier geht es also wieder um einen sofortigen Einstieg in die Praxis.

Bereits ab etwa dem zweiten Lebensjahr können Sie bei Kindern mit dem „Puppentanzen" beginnen. Das funktioniert im Einzelkontakt ebenso wie in der Gruppe.

Das Puppentanzen

Suchen Sie sich für die erste Übungserfahrung einen Moment aus, in dem das Kind bereits einigermaßen ruhig ist. Dann bitten Sie es darum, sich auf den Rücken zu legen. Die Augen können gerne offen bleiben. Nun sollte ein Teddybär, eine Puppe oder jedes andere Lieblingsspielzeug (mit geringem Gewicht) auf den Bauch gelegt werden und die Anregung erfolgen: „Versuch doch mal, so zu atmen, dass sich beim Einatmen deine Puppe nach oben bewegt. Bring deine Puppe ganz vorsichtig zum Tanzen. *Langsam und vorsichtig ein- und ausatmen."*

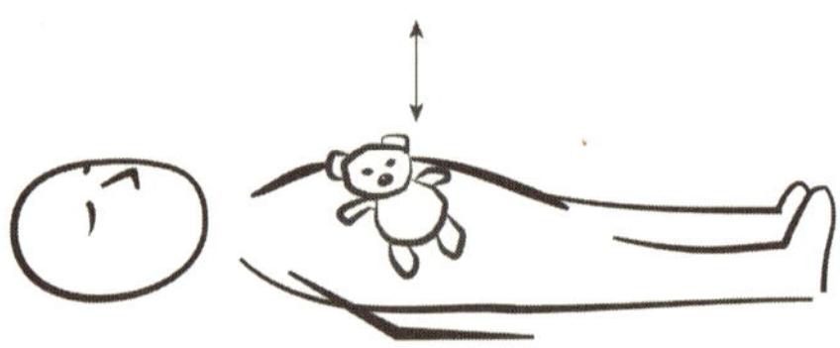

Abb. 88

Sie können das dem Kind gerne auch vormachen. Alternativ können Sie anfangs Ihre Hand auf den Bauch des Kindes legen und sich danach erkundigen, ob es die Wärme spürt. Dann soll das Kind mit der Bauchatmung Ihre Hand bewegen. Natürlich können Sie in Zukunft gerne auch gemeinsam üben.

Auf diese Weise erlernen Kinder spielerisch hilfreiche Selbststeuerungsübungen. Ältere Kinder sitzen später dann nicht mehr hilflos und ängstlich vor einer Klassenarbeit, sondern lassen vorher einfach ihre dann imaginäre Puppe tanzen, kommen in einen Zustand der konzentrativen Ruhe und sind dadurch in einer vollkommen anderen Verfassung. Ab etwa dem vierten Lebensjahr können dann auch Atemübungen im Sitzen durchgeführt werden.

Diese Übungen ermöglichen es auch recht jungen Kindern, ihre eigenen Selbststeuerungsfähigkeiten zu erfahren. Damit stärken sie ihre Kompetenzen und dadurch auch ihr Selbstwertempfinden. Als Erwachsene können sie diese Grundlagen natürlich weiter unterstützen, zum Beispiel durch spielerische Interaktionen, die das Hier und Jetzt fokussieren. Dazu dienen sogar sehr einfache und altbekannte Übungen wie die folgende.

Ich sehe was, das du nicht siehst

Diese Sinnesspiele sind im Einzelkontakt ebenso geeignet wie in der Gruppe.

Die erste Spielvariante betrifft das Sehen.

Dieses Spiel kennen Sie bestimmt. Ein Spieler sucht sich ein Objekt im sichtbaren Umfeld aus, nennt dem anderen Mitspieler aber nur die Farbe: „Ich sehe was, das du nicht siehst, und das ist blau."

Nun konzentriert sich der Mitspieler intensiv auf sein Umfeld. Dadurch wird das aktive Beobachten, der Fokus auf das Hier und Jetzt, gefördert.

Eine weitere Spielvariante betrifft das Schmecken.

„Beschreib mir bitte möglichst genau, wonach das schmeckt, was du gerade isst. An welche ähnlichen Speisen erinnert dich das? Erinnert es dich an eine Frucht? Oder an etwas anderes, das du mal gegessen hast? An welche Geschmäcker wirst du beim Essen erinnert?"

Eine weitere Spielvariante betrifft das Hören.

Bitte machen Sie dafür den Fernseher, das Radio, Musik etc. aus. Nun instruieren Sie Ihr Kind: „Mach doch bitte mal die Augen zu. Nun achte nur auf das, was du jetzt hörst ... Was kannst du jetzt hören?" Falls wirklich gar nichts zu hören sein sollte, können Sie selbst Geräusche machen, zum Beispiel Papier zerknüllen oder zerreißen, umhergehen, klopfen oder irgendetwas anderes, das Ihnen gerade einfällt. Sie können das beliebig ausdehnen, indem Sie zum Beispiel Musik anstellen und nun wieder Ihr Kind instruieren: „Mach doch bitte mal die Augen zu. Und nun achte nur auf das, was du jetzt hörst ... Welche Musikinstrumente kannst du jetzt hören?"

Eine weitere Spielvariante betrifft das Riechen.

Hier können in beliebigen Kontexten die Geruchsempfindungen abgefragt werden.

Eine weitere Spielvariante betrifft das Tasten.

Sie können das Kind instruieren: „Schließ doch bitte mal die Augen. Und nun gebe ich dir etwas in die Hände. Du lässt bitte die Augen geschlossen und versuchst herauszufinden, was ich dir gegeben habe. Beschreibe mir doch bitte, wie sich das anfühlt, was ich dir gebe."

Solche Sinnesspiele können Sie in sehr vielen Situationen einbringen. Es fokussiert alle Beteiligten stets auf das Hier und Jetzt. Zudem fokussiert es den Geist, sodass es zu einer inneren Beruhigung kommen kann. Ein sehr schöner Nebeneffekt ist die Tatsache, dass wir damit unsere Sinne schulen können. Diese verfeinern sich also mit der Zeit, sodass wir mehr Genuss erleben. Unsere Sinne sind unser Tor zur Welt und verdienen achtsame Zuwendung.

Laufende Projekte und ihre Auswirkungen an pädagogischen Einrichtungen

Die Themen Achtsamkeit und auch Meditation sind mittlerweile in den Kindergärten, in Kitas und Schulen angekommen – natürlich noch nicht in allen, aber die Zahl wächst kontinuierlich. Es gibt zu diesen Themen zahlreiche Veröffentlichungen, sowohl im Buchhandel als auch im Internet.

Im Laufe der letzten Jahre sind auch viele nationale und internationale Projekte zum Thema Meditation und Achtsamkeit in Kindergärten und Schulen entstanden. In Berlin gibt es zum Beispiel die Berliner Arbeitsgruppe „Achtsamkeit und Mitgefühl in Schule und Kita", die an verschiedenen Schulen Lehrer und Schüler trainiert. In China und seit einiger Zeit auch in Teilen der USA beginnen Schulstunden mit kurzen Meditationen. Ein herausragendes Beispiel ist die *Robert W. Coleman Elementary School* in Baltimore (USA). Es kam dort zu vielen Konflikten, bis das Meditationstraining eingeführt und ein „Mindful Moment Room" eingerichtet wurde. Danach mussten beispielsweise keine Suspendierungen mehr vorgenommen werden. Ebensolche positiven Erfahrungen macht auch die *Wayzata West Middle School* in Minnesota (USA).

Solche und ähnliche Projekte werden deshalb seit vielen Jahren initiiert, weil dies zu spürbaren, sichtbaren und auch messbaren positiven Ergebnissen führt. Die Schüler fühlen sich sicherer, spüren mehr Ruhe in sich, können sich besser konzentrieren, die Gedächtnisleistung nimmt zu, die Impulskontrolle wird spürbar effektiver und das Konfliktverhalten verbessert sich. Sowohl Lehrer als auch Schüler berichten von den heilsamen Veränderungen.

Die neuropsychologischen Studienergebnisse belegen, dass bei regelmäßigen Achtsamkeits- oder Meditationsübungen auch bei Kindern und Jugendlichen nachhaltige messbare Effekte entstehen. So steigern sich die Konzentrations- und Gedächtnisleistung sowie die Empathie- und Mitgefühlskompetenzen. Zudem verbessern sich die Selbstregulationsfähigkeiten, wie zum Beispiel das Stress- und Konfliktmanagement sowie die Emotions- und Impulssteuerung. Kindergarten- und Schulkinder zeigen signifikante Veränderungen in ihrem Sozialverhalten, in ihrer Stresstoleranz und bei ihren kognitiven Leistungsfähigkeiten. Da Kinder und Jugendliche konkret anwendbare Methoden erlernen, können sie diese sofort für sich einsetzen. Für einen Schüler ist es beispielsweise ein enormes Erfolgserlebnis, wenn er eigenständig und auf eine schnelle und leichte Art vor Prüfungen die eigenen Ängste minimieren kann und dann auch noch bessere Prüfungsergebnisse herauskommen.

Um Kindern und Jugendlichen diesen Weg zu ebnen, sind allerdings auch die Eltern und Lehrer gefragt.

Die zentrale Rolle der Eltern und Lehrer

Als Impulsgeber ist für ältere Kinder und Jugendliche zwar der Freundeskreis maßgeblich, trotzdem spielen aber nach wie vor auch erwachsene Rollenmodelle eine wichtige Rolle. Je rigider und rückschrittlicher erwachsene Vorbilder funktionieren, desto weniger können Kinder und Jugendliche davon profitieren. Die Ablehnung von neuen Themen und Veränderungen durch die Erwachsenen wird dann von Kindern und Jugendlichen gespiegelt. Deshalb lassen sich „neue" Methoden, wie Achtsamkeits- und Meditationsübungen, nicht per Lehrplan von jedem Erwachsenen anleiten.

An dieser Stelle können wir nur hoffen, dass auch persönliche Zweifel von verantwortlichen Stellen Sie nicht daran hindern sollten, sich mit der wissenschaftlichen Realität und den zahlreichen Erfahrungswerten auseinanderzusetzen, um der Verantwortung für junge Menschen gerecht zu werden. Das heißt, selbst dann, wenn Sie noch an den Methoden zweifeln, sollten Sie für Ihre Schüler das Wagnis eines Versuchs eingehen. Natürlich sollte dem „Feldversuch" ein Selbstversuch vorausgehen.

Wie viel können Lehrer lernen?

Alles, was wir wiederholen, wird sich in uns festigen. Deshalb werden wir auch, wenn wir nicht achtsam bleiben, so stark von unseren Berufen geprägt. Um zum Beispiel lehren zu können, bedarf es eines inneren Egoanteils, nennen wir ihn den *inneren Lehrer.* Aus diesem Egoareal heraus kommen solche Impulse wie: „Ich bringe anderen etwas bei", „Ich weiß etwas, das ich anderen zeige." Solche Impulse und innere „Wahrheiten" festigen sich im Laufe des Lehrerdaseins immer mehr. Jeder Beruf bringt solche Ich-Identifikationen hervor: Ich repariere und konstruiere (Techniker). Ich helfe (Krankenschwester). Ich sorge für Recht und Ordnung (Polizist). Ich analysiere (Wissenschaftler). Ich bringe anderen etwas bei (Lehrer).

Je stärker ein bestimmter Egoanteil in uns wird, desto kleiner wird sein Pendant und Gegenspieler. Je größer der innere Süchtige wird, desto kleiner der innere Regulator. Je größer der innere Optimist wird, desto kleiner der innere Pessimist. Je größer der innere Angsthase wird, desto kleiner der innere Mutige. Je größer der innere Lehrer wird, desto kleiner der innere Schüler. Der innere Lehrer behindert also den inneren Schüler.

Aus der Rolle fallen

Je stärker wir uns mit unseren Rollen identifizieren, desto weniger haben wir den Eindruck, dass es sich dabei um eine Rolle handeln könnte. Wenn Sie ein Lehrer sind und hören, dass alle Lehrer Besserwisser sind, wie reagieren Sie darauf? Je stärker Sie sich mit Ihrer Rolle als Lehrer identifizieren, desto leichter sind Sie zu kränken und desto angreifbarer machen Sie sich. Womit identifizieren Sie sich?

Neigen auch Sie zu solchen oft unterbewussten Verallgemeinerungen wie:

Alle Deutschen hegen immer noch vererbte faschistische Vorstellungen in sich. Alle Frauen sind emotional instabil und rational kaum zurechnungsfähig. Alle Männer haben einen schlechten Charakter und interessieren sich nur für Schund. Alle Christen sind ... Alle Muslime sind ... Alle Sportler sind ...

Selbst auf dieser allgemeinen Ebene entstehen oft Widerstände aufgrund von Identifikationen. Dieser Prozess intensiviert sich noch um ein Vielfaches, wenn wir davon persönlich angesprochen sind. Wenn Sie zum Beispiel von einem Kollegen wegen Ihrer beruflichen

Leistungen kritisiert werden, entscheidet in erster Linie das Ausmaß Ihrer Identifikation mit dem Beruf darüber, wie heftig Sie reagieren. Wenn sich Ihre gesamte Egodynamik hauptsächlich auf beruflichen Kompetenzen aufbaut, sind Sie in Gefahr, durch Überidentifikation solche Überzeugungen zu hegen wie: Ich bin fleißig, ich bin kompetent, ich kenne meinen Job, mein Job ist mir heilig, ich bin darin gut etc. Wenn neben solchen Identifikationen kaum andere existieren, werden Sie, wenn genau diese Inhalte kritisiert werden, fast zwangsläufig heftig darauf reagieren.

Wir alle sollten also genauer hinschauen, womit und wie intensiv wir uns mit etwas identifizieren. Gerade wenn Sie in den sozialen Berufen und für andere Menschen Verantwortung tragen, ist es eigentlich eine Selbstverpflichtung, gut auf die eigenen „Werkzeuge" zu achten. Wenn Sie sich fragen, was Ihnen dabei helfen könnte, dann schauen Sie sich zum Beispiel die Methode der Achtsamen Selbststeuerung an. Meine Anregung möchte Sie dazu einladen, von einem identifiziertem zu einem achtsamen Lehrer zu werden. Auch wenn Sie vielleicht kein studierter Lehrer geworden sind, befinden wir uns doch alle in der Situation, für unsere Kinder oder zumindest für uns selbst zeitweise zum Lehrer zu werden.

Der achtsame Lehrer

Zuerst einmal sollte diese Anregung auf keinen Fall zu einem zusätzlichen Leistungsanspruch werden. Die erste Stufe der Achtsamkeit bedeutet keine sofortige Veränderung, sondern eine möglichst wertfreie Betrachtung. Schauen Sie sich selbst an und prüfen Sie Ihre inneren Regungen, Neigungen und Empfindungen. Auf dieser ersten Stufe steht die Körperwahrnehmung absolut im Mittelpunkt. Als Vorbild für junge Menschen werden Sie als Lehrer tagtäglich beobachtet, gescannt und geprüft. Ihr Körper ist dabei das Hauptmedium. Sie können verbal noch so geschickt vorgehen, doch wenn Ihr Körper von Ihnen unbemerkt andere Botschaften sendet, haben Sie verloren.

Die intensive Verknüpfung zwischen Körper und Geist ist heute unumstritten. So führt eine achtsame Körperhaltung zu einer inneren achtsamen Grundhaltung und damit auch zu einer achtsamen Geisteshaltung. Damit finden wir den Zugang zu achtsamen geistigen Qualitäten, die einen direkten Einfluss auf unsere Wortwahl, unsere

Bewertungen, unsere Betrachtung und unsere Fähigkeiten haben, den Fokus auf das Hier und Jetzt zu richten.

Wenn Sie also mehr Achtsamkeit in Ihren Alltag hineinbringen und diese Haltung auch anderen vermitteln möchten, dann achten Sie – so oft es Ihnen möglich ist – auf Ihre körperliche Verfassung. Wie ist Ihre Körperhaltung? Wie ist Ihre Mimik, Gestik und Ihr Tonfall? Dazu gehören aber auch umfassendere Dinge, wie zum Beispiel die Frage danach, was Sie Ihrem Körper zumuten an Nahrungsmitteln und Genussgiften, wie Sie Ihren Körper fit halten etc. Auch die Frage nach der physischen Nähe/Distanz-Regulation ist hier relevant. Wie oft können Sie (kongruent) lächeln? In welche Richtung bewegen sich also Ihre Mundwinkel?

Erst mit solchen Kompetenzen können wir authentisch entsprechende Meditations- oder Achtsamkeitstechniken anleiten. Lassen Sie sich nicht entmutigen: Das ist in einem Kurs viel schneller zu erlernen als alles andere, was Sie bereits beherrschen.

Gerade für Kinder und Jugendliche bietet die BPT viele weitere Techniken an, die den Tenor haben: Auf der Basis einer Vertrauensbeziehung weniger psychologisieren, keine Pathologisierungen vornehmen, mehr anleiten zu positiven Selbsterfahrungen.

Einer der Hintergründe bei diesem Zugang für Kinder und Jugendliche ist das Verfahren der Achtsamen Selbststeuerung ASST mit den Stufen: Körper, Emotionen, Gedanken. Die Körperebene kann gerade für diese kleinen Wesen gut genutzt werden, um auftretende „Emotionswellen“ und schwierige Gedanken abzumildern. Der Körper hilft dabei viel leichter als alles andere. Wenn Kinder lernen, sich körperlich zu beruhigen, und das lernen Kinder rasant schnell, dann folgen auch die Emotionen und Gedanken sehr brav.

Für einige Kontexte könnte der Begriff „buddhistisch“ wohl noch eine Weile ein Hemmnis darstellen. Deshalb bietet die BPT das Konzept der Achtsamen Selbststeuerung ASST an. Diese ist eine der zentralen Techniken der BPT und eignet sich daher in besonderem Maße für die konkrete Vermittlung.

Der Markt für Beratung, Coaching, Persönlichkeitsentfaltung etc. ist äußerst reichhaltig und vielfältig geworden. Suchende sollten sich unbedingt nicht nur an dem jeweiligen Kursangebot, sondern auch an den Qualifikationen der Anbieter orientieren. Viele Kursangebote zeichnen sich oft durch eine relativ hohe Zeitintensität aus. Nicht selten werden 30 bis sogar 45 Minuten dafür aufgewendet, um selbstberuhigende Techniken, Achtsamkeitsmethoden oder Meditation zu vermitteln. Für Kinder und Jugendliche einer relativ weiten Altersspanne werden Angebote durchgeführt, deren Zeitrahmen oft eine echte Herausforderung darstellt. Hier treten sicherlich immer wieder Hürden auf, die wir umgehen könnten, um damit noch mehr Menschen einen leichteren Zugang zu ermöglichen.

Die Vorteile der Achtsamen Selbststeuerung ASST

Die erprobten Angebote sind in ihrer Einfachheit und Kürze sehr für Schüler, auch für junge Schüler geeignet. Die Grundlagenübung der ASST besteht aus einer fünfminütigen Haltungs- und Atemübung und vielen kleinen Mikropausen. Damit reduzieren wir die Schwelle der Umsetzung und erleichtern den Einstieg.

Am Morgen zum Beginn der ersten Schulstunde kann mit einer *Fünf-Minuten*-Übung begonnen werden. Das ist schon vollkommen ausreichend für den Tagesstart. Die Schüler und Lehrer nehmen eine entspannte, aufrechte Körperhaltung sitzend auf ihrem Stuhl ein. Dann richtet sich die Aufmerksamkeit auf die Atmung. Zuerst soll jeder prüfen, wie tief ein- und ausgeatmet werden kann. Danach erfolgt dann ein Signal, wonach nun jeder damit beginnt, seine Atemzüge zu zählen. Nach weiteren drei Minuten ist die Übung schon beendet. Je nach Fortschritt, Alter, Motivation und Kompetenz kann die Übung zeitlich etwas gedehnt werden. Auch zu Beginn jeder weiteren Schulstunde kann eine derartige kurze Übung durchgeführt werden.

Diese Fünf-Minuten-Übungen bilden eine Grundlage, auf der eine innere Kompetenz entwickelt wird. Die dazugehörigen weiteren Übungseinheiten, die sogenannten Mikropausen, sind dafür konzipiert, diese Kompetenzen abzurufen. Die Fünf-Minuten-Übungen haben keinen Selbstzweck. Das Erlernte soll natürlich auch umgesetzt werden. Das ist ein Aspekt der *Mikropausen.* Ein anderer besteht darin, unsere vielen Automatismen zu durchbrechen und wieder bewusst für den Augenblick zu werden.

Natürlich benötigen wir für die Umsetzung eine Erinnerungshilfe. Bei jüngeren Schülern haben die Lehrer eine kleine Glocke, eine Klingel oder einen anderen Signalgeber, mit dem sie in einer Unterrichtsstunde immer wieder mal ein Signal zu einer Mikropause geben. Dabei können die Schüler für nur ein bis zwei Atemzüge kurz auf sich selbst achten, sich zum Beispiel wieder aufrichten, bewusster atmen und mögliche Anspannungen lockern.

In Klassen mit älteren Schülern sollte auf jedem Tisch ein Signalgeber platziert werden. So können nicht nur die Lehrer, sondern auch jeder Schüler alle an eine Mikropause erinnern. Wenn jemand bemerkt, dass die Energie zur Müdigkeit absinkt, oder wenn ein zu hohes Spannungslevel entstanden ist oder auch mal „einfach so, erklingt ein „Ping“ und alle können eine Mikropause durchführen.

Die ASST in Kindergarten und Kita

Der Kindergarten ist ein Setting für spielerisches Lernen. Es geht hier um sehr kurze Anleitungen und angenehme, freudige Übungen zur Selbsterfahrung.

Die Prinzessinnen- und Prinzenübung

Die Kinder können spielerisch zu Haltungsübungen angeleitet werden, wie zum Beispiel die Prinzessinnen- und Prinzenübung. Sie können versuchen, sich so zu bewegen wie eine Prinzessin oder ein Prinz. Sie können für die Dauer eines Vormittags so spielen, so gehen, so essen und sich so unterhalten wie eine Prinzessin oder ein Prinz. Sie möchten aber bitte keine hochnäsigen Prinzessinnen oder Prinzen sein, sondern nette und würdevolle Adlige. Anschließend können sie sich darüber austauschen, ob es ihnen Spaß gemacht hat.

Als Erzieherinnen sollten Sie realisieren, dass solche Übungen immer auch psychoaktiv sind. Das bedeutet, dass entsprechende innere Persönlichkeitsanteile aktiviert werden, in diesem Fall die innere Prinzessin oder der innere Prinz. Das kann sich auf verschiedenen Ebenen im Selbstbild heilsam auswirken.

Natürlich ist die weiter oben beschriebene Übung des *Puppentanzens* sehr gut geeignet für junge Kinder. Das Zeitintervall für das Puppentanzen kann der jeweiligen Situation angepasst werden, sollte anfangs aber in einer Größenordnung von nur einigen Minuten stattfinden.

Ich möchte noch einen Aspekt herausgreifen, der den Appell „Weniger psychologisieren, keine Pathologisierungen und mehr Anleitung zu positiven Selbsterfahrungen" unterstreicht. Immer mehr Kinder und Jugendliche zeigen Kontaktschwierigkeiten zu sich selbst und zu ihrem Körper. Sie werden besonders durch die Digitalisierung der Kinderzimmer und der Klassenräume immer mehr in den Bewegungsmangel und zu eingeschränkteren körperlichen Selbsterfahrungen geführt. Eine unausgewogene fett- und zuckerhaltige Ernährung erzeugt dann in der Kombination mit den zuvor genannten Problemen schon bei Kindern schwere Erkrankungen.

Entgegen den Fachmeinungen der Neurowissenschaftler werden in immer mehr und auch in frühen Lernkontexten Bildschirme und Computer eingeführt. Anstelle des menschlich analogen Miteinanders, in dem die maximale Lernmöglichkeit steckt, wird ein digitaler Ersatz geboten, der nachweislich Aufmerksamkeitsprobleme und andere nicht wünschenswerte Effekte entstehen lässt. Führende Neurowissenschaftler formulieren mittlerweile ihr Wissen darüber immer provokativer, um sich Gehör zu verschaffen. So sagen sie zum Beispiel: „Wenn Sie möchten, dass Ihr Kind in der Schule schlechter wird, im Sozialverhalten nachlässt und insgesamt weniger Fortschritte machen soll, dann stellen Sie ihm einen Computer oder eine Playstation ins Kinderzimmer."

Immer mehr Kinder leiden unter Bewegungsmangel und dem Entzug von echtem Kontakt, einer Überfütterung mit digitalen Reizen und ungesunder Ernährung. Diese Dynamik führt zu gravierenden Stoffwechselkrankheiten, aber auch zu psychischen Defekten. Damit entstehen bei den Kindern immer stärkere Entfremdungsempfindungen zu anderen, aber auch zu sich selbst. Das Körpererleben reduziert sich in erheblichem Maße. Für diese sehr bedenkliche Entwicklung gibt es keine einfachen Lösungen, weil eben viele Faktoren, wie beispielsweise die Eltern, das soziale Umfeld, die Freunde, die Angebote für Bewegung, die Ernährung, das Stresserleben, die Selbstwertempfindungen, Erfahrungen und Unterrichtsthemen etc. hier einen großen Einfluss haben.

Sicherlich sind insbesondere die Eltern mitverantwortlich, um zum Beispiel ihre Kinder adäquat zu ernähren und zu motivieren. Für dieses Zusammenspiel sind natürlich auch die Verfassung und die Einsichtsfähigkeit des Kindes relevant. Diesbezüglich gibt es eine wissenschaftlich abgesicherte wunderbare Methode, die es den Kindern erlaubt, den Kontakt zum eigenen Körper wieder zu spüren. Die hohe Relevanz körperlicher Erfahrungen spiegelt direkt das Konzept der ASST wider, bei dem, entsprechend dem buddhistischen Achtsamkeitsverständnis, die Körperwahrnehmung als Grundlage bezeichnet wird.

Neopren und Körperschema

Es liest sich wahrscheinlich etwas merkwürdig, aber tatsächlich führt die Verwendung eines gut sitzenden Neoprenanzugs für nur eine Stunde täglich dazu, dass der Körper wieder gespürt werden kann. Das eng anliegende Material erzeugt leichte Druckempfindungen auf der gesamten Körperoberfläche. Diese Druckreize auf der Körperoberfläche aktivieren die damit verbundenen Gehirnareale und stimulieren entsprechende neuronale Zentren.

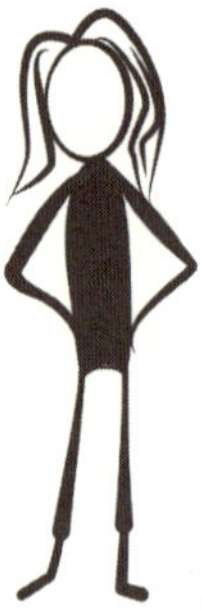

Abb. 89

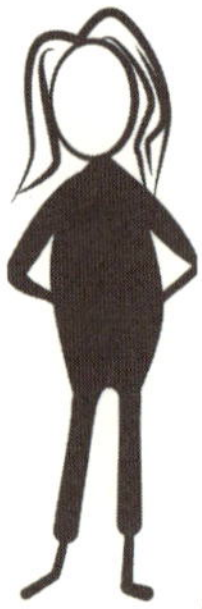

Abb. 90

Auf diesem relativ leichten Weg lassen sich Menschen in jedem Alter wieder für Körperempfindungen sensibilisieren. Zu dürre Kinder spüren ihren Körper ebenso wie zu dicke Kinder. Manchmal helfen angewandte Wissenschaften deutlich schneller als jahrelange Therapiesitzungen, Pharmakotherapie oder gar Operationen.

Zeitfenster nutzen

Lernen ist zwar in jedem Alter möglich, aber zu keiner anderen Zeit lernen wir so leicht wie in Kindertagen. Die Kindergartenzeit und die Schule sollen natürlich nicht mit immer weiteren Lernthemen überfrachtet werden. Überlegungen zu den gesetzten Prioritäten sind aber deshalb zulässig, weil in einer sich schnell wandelnden Welt auch die Anforderungen an junge Menschen stetigen Veränderungen unterliegen. Daher ist ein kontinuierlicher Anpassungsprozess wichtig. Zudem handelt es sich bei den Anregungen dieses Buches um Grundlagen der Selbststeuerung, also um das Fundament unseres Funktionierens und unseres Miteinanders. Damit werden alle weiteren Themen deutlich leichter verarbeitet.

Diese Aspekte gehören auch in einem anderen Sinne zu unseren Grundlagen, weil sie grundsätzlich in jedem bereits vorhanden sind. Es handelt sich nicht um künstliche Kompetenzen, sondern um vorhandene Veranlagungen, die wir lediglich aktivieren. Deshalb können alle Kinder davon profitieren; es gibt hier keinen Selektionsprozess, keinen Leistungsdruck. Es sind für Kinder bedeutsame, weil stärkende Erfahrungen für den gesamten weiteren Lebensweg. Damit kann dann zu Recht behauptet werden, dass wir Kinder auf das Leben vorbereiten.

Im nächsten Abschnitt möchte ich noch einen Anwendungsbereich der BPT vorstellen, der von spirituell Suchenden angefragt wird.

Die BPT für spirituell Suchende

Die Tatsache, dass Spiritualität sich im Laufe der letzten Jahre als heilsames Thema einen Platz im Behandlungsalltag erkämpfen konnte, ist leider nicht repräsentativ für die Öffentlichkeit. Spiritualität ist in unserer Kultur, zusammen mit der Religion, auf ein „Abstellgleis" geschoben worden. Jemand, der seine spirituellen Bedürfnisse artikuliert, wird nicht selten als ein esoterischer Sonderling oder gar Spinner abgestempelt – und das ungeachtet der Tatsache, dass viele Menschen auf der Suche nach spirituellen Erfahrungen sind. Interessanterweise bemerken einige Suchende das gar nicht. Sie durchsuchen die Boutiquen oder Kaufhäuser nach Dingen, die sie glücklich machen könnten, aber diese Suche geht wie so oft in die Irre, weil unsere Gesellschaft keine entsprechenden Erfahrungswerte und Hilfestellungen liefern kann. Hinzu kommt, dass die Anbieter für „esoterisches Zubehör" nicht nur unüberschaubar heterogen in ihren Angeboten sind, sondern leider auch in ihren Qualifikationen. Das schadet nicht nur dem Thema Spiritualität, sondern natürlich oft auch den Suchenden.

Es erscheint mir sehr wichtig, dass diese grundlegend bedeutsame menschliche Ressource vorzugsweise von Menschen vermittelt wird, die über dieses Thema besser Bescheid wissen, genauso wie generell besser informiert über das menschliche Funktionieren mit all seinen Stärken, aber eben auch seinen Schwächen und Risiken. Es kommt nicht selten vor, dass spirituell Suchende mit schwerem Gepäck unterwegs sind.

Spirituell Suchende müssen, ebenso wie alle anderen Klienten auch, im Hinblick auf ihre Ichstruktur und den aktuellen Belastungsgrad genau untersucht werden. Ein deutlicher Anteil der Menschen, die nach spirituellen Inhalten suchen, wird durch leidvolle Empfindungen und handfeste Probleme motiviert. Nur wenige fühlen sich in ihrem Leben so glücklich und zufrieden, dass sie als krönenden Abschluss nun auch noch ihre Spiritualität entwickeln möchten.

Für den Zugang zu spirituellen Erfahrungen gibt es viele funktionierende Wege. Das ist leicht zu vermitteln, doch wenn dieser Weg direkt vom Leiden in die Spiritualität gesucht wird, entstehen zumeist große Schwierigkeiten und nachhaltig positive Effekte lassen sich nicht sichern.

Viele Menschen mit leidvollen Problemen kommen auf die Idee: „Mir geht es so schlecht, ich komme nicht mehr klar, ich fühle mich so dünnhäutig, ich will nicht mehr leiden, also suche ich mir einen spirituellen Weg, der mich wegführt von allem, was mich bedrückt." Spiritualität als eine Art künstliches Paradies funktioniert nicht. Menschen, die diesen Weg wählen, benötigen eine gewisse innere Stabilität und diese muss manchmal erst konsolidiert werden, bevor es wirklich losgehen kann.

Mit einer Strategie in drei Schritten zur Spiritualität

Die BPT bietet konkrete und unumgängliche Strategien und Herangehensweisen auf dem spirituellen Weg. Das Behandlungskonzept mit 19 Schritten (siehe Kapitel 4) basiert auf dieser Strategie.

Die Voraussetzung, dass es auf dem Weg dahin keine Tricks und Abkürzungen geben kann und dass Spiritualität nicht als reine Fluchtinstanz missbraucht werden sollte, wurde bereits bei den Beschreibungen der Lebenspyramide zu verdeutlichen versucht. Wem das gesamte BPT-Konzept mit den 19 Schritten zu komplex erscheint, dem möchte ich auf dem spirituellen Weg eine alternative Herangehensweise mit nur drei Schritten anbieten.

1. Der erste Schritt der Analyse

Wenn Sie auf der Suche nach spirituellen Erfahrungen sind, sollten Sie zu Beginn eine Ist-Analyse Ihrer Persönlichkeit durchführen lassen. Damit werden die Stärken und Schwächen der eigenen inneren Struktur transparent gemacht. Das bedeutet in erster Linie eine Analyse der sogenannten Ichfunktionen und der Ich- oder Egoanteile. Wie stabil ist ein Suchender? Wie stabil funktionieren Impulskontrolle, Selbststeuerung, Verantwortlichkeit, Realitätsprüfung, Anpassungsfähigkeit, Flexibilität etc.? Wie stark sind heilsame Egoanteile ausgeprägt, wie zum Beispiel der innere Berater, der innere Weise, der innere Steuermann, der innere Gütige, der innere Beobachter, der innere Coach etc.? Wie stark sind unheilsame Egoanteile vertreten, wie zum Beispiel der innere Pedant, der innere Rechthaber, der innere Grübler, der innere Trauerkloß, der innere Kampfhund etc.?

2. Der zweite Schritt der Ausgleichstechniken

Nach einer offenen Beschäftigung mit dem ersten Schritt folgen dann psychotherapeutische Ausgleichstechniken. Dabei werden (zu) groß gewordene unheilsame Egoanteile gemindert und (zu) klein gebliebene heilsame Egoanteile gefördert.

Dafür lernen die Klienten die ASST-Methode zur Selbststeuerung kennen. Dadurch spüren sich die Betreffenden zunehmend selbstsicherer, weniger labil und ausgeglichener. Sie lernen sich adäquat abzugrenzen und sind dann ihren inneren Impulsen nicht hilflos ausgeliefert. Die gesamte Persönlichkeit stabilisiert sich. Eine grundlegende Strategie dafür sind die sich stetig verbessernden Selbststeuerungsfähigkeiten, die spürbare Selbstwirksamkeit erzeugen. Erfolgserlebnisse und solide Erfahrungen der eigenen Kompetenz entstehen. Das ist ein wenig so wie bei einem Fitnesstraining vor einer Expedition. Wenn Sie etwas Derartiges vorhaben, werden Sie wohl auch nicht untrainiert und unvorbereitet losgehen. Der spirituelle Weg ist in vielen Aspekten durchaus mit einer anspruchsvollen und abenteuerlichen Expedition vergleichbar.

Dieser zweite Schritt ist von allergrößter Bedeutung, denn damit bauen wir das psychosomatische Fundament für alle weiteren Unternehmungen. Dieses Fundament ist also gewissermaßen eine Startrampe für spirituelle Bemühungen. Deshalb kann dieser zweite Schritt einige Wochen oder auch Monate in Anspruch nehmen. Das hängt vollkommen von der psychosomatischen Stabilität des Klienten ab. Erst wenn wir gemeinsam feststellen, dass ausreichend Sicherheit besteht, können wir zum nächsten Schritt übergehen.

3. Der dritte Schritt als Zugang zum spirituellen Weg

Erst wenn die Persönlichkeit adäquat konsolidiert ist, erfolgen Anleitungen zu spirituellen Erfahrungen. Auch diese Etappe können wir strukturieren.

Diese spirituelle „Expedition" basiert grundsätzlich auf drei Ebenen.

Die drei Ebenen des spirituellen Weges

Die erste Ebene ist eine rationale Herangehensweise, in der wir uns mit spirituellen Texten beschäftigen und die dort beschriebenen Inhalte bearbeiten. Hier entwickeln die Behandler gemeinsam mit den Hilfesuchenden eine konstruktive Vision. Eventuell vorhandene Missverständnisse können und sollten im Vorfeld ausgeräumt werden. Dieser Schritt ist sehr wichtig, da die Zielvision die Erfolgsaussichten deutlich prägen wird. Insbesondere zu stark ausgeprägte und fantasievolle Ideen werden kritisch reflektiert.

Die zweite Ebene ist die der Selbsterfahrung. Hier werden konkrete Anleitungen zur Vertiefung der Meditation gegeben. Das Erlernen des Immer-Stiller-Werdens während der Meditation führt dazu, dass neuronale Areale ihre Aktivitäten einstellen. Insbesondere sind hier die folgenden gemeint: Areale, die unser Körperschema und damit unser Gefühl für unseren Körper regeln, sowie neuronale Strukturen, die unsere Egoregungen steuern. Wir verlieren also kontrolliert den Kontakt zu uns. Das äußere Stiller-Werden führt zu einem inneren Stiller-Werden. Es ist relativ schnell möglich, für eine gewisse Zeit bewegungslos dazusitzen, denn die Nervenareale, die unsere Körperkoordination und Körperrepräsentanz steuern, reduzieren ihre Aktivitäten. Parallel dazu lernen wir unsere Gedanken als immer weniger wichtig zu betrachten. Beide Prozesse unterstützen sich gegenseitig.

Um dieses innere Stiller-Werden zu erfahren, sind etwas längere Meditationszeiten von mindestens 20 bis 30 oder auch 45 bis 60 Minuten notwendig, denn die Hirnareale benötigen anfangs etwas Zeit, um ihre Tätigkeiten zu verändern. Das liegt hauptsächlich an den Egostrukturen, die unaufhörlich Egoimpulse aktivieren und gar nicht an Ruhe denken mögen.

Das Stiller-Werden bedeutet allerdings nicht, dass dann im Gehirn alle „Lichter" ausgehen, sondern dass es zu Aktivierungen anderer Areale und zu anderen Aktivitätsmustern und Energiefrequenzen kommt. Mediation ist ein aktiver Prozess.

So sind dann im Verlauf des Geistestrainings nach und nach Wahrnehmungen ohne aktives Ego mit anderen Hirnaktivitäten möglich, die als Entgrenzungserfahrungen spürbar werden. Solche Empfindungen können auf psychisch geschwächte Menschen sehr bedrohlich wirken. Es ist ein wenig so, als würden wir den Boden unter den Füßen verlieren. Etwas tut sich auf, das wir nicht kennen, das womöglich bedrohlich wirkt und das wir nicht kontrollieren können.

Neben unheilsamen Emotionen können oft auch innere Blockaden entstehen, deren Selbstschutzfunktionen den Weg versperren. Deshalb sind die erste und die zweite Stufe so wichtig auf dem spirituellen Weg.

Von solchen Empfindungen zu hören, zu lesen oder aber sie selbst zu erfahren ist ein essentieller Unterschied. Wir benötigen dafür die eben erwähnte innere Stärke, die womöglich zuerst noch etwas konsolidiert werden muss. Zudem brauchen wir natürlich Zeit, Geduld und eine regelmäßige Übungspraxis. Wir haben es hier mit inneren Strukturen zu tun, die sich nicht so einfach abschalten lassen. Unsere Egoanteile möchten, wenn sie erst einmal aktiviert wurden, unbedingt „weiterleben". Selbst wenn sie nur noch belanglose Kommentare abgeben oder sogar kontraproduktiv hemmend wirken, bleiben sie sehr lange aktiviert. Das liegt daran, dass wir uns mit aktivierten Egoanteilen identifizieren. Es sind für uns keine Anteile aktiv, sondern wir selbst sind aktiv. Wir möchten einerseits zwar in die Meditation finden, andererseits möchten wir als aktivierter Egoanteil jedoch nicht abgeschaltet werden. So besteht die Meditation darin, diese Vorgänge wertfrei wahrzunehmen. Wenn Bewertungen auftauchen, nehmen wir auch das wahr. Es bedarf der eben erwähnten Geduld, um diesen Weg beharrlich weiterzuverfolgen, auch wenn unser innerer „Hundegeist" absolut nicht gehorchen möchte. Haben Sie Vertrauen. Diesen Weg sind schon sehr viele Menschen vor Ihnen gegangen. Es heißt zu Recht, dass man mit Geduld selbst wilde Tiere zähmen kann. Also können wir auch unseren Geist zähmen. Damit nähern wir uns immer mehr dem inneren Stiller-Werden an.

Wenn solche Erfahrungen erst einmal möglich waren, finden wir jedes Mal den Zugang etwas leichter. Sobald wir dabei jedoch Wünsche und damit auch Egoimpulse aktivieren, verlieren wir den Zugang wieder. Selbst nach einer tiefen stillen Meditation schaltet sich natürlich wieder ein Egoanteil ein und kommentiert sofort die Erfahrung: „Ach, war das schön ..." Wahrscheinlich verlaufen diese Bewertungsproduktionen aber nicht mehr so unbewusst. Unser ewig produzierendes Ego steht nun im Licht unserer Bewusstheit. Es begleitet uns stetig. Auch wenn wir uns wieder zur Meditation hinsetzen, meint es: „Beim letzten Mal hat es super geklappt, das möchte ich jetzt auch wieder erreichen." Dann aber wundern „wir" uns, dass es doch nicht auf diese Weise funktioniert. Etwas scheint da zu blockieren: „Ich spüre es nicht so wie beim letzten Mal." Wir können unser Ego wenigstens immer schneller als Blockade identifizieren, atmen weiter bewusst und lassen alles los. So finden wir vielleicht wieder in einen Zustand jenseits unserer Egoimpulse zurück.

Die spirituellen Erfahrungen auf dieser Ebene lassen uns direkt erkennen, wie kleinlich in der Regel unsere Alltagswünsche, unsere Bewertungen und unsere vielen Aktivitäten sind. Es ist eine sehr besondere Erfahrung, wenn wir Empfindungen registrieren, die nicht durch unser Ego vermittelt werden.

Die dritte Ebene besteht aus verschiedenen Übungen der Umsetzung in den Alltag. Schließlich beschreiten wir diesen Weg nicht, um einen interessanten „Trip" zu machen. Die Umsetzung dient einerseits der tieferen Verwirklichung und andererseits auch der Verbindung mit anderen. Diese dritte Ebene vermittelt Erfahrungen, die im direkten Kontakt stehen mit Loslassen, Demut, Dankbarkeit, Dienen und Helfen. Solche Erfahrungen unterstützen die Überwindung von Egodominanz und Selbstbezug und fördern Mitgefühl, Verbundenheit, liebende Güte, Geduld und Weisheit. Auch bei dieser dritten Ebene, auf der wir demütig handeln, uns dienend verhalten und helfende Übungen ausführen, dürfte deutlich werden, warum ein spiritueller Weg nur für psychisch stabile Menschen realisierbar ist.

Diese dritte Ebene ist sehr bedeutsam, denn sie führt uns in die Verwirklichung und zeigt, dass Spiritualität niemals ein isoliertes persönliches Phänomen sein kann. Spiritualität kann sich erst dann voll entfalten, wenn wir teilen können, wenn wir damit nicht nur Verbindungen auf einer individuellen Ebene herstellen, sondern auch ganz real in unserem Alltag. Solche Äußerungen oder sogar innere Haltungen wie: „Du, sorry, ich kann dir nicht helfen, ich muss zu meiner Meditationsstunde" sind auf einer der Vorstufen zur Spiritualität vielleicht noch notwendig für Menschen, die sich abgrenzen lernen sollten. Wer sich aber stärken konnte und dann den spirituellen Weg weitergehen kann, wird sich von seinen Egoimpulsen lösen lernen – oder eben keine spirituellen Vertiefungen erfahren lernen.

Solche Wege wie die eben beschriebenen sind natürlich oft verschlungen. Die BPT–Therapeuten sind Wegbegleiter und gleichzeitig auch Reiseführer, die Hinweise, Anregungen, Hilfestellungen und Absicherungen anbieten. Schließlich erschafft unser Verstand permanent irgendwelche Automatismen, selbst noch auf der dritten Ebene des spirituellen Handelns. Es reicht schon, wenn wir irgendein Verhalten, eine Art zu reden oder zu denken regelmäßig wiederholen – und schon entsteht ein innerer Automatismus, ein Gewohnheitsmuster. Dann wird bald der Tag kommen, an dem wir etwas Wunderbares tun, aber unser Verstand im Autopilot-Modus sich distanziert vom Hier und Jetzt und uns mit vollkommen anderen Inhalten ablenkt. Deshalb ist ein spiritueller Lehrer oder natürlich auch eine spirituelle Gemeinschaft von so großer Bedeutung.

Spiritualität kann Religiosität unterstützen

Die spirituellen Angebote der BPT sind trotz des buddhistischen Hintergrundes konfessionsfrei, denn der Buddhismus liefert uns einerseits Techniken und Inspirationen, die in jede andere Religion integrierbar sind, und die andererseits aus einer Zeit stammen, in der der Buddhismus noch nicht zur Religion geworden war.

Spiritualität könnte auch als eine formlosere Variante von Religion verstanden werden. Religion könnte als eine spirituelle Formgebung gesehen werden, denn mit einer Religion gehen auch immer festgelegte Formen einher, also etwa begriffliche, schriftliche, musikalische und äußere Formen, wie beispielsweise die Kleidung. All das ist für Spiritualität nicht wirklich notwendig.

Daher werden seit vielen Jahren mit der BPT sowohl auf der psychotherapeutischen und beratenden als auch auf der spirituellen Ebene Menschen aller Religionen und ohne religiöse Bindung behandelt. Gerade Menschen, die keinen Zugang zu den großen Religionen finden oder haben möchten, bedürfen der Spiritualität. Es handelt sich schließlich um ein menschliches Grundbedürfnis.

Unabhängig vom individuellen Hintergrund unterstützt die BPT heilsame innere Ressourcen, wie zum Beispiel Friedfertigkeit, Mitgefühl, geistige Klarheit und Ruhe sowie zahlreiche Selbststeuerungskompetenzen. Dies erzeugt und unterstützt eine psychosomatische Absicherung, mit der sich auch spirituelle Erfahrungen nachhaltiger entwickeln lassen. Zudem liefert die BPT den weiter oben beschriebenen strukturierten Weg zu einer „abgesicherten“ Spiritualität.

Mit diesen heilsamen Qualitäten lässt sich auch jede religiöse Praxis vertiefen oder der Atheismus leichter nehmen. Natürlich ist Spiritualität auch ohne einen speziellen Glauben zu kultivieren.

Durch die Milderung von Selbstvergiftung, durch innere Reinigung, das Kultivieren von heilsamen Anteilen und das Stiller-Werden finden Sie den Zugang zu BPT-Methoden, die es Ihnen ermöglichen, die Gottnatur in sich selbst zu erfahren. Wir müssen wohl alle für unseren Zugang zur Spiritualität und auch zur Religion, welche es auch immer sein mag, lernen, innerlich still zu werden. Deshalb ist die BPT für jeden Menschen offen.

KAPITEL 6

Die BPT in verschiedenen Kontexten

In diesem Kapitel möchte ich von Erfahrungen berichten, wie und wo die BPT sich in unterschiedliche Kontexte einbringen konnte.

Vielfältige komplexe Anwendungsbereiche und Vernetzungen

Mittlerweile gibt es vielfältige Erfahrungswerte zu den Anwendungen der BPT in den unterschiedlichsten Kontexten, wie zum Beispiel in psychosomatischen Kliniken, Krankenhäusern, Suchtentwöhnungskliniken, Praxen, Coachingagenturen, Personalbüros, Ausbildungseinrichtungen, Schulen etc. Doch auch für den Privatgebrauch, in Retreatzentren und buddhistischen Einrichtungen kommt die BPT bereits zur Anwendung. Die unterschiedlichsten Berufsgruppen haben bislang BPT-Input abgerufen. Dazu gehören: Psychologen, Psychotherapeuten, Heilpraktiker, Ärzte, Lehrer, leitende Angestellte in den Bereichen Personalabteilung, Geschäftsführung etc. Die BPT-Kurse werden von Menschen besucht, die entweder selbst beruflich mit Menschen zu tun haben, also in den helfenden und sozialen Berufen tätig sind, oder die für sich selbst etwas erreichen wollen oder die ihr Unternehmen nach modernen Gesichtspunkten des achtsamen Wirtschaftens ausrichten möchten. Auf diese Weise vernetzen sich sehr viele unterschiedliche Menschen.

Natürlich benötigt jeder Kontext eine gewisse Begriffsanpassung. So sprechen wir manchmal über Geistes- und manchmal über Neurotraining, manchmal über Meditation oder alternativ über Konzentrationstraining oder Achtsamkeitsübungen. Zudem werden für jeden Kontext verschiedene Schwerpunkte gesetzt. Da die BPT in den ersten Schritten vorhandene Potenziale eruiert und stärkt und damit der positiven

Psychologie verpflichtet ist, lassen sich die Methoden in klinischen und allen anderen nicht-klinischen Kontexten gut einbringen. Manchmal geht es dann um Potenzialentfaltung oder um die Absicherung sozialer Kompetenzen, manchmal um konstruktives Stressmanagement, um die Kultivierung von Mitgefühl und Kooperation in Teams, um ein Aufmerksamkeits-, Achtsamkeits- und Impulskontrolltraining in Schulen, um Selbststeuerungsübungen und Spannungsreduktion in Suchteinrichtungen. In buddhistischen Einrichtungen diskutieren BPT-Therapeuten mit Buddhisten über die alltagstauglichen Aspekte der buddhistischen Lehre und mit leitenden Ärzten über die Nutzung von Achtsamkeitsübungen und Meditationsformen für unterschiedliche Patientengruppen. Die Industrie- und Handelskammern interessieren sich für BPT-Konzepte, um durch ansprechende Methoden die eigene Leistungsfähigkeit und die der Angestellten zu fördern.

Ich habe die Erfahrung gemacht, dass wirklich jedes Thema auf jeden Kontext übertragbar ist. Allerdings geschieht das in der Regel mit kleinen begrifflichen Anpassungen, denn schließlich ist es immer wichtig, die Sprache der Zuhörer zu verwenden. Die schönsten alten Weisheiten nützen nicht viel, wenn wir sie in Sanskrit vortragen.

Seitdem sich die Verhaltenstherapie offiziell dem Achtsamkeitskonzept verpflichtet fühlt und durch die Vorarbeit von populär gewordenen Methoden, wie *Mindfulness Based Stress Reduction* (MBSR), Yoga, der Meditation und ähnlichen Methoden, sind auch buddhistische Themen „salonfähig" geworden. Entsprechende wissenschaftliche Studien zur Wirksamkeit dieser Methoden waren ebenfalls unterstützend dafür. Auch die inzwischen jahrzehntelangen Aktivitäten des Dalai Lama haben dazu beigetragen, dass Buddhismus und Wissenschaften in einen Dialog eingetreten sind. In diesem Zusammenhang ist zum Beispiel das *Life and Mind Institute* zu nennen, an dem regelmäßig führende Wissenschaftler ihre Studien mit dem Dalai Lama und anderen buddhistischen Gelehrten besprechen und die Ergebnisse daraus dann veröffentlichen.

Durch das Bemühen vieler können wir heute also von sehr heilsamen Verknüpfungen zwischen Wissenschaft und Spiritualität profitieren. Im Hinblick darauf versteht sich die BPT als einer von vielen „Ablegern". Mit derart vielfältigen hilfreichen Vorarbeiten können Nachfolgende immer leichter starten. Das ist sicherlich einer der Gründe, warum die Erfahrungen mit der Implementierung von BPT-

Konzepten oder Bausteinen daraus in die verschiedenen Bereiche hinein ausnahmslos positiv verlaufen sind. Für die Umsetzung der BPT sind keine bestimmten Grundvoraussetzungen nötig. In fast jedes Setting lassen sich die Bausteine integrieren.

Ich möchte nun ein paar Anmerkungen dazu machen, auf welche Weise die BPT umgesetzt werden kann.

Die Umsetzung der BPT in klinische Kontexte

Generell sind Gruppenkontexte als Einstieg in die BPT sehr hilfreich. Das ist insbesondere der Fall für die Therapeuten, weil anfangs ein gewisser Informationsaufwand zu bewältigen ist. Im Unterschied zu vielen anderen Behandlungsformen gehört es zum BPT-Konzept, sich selbst zu erklären. Es werden eben nicht nur die Übungen angeleitet, sondern auch umfänglich erklärt, aufgrund welcher Hintergründe und Zusammenhänge diese Übungen zu verstehen sind. Erfahrungsgemäß erhöht das die Mitwirkungsbereitschaft der Klienten um ein Vielfaches. Zudem werden auch die perspektivischen Möglichkeiten der BPT im Verlauf offengelegt.

Auch die Grundlagenübungen können als Haltungs- und Atemübungen sehr gut in einer Gruppe angeleitet werden, zudem wird dadurch ein gegenseitiger Erfahrungsaustausch ermöglicht. Dies kann natürlich auch im Einzelsetting stattfinden. Für die ersten informativen Impulse existieren mittlerweile kurze, nur fünfminütige YouTube-Videos zur BPT sowie einzelne Bücher der BPT als Unterstützung.

Das Buch „Psychosomatik ist die Art und Weise, wie wir alle funktionieren“ (2015, 2016) entstand als Mitschnitt eines Vortrags vor Patienten über die relevanten psychosomatischen Zusammenhänge. In diesem nur 96-seitigen Büchlein wurden übrigens keinerlei buddhistische Begriffe verwendet.

Die weiteren Übungen sind sowohl im Einzelkontakt als auch im Groß- und Kleingruppensetting gut umzusetzen. Auf diese Weise können Therapeuten einen Großteil der Behandlung „energieeffizient“ bewältigen. Da der Schwerpunkt über längere Zeit hinweg bei dem Aufbau heilsamer innerer Ressourcen liegt, lassen sich viele Bausteine in Gruppen gut umsetzen. Auch die achtsamen Körperübungen sind sehr gut gruppentauglich. Der zusätzliche Einzelkontakt bietet dann die Möglichkeit, individuell vorhandene Hindernisse und Themen anzusprechen beziehungsweise zu vertiefen.

Für eine solche Umsetzung in klinischen Kontexten ist es nicht notwendig, dass buddhistische Begriffe genutzt werden. Hier bestehen eher von der Klinikleitung her Ängste ums „Image“, als dass es Irritationen bei den Patienten gäbe. In all den Jahren war es immer wieder verblüffend festzustellen, wie die unterschiedlichsten Menschen die Verknüpfung zwischen buddhistischen Lehren und der Psychotherapie intuitiv verstanden. Verantwortungsträger benötigten manchmal etwas mehr Erklärungen. Seitdem aber die Effektivität der BPT wissenschaftlich abgesichert werden konnte, finden diese und ähnliche Ansätze noch leichteren Zugang in klinische Kontexte. Sehr viele Kliniken integrieren heute achtsamkeitsbasierte Methoden in ihr Angebot.

Die Umsetzung der BPT in nicht-klinische Kontexte

In den nicht-klinischen Kontexten erfolgt die jeweilige Umsetzung sehr unterschiedlich. In einigen derartigen Kontexten können buddhistische Herangehensweisen direkter eingesetzt werden, in anderen bedarf es eines etwas subtileren Vorgehens. Beispielsweise wird die BPT auch in buddhistischen Zentren vorgestellt und diskutiert. Auch in vielen Coachingagenturen können buddhistische Inhalte explizit formuliert werden. Wirtschaftliche Kontexte benötigen dagegen ein subtileres Vorgehen. Zwar gibt es Verbände, die „Achtsames Wirtschaften“ verstehen und diese Herangehensweise unterstützen. In anderen Bereichen werden die relevanten Begriffe dagegen etwas angepasst. Schließlich geht es aber um die Technik, die Herangehensweise, die Umsetzung und insbesondere die damit verbundenen Erfahrungen und weniger um Begriffe. Wenn wir Termini benutzen, die unsere Klienten leichter annehmen können, finden alle einen leichteren Zugang und Weg.

Natürlich existiert das kritische Argument, dass Achtsamkeits- und spirituelle Ansätze nicht zur Leistungssteigerung und noch stärkeren Ausbeutung der Mitarbeiter missbraucht werden dürfen. Das sollte im Einzelfall selbstverständlich genau geprüft werden, doch nach meinen Erfahrungen stehen bei den Motiven in der Regel moderne Vorstellungen über eine konstruktive Unternehmenskultur im Vordergrund, die wiederum nur mit zufriedenen und gesunden Mitarbeitern herzustellen und aufrechtzuerhalten ist.

Zudem dürfen wir mit einer heilsamen Eigendynamik spiritueller und achtsamkeitsbezogener Ansätze rechnen. Die BPT bietet Methoden an, die den Teilnehmern zu mehr innerer Freiheit verhilft. Das ist die gegenteilige Richtung zur möglichen besseren Anpassung, Pflichterfüllung und Leistungssteigerung.

Durch ein derartiges Training kommt es zwar tatsächlich zu einer spürbaren Leistungssteigerung, wenn auch über einen angenehmen, nachhaltigen und gesundheitsverträglichen Weg. Ohne gezieltes Geistestraining verpuffen sehr viele Energien aufgrund von Konflikten, Reibungsverlusten durch nicht zielgerichtetes Agieren und der Aktivierung von unproduktiven Egoanteilen, wie dem inneren Antreiber, dem inneren Hektiker oder dem inneren Kurzsichtigen, um nur einige zu nennen.

Ein Schwerpunktthema dieses Kontextes ist die Potenzialentfaltung als Ausstieg aus dem Nur-Funktionieren durch das Aktivieren von heilsamen Veranlagungen und das Aktivwerden für sich selbst und für ein bewussteres Leben.

Vom sozialen zum persönlichen Kontext

Die Erfahrungen der Umsetzung der BPT in verschiedene Kontexte hinein führt zum Thema der Umsetzung in das eigene Leben hinein. Hier tauchen regelmäßig einige sehr relevante Fragen auf. Diese beziehen sich zum Beispiel auf die Auswirkungen der BPT auf den eigenen Lebensstil und die damit einhergehenden Wechselwirkungen auf die Übungspraxis. Natürlich lassen sich die Wirkungsweisen der BPT-Übungen spürbar fördern, aber ebenso auch hemmen. Interessanterweise bestätigen die Erfahrungen die im Geistestraining seit vielen Generationen existierenden traditionellen *Regeln für Laien.* Das bedeutet, dass diese Regeln nicht einfach nur rigide Regeln oder gar Dogmen sind, die sich irgendein Lehrer ausgedacht hat, sondern eine Art Kompendium von Erfahrungen darstellen, die über Generationen hin gesammelt und praktiziert wurden.

Wenn zum Beispiel eine Regel besagt, dass wir im Geistestraining auf berauschende Substanzen verzichten sollten, dann basiert das auf entsprechenden vielfältigen Erfahrungen, die sich sehr oft wiederholt haben. So haben sehr viele Praktizierende immer wieder die gleiche Erfahrung gemacht, dass die Übungen nach dem Genuss solcher Substanzen sehr leiden und Stagnation und Rückschritt mit sich bringen. Deshalb bedeuten die Regeln nur eine Erfahrungssammlung. Es geht natürlich nicht nur um den Konsum von berauschenden Substanzen, sondern um jeden Konsum und jedes Verhalten, das den Geist einzutrüben vermag.

Sie können gerne in Ihren alten Mustern fortfahren, doch Erwartungen an einen spürbaren und nachhaltigen Übungsfortschritt sollten dann nicht aufgebaut werden.

Jeder hat die Wahl. Alle Interessierte sind stets dazu eingeladen, eigene Erfahrungen zu machen und damit das Gesagte selbst zu überprüfen.

Im Nachfolgenden möchte ich zu diesem recht wichtigen Thema ein paar Gedanken ausführen.

Die Bedeutung unserer persönlichen Lebensgestaltung

Unsere individuelle Lebensgestaltung, der sogenannte Lifestyle, ist in der Regel ein Ausdruck der Persönlichkeit und der Qualität des eigenen Bewusstseins. Damit ist der Lifestyle abhängig von der Art der Persönlichkeit und – detaillierter betrachtet – das Produkt der individuellen Ausprägung der eigenen Egoanteile in Kombination mit den jeweiligen kulturellen Angeboten.

Dabei sollten wir aber nicht aus den Augen verlieren, dass diese Verkettung auch in die andere Richtung weist, denn der Lifestyle wirkt sich wiederum deutlich auf die Persönlichkeit aus. Wir haben es hier also mit einer Wechselwirkung zu tun. Aufgrund dieser Tatsache können wir natürlich durch die Analyse unseres Lebensstils Rückschlüsse auf den Persönlichkeitstypus ziehen, und umgekehrt können wir durch eine Lenkung und eigenverantwortliche Steuerung unseres Lebensstils gezielt auf die Persönlichkeit einwirken.

Jeder Behandler kennt zudem die hemmenden und fördernden Einflüsse des Lebensstils der Klienten auf die Behandlung. Nur allzu oft ist zu beobachten, wie sich Klienten zwar um heilsame Veränderungen bemühen, nur um noch am gleichen Tag die eigenen Leistungen durch unheilsame Gewohnheitsmuster zunichtezumachen.

Lifestyle und Persönlichkeitsentfaltung

Die BPT ist wie eine Medizin, die natürlich auch auf andere Substanzen reagiert. Wenn Sie zum Beispiel Schmerzmedikamente (Analgetika) einnehmen müssen, dann werden diese Präparate anders wirken, wenn Sie zusätzlich auch noch größere Mengen Alkohol konsumieren, streng Diät halten oder stark übergewichtig sind, sich entweder kaum oder sehr viel bewegen, oder womöglich auch weitere Substanzen konsumieren, die das Bewusstsein verändern. Unser Handeln steht immer in einem systemischen Kontext. Damit haben wir uns schon bei dem Thema Interdependenz beschäftigt.

Natürlich können Sie einfach bestimmte Übungen aus der BPT herausgreifen und diese in Ihren Alltag integrieren. Sie könnten zum Beispiel einmal in der Woche abends eine Viertelstunde meditieren. Wenn Sie sich jedoch schon bemühen, wäre es eigentlich sinnvoll, diese Bemühungen nicht selbst wieder zu sabotieren und zunichtezumachen. Das Engagement für sich selbst funktioniert erfahrungsgemäß nicht wie nach Art eines Hobbys. Sie können sicher zusätzlich zu Ihren sonstigen Gewohnheiten etwa mit Tennis, Golf oder Spazierengehen beginnen, doch die Förderung von heilsamen inneren Veranlagungen kann nur funktionieren, wenn unheilsame innere Anteile zumindest sukzessive gemindert werden. Es gibt berühmt- berüchtigte innere Anteile, wozu zweifellos der innere Schweinehund zählt. Aus diesem inneren Areal entstehen immer wieder lähmende Impulse. Ebenso destruktiv wirken sich solche Anteile aus wie der innere Süchtige, der innere Faulpelz, der innere Kampfhund, der innere Zweifler oder der innere Desinteressierte. Die Problematik der zahllosen inneren Automatismen wurde weiter oben bereits mehrfach beschrieben.

Wir möchten gerne unsere bequemen und liebgewonnenen Gewohnheitsmuster beibehalten. Alles, was wir mögen, möchten wir besitzen und zu einem Teil von uns machen. Das versuchen wir dadurch zu erreichen, dass wir es uns psychisch einverleiben und automatisch Gedanken haben wie: *„Ja, das passt zu mir“* – *„Ja, so bin ich eben“* – *„Das habe ich schon immer so gemacht“* – *„Ich will doch auf nichts verzichten.“*

Die folgende Abbildung 91 zeigt diesen typisch menschlichen Selbstbetrug.

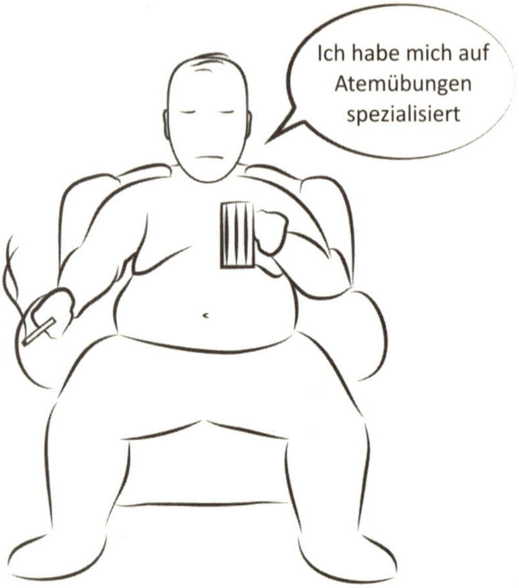

Abb. 91

Wie bereits erwähnt, könnten Sie Ihre liebgewonnenen Gewohnheiten beibehalten, dürfen dann aber keine wirklich nachhaltigen und spürbaren Übungserfolge erwarten. Sie können eben nicht gleichzeitig eine Straße hinauf- und heruntergehen. Stattdessen gehen viele eine Weile die Straße hinauf und dann eine Weile wieder herunter. Das können wir ein Leben lang tun, aber die Straße werden wir nie verlassen können.

Eine Entscheidung für sich selbst ist zu Anfang meistens eine Entscheidung für ein begrenztes Selbstexperiment. Was passiert, wenn ich für eine Weile meine Konsumgewohnheiten ändere, meinen Geist nicht mehr eintrübe und stattdessen regelmäßig Haltungs- und Atemübungen mache? Um es explizit zu formulieren: Es geht hier keinesfalls um Askese. Keine Extremlösung ist auf Dauer für uns praktikabel. Es geht auch nicht um Verzicht, denn auch das lässt sich auf Dauer nicht aufrechterhalten. Es ist zwar interessant, warum das Loslassen von Selbstvergiftung für viele Menschen einen Verzicht darstellt, aber Gewohnheitsmuster fühlen sich eben oft sehr vertraut und zu uns gehörig an. Sicherlich „verzichten" Sie doch auch nicht darauf, mit dem Kopf gegen die Wand zu schlagen. Es ist unsinnig, schädigend und schmerzhaft; es nicht zu tun ist kein Verzicht, sondern ein sinnvolles Verhalten.

Die BPT vertritt keine Dogmen, die rigide umzusetzen sind. Am Anfang stehen immer die reine Betrachtung und die Gewahrwerdung.

Mittlerweile können die BPT-Therapeuten auf die Erfahrung vertrauen, dass die Aktivierung von Bewusstheit eine heilsame Eigendynamik zu entwickeln vermag. Die regelmäßige Übungspraxis erzeugt eine gesteigerte Selbstwahrnehmung, sodass die Auswirkungen der eigenen Konsumgewohnheiten oder des eigenen Lebensstils deutlich spürbar werden. Mit längerer Übungszeit werden zum Beispiel Meditationsübungen als immer angenehmer erfahren. Der Strom der Gedanken mag sich zwar etwas vermindern, wird grundsätzlich aber nicht mehr als so störend empfunden. Wenn das eigene Leistungsstreben nicht mehr ungefiltert als Automatismus auch auf die Meditation angewendet wird, werden vorhandene Abläufe, wie der Gedankenstrom, anders erfahren. Die innere Ruhe und Klarheit erzeugen mit der Zeit ein stabileres Empfinden von Selbstwirksamkeit. Wir selbst sind es, die diese inneren Zustände hervorbringen können.

Diese Entwicklung, das heißt, diese Zustände an sich und die Fähigkeit, diese selbst erzeugen zu können, wird von den Übenden als sehr angenehm beschrieben. Es ist das Ende der Hilflosigkeit. Selbststeuerungserfahrungen stabilisieren spürbar das Selbstwertempfinden.

Mit dieser Dynamik werden dann natürlich auch die Wirkungen der verschiedenen Genussgifte, wie zum Beispiel Alkohol und Nikotin, deutlicher wahrgenommen. Ihre Gewohnheitsmuster hinterlassen nun spürbarere Auswirkungen. Wenn Sie morgens etwas verkatert einen doppelten Espresso trinken und es eilig haben, zu Ihrem Job zu kommen, dort in Anspruch genommen werden und funktionieren müssen, dann führt diese Stimulation dazu, dass Sie sich selbst weniger wahrnehmen. Ihre Aufmerksamkeit richtet sich nach außen, Sie sind abgelenkt von sich selbst und Ihrer eigenen Verfassung. Sie funktionieren eben. Doch spätestens am Abend, wenn weniger Ansprüche an Sie gestellt werden, werden Sie zu spüren bekommen, wie anstrengend der Tag gewesen ist. Dann folgt entweder eine Erholungsphase oder eben zur „Stressreduzierung" ein erneuter Konsum. Viele drehen sich im Kreis oder folgen der Routine eines Hamsterrades.

Wenn Sie stattdessen versuchen, morgens verkatert zu meditieren, und dabei in sich hineinfühlen, werden Sie vollkommen andere Erfahrungen mit sich und Ihren Konsumgewohnheiten machen. Viele berichten davon, dass sie von sich und ihren Konsumgewohnheiten oft genervt sind; damit wächst die Motivation für einen klareren Lebensstil. Mit fortschreitender Übungspraxis werden Sie am Morgen bei der Meditation auch das eine Glas Rotwein oder die eine Flasche Bier vom Vorabend spüren. Das ist generell weder gut noch schlecht, sondern erzeugt eine bewusste Basis, auf der Sie selbst Entscheidungen treffen können. Auf diese Weise entstehen oft erste Motivationen für Verhaltenskorrekturen. Wenn sich das gut anfühlt, dann erwächst in Ihnen ganz natürlich der Wunsch nach Wiederholung. Wie wir bereits wissen, führt jede Wiederholung eines anderen Verhaltens nach und nach zu dessen Verstärkung und damit zu einer nachhaltigen inneren Veränderung. Das kann bedeuten, dass sich Ihre Bedürfnisse tatsächlich verschieben. Bei dieser natürlichen Entwicklung wird dann niemand mehr von Verzicht sprechen können. Nur wenn sich Bedürfnisse wirklich verschieben, entstehen stabile neue Muster. Wir alle sind nämlich jederzeit dazu in der Lage, uns sogar fundamental zu verändern.

Haben Sie schon einmal die Erfahrung gemacht, dass Sie etwas vorher Liebgewonnenes aufgegeben haben oder aufgeben mussten und Ihnen bereits nach einiger Zeit schon der Gedanke daran ganz fremd und unsinnig erschienen ist? Oft berichten Menschen, die aufgehört haben zu rauchen, dass sie die Vorstellung, jetzt zu rauchen, anekeln würde. Sehr ähnlich geht es auch den Vegetariern mit dem Fleischessen.

Auch Sie werden als kleines Kind Vorlieben gehabt haben, aus denen Sie später herausgewachsen sind und die Ihnen heute keine Freude mehr machen. Es ist sehr spannend zu sehen, wie sehr wir uns verändern können, sogar bis in tiefe Schichten unserer Persönlichkeit hinein.

Die angestrebten Veränderungen sind also weniger ein Ausdruck von Askese als vielmehr den Auswirkungen von Selbststeuerungsfähigkeiten und dem Auflockern von unreflektierten Gewohnheitsmustern zuzuschreiben. Es kommt dann zu Sekundäreffekten, denn nicht nur die entstehenden Wirkungen unterstützen positive Erfahrungen, sondern auch die dahinter liegende Dynamik der Selbstregulationskompetenzen bewirkt äußerst heilsame Erfahrungen. Das Wahrnehmen von spürbaren Veränderungen im Empfinden und Verhalten, gepaart mit dem Bewusstsein, dass wir das selbst hervorgebracht haben, hinterlässt tiefe Spuren. Wir sind nicht hilflos. Wir können uns tatsächlich verändern.

Möglicherweise wirkt die Nachricht, dass Sie auch Ihren Lebensstil kritisch beleuchten sollten, nicht sehr attraktiv auf Sie. Vielleicht spüren

Sie Widerstände in sich? Prüfen Sie das gerne bewusst, denn solche Widerstände sind sehr oft ein Ausdruck dafür, dass sich Gewohnheitsmuster in Ihnen festigen konnten und Sie sich bereits mit diesen identifizieren. Prüfen Sie, wohin der Weg führen könnte.

Nochmals zur Verdeutlichung: Sie sollen vorgegebene Regeln nicht blind befolgen, sondern in eine Lage versetzt werden, aus der heraus Sie nicht mehr unbewusst inneren Automatismen und angelernten Gewohnheitsmustern nachgehen; stattdessen werden Sie in eine innere Verfassung versetzt, aus der heraus Sie bewusste Entscheidungen treffen können.

Selbst wenn Sie meinen, dass Sie schon einen sehr heilsamen Lebensstil praktizieren, ist das immer wieder einmal zu reflektieren, denn aus jeder Situation heraus entstehen Gewohnheitsmuster, die dann Unbewusstheit begünstigen.

Ich möchte Ihnen nun als Anregung für eigene Entscheidungen, zum Beispiel im Hinblick auf die Prioritäten, die Sie im Leben setzen, eine bekannte Veranschaulichung mit Hilfe einiger Abbildungen vorstellen.

Prioritäten im Leben setzen

Die nachfolgende erste Abbildung 92 ist noch sehr roh: Sie möchte einen Behälter zeigen, der Ihr Leben symbolisiert.

Abb. 92

Natürlich ist der Lebensbehälter anfangs noch relativ leer. Schließlich benötigen wir ein wenig Lebenserfahrung, um damit beginnen zu können, Prioritäten zu setzen. In der folgenden Abbildung 93 werden ein paar Anregungen dafür gegeben.

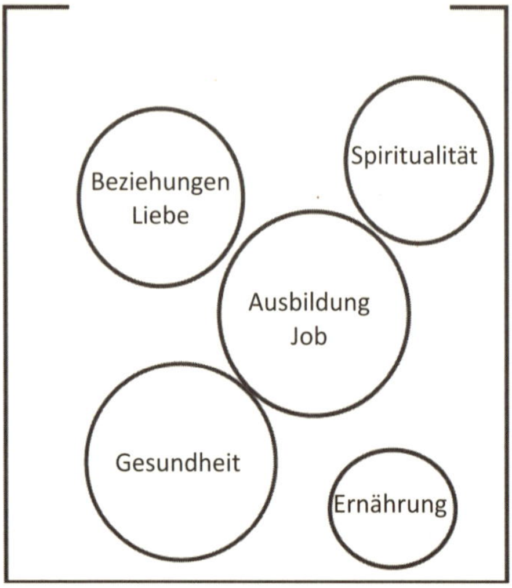

Abb. 93

Der Behälter sieht zwar schon recht voll aus, doch es passt noch etwas hinein. Die folgende Abbildung 94 zeigt weitere „Kleinigkeiten“, mit denen wir unser Leben anfüllen.

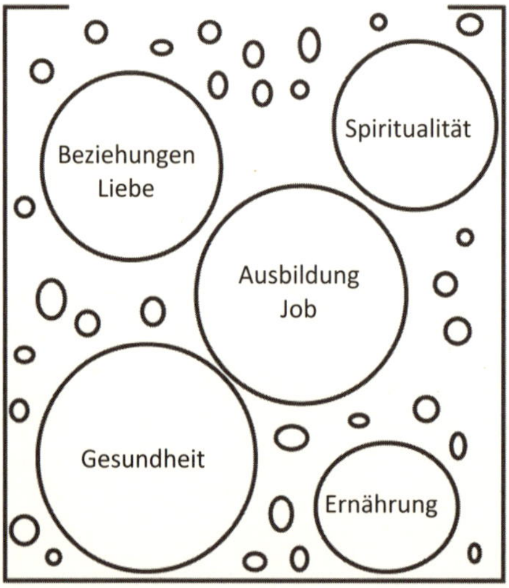

Abb. 94

Die kleinen Kügelchen symbolisieren weitere Dinge, mit denen wir uns beschäftigen, wie zum Beispiel das Streben nach Erfolg, Macht,

Geld, modische Klamotten, ein tolles Auto etc. Vielleicht stimmen Sie mit mir überein, wenn ich davon ausgehe, dass zum Beispiel Ernährung, Gesundheit und ein Job wichtiger sind und eine größere Priorität haben als ständig neue Kleidung. So kommen die unterschiedlichen Größenordnungen zustande.

Wieder sieht der Behälter zwar schon recht voll aus, aber es passt immer noch etwas hinein. In der folgenden Abbildung 95 sehen Sie weiteres „Füllmaterial", also weitere Dinge, mit denen wir unser Leben anfüllen.

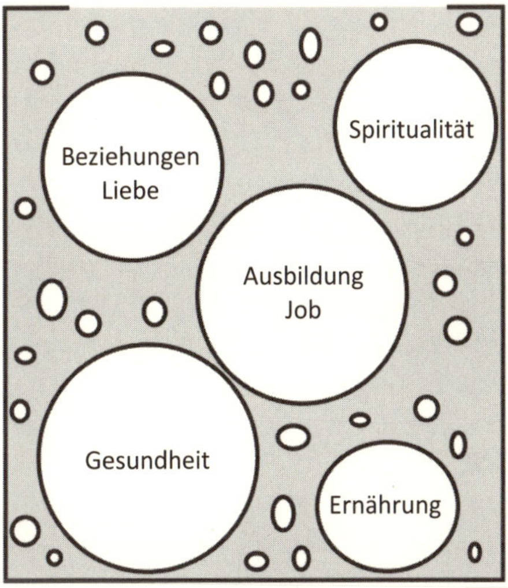

Abb. 95

Dieses „Füllmaterial" besteht eigentlich nur aus Details, doch die nehmen oft viel Platz ein. Dazu gehören: unsere Konsumgewohnheiten, Abende vor dem Fernseher, Alkohol, Nikotin und andere Drogen, Zeitverschwendung, „Herumgammeln", Schaufensterbummel, langes Schlafen etc. Wenn das alles aber in einem bereits so ausgefüllten Leben stattfindet, wie es die letzte Abbildung 95 zeigt, kann es okay sein. Wenn wir es aber zulassen, dass unser Leben hauptsächlich aus „Füllmaterial" und Details besteht, wie es die nächste Abbildung 96 andeutet, dann haben wir ein Problem.

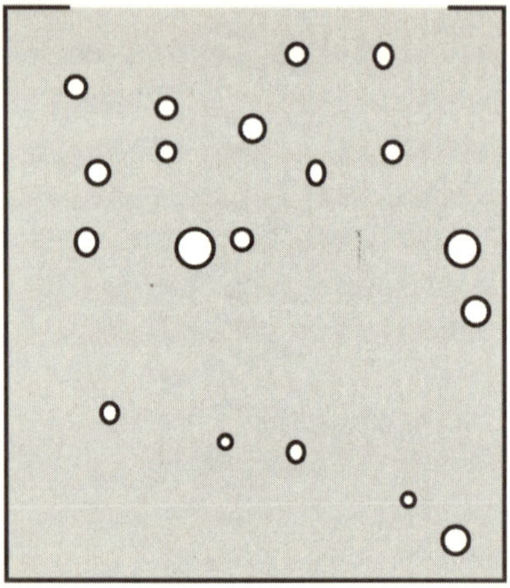

Abb. 96

Wenn wir uns im Leben einfach treiben lassen, dann füllen wir es mit Dingen an, die uns nicht glücklich machen können, denn nur wenn wichtige Prioritäten gesetzt und in unser Leben integriert werden, kann nachhaltiges Glück entstehen.

Die folgende Abbildung 97 zeigt nochmals deutlich, dass wir dann für die wirklich wichtigen Dinge im Leben keinen Platz mehr haben.

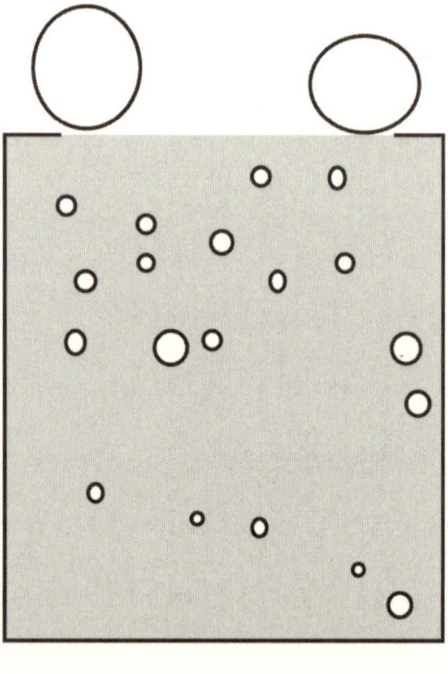

Abb. 97

Überprüfen Sie doch einmal Ihr eigenes Leben, Ihre Prioritäten und das Verhältnis von Prioritäten und Füllmaterial. Wie viel Zeit verbringen Sie vor dem Fernseher oder mit anderem Füllmaterial und wie sehr engagieren Sie sich für Prioritäten?

Die in diesem Kapitel beschriebenen Zusammenhänge zwischen unserem Lebensstil und heilsamen Übungen und den zu erwartenden Effekten sollten berücksichtigt werden, wenn Sie für sich wirklich etwas zum Besseren wenden möchten.

Weil unsere Bemühungen immer in einem größeren Zusammenhang stehen, wurde in den letzten Jahren das Konzept der BPT erweitert. Es wurde gewissermaßen eingebettet in Überlegungen zu einem heilsamen Lebensstil. Daraus entwickelte sich das Konzept des *Art of Life Project* (ALP), das ich Ihnen nun in seinen Grundzügen vorstellen möchte. Wenn Sie das Buch bis jetzt aufmerksam gelesen haben, werden Sie im ALP „alte Bekannte" wiedererfinden, denn es wurden auch Bausteine aus der BPT und dem ASST verwendet.

Das Art of Life Project ALP

Sie werden hier ein Projekt kennenlernen, das aus der Praxis heraus entstanden ist. Anregungen aus dem buddhistischen Geistestraining wurden als Vorlage für Selbstexperimente genutzt. Wie fühlt es sich an, wenn wir die sogenannten *Regeln für Laien* befolgen, die uns anraten, Dinge zu unterlassen, die unseren Geist eintrüben und uns und andere schädigen? Einer konsequenten Umsetzung dieser Regeln gehe ich selbst seit etwa zehn Jahren nach. Aufgrund meiner eigenen Erfahrungen damit empfehle ich sie gerne bei fortgeschrittenen BPT-Behandlungen und in den ALP-Kursen weiter. Interessierte erhalten sehr konkrete Anregungen dafür. Mittlerweile bestehen viele ganz persönliche Erfahrungswerte zu den Auswirkungen des ALP.

Das Konzept des ALP

Nur allzu oft wird die „Work/Life-Balance", also die Ausgewogenheit von Arbeits- und Privatleben, als ein Gegensatzpaar von Minus und Plus verstanden. De facto ist aber alles kostbare Lebenszeit. Deshalb wurden Strategien entworfen, wie es in *allen* relevanten Lebensbereichen zu einer spürbar erleichternden Optimierung kommen kann.

Heute stehen Techniken zur Verfügung, die es uns ermöglichen, zu jeder Zeit adäquat gelassen und gleichzeitig geistig sehr wach zu sein. Diese neuen Möglichkeiten gehen über eine simple Prävention weit hinaus. Es finden Potenzialentwicklungen statt, die in den wesentlichen Lebensbereichen in relativ kurzer Zeit nachhaltig zu spürbaren Veränderungen führen können. Generell geht es im ALP darum, relevante Lebensbereiche konstruktiv miteinander zu verknüpfen. Die Umsetzung von isolierten Methoden führt oft nur zu temporären Effekten, Nachhaltigkeit ist dabei selten zufriedenstellend erreichbar. Daher werden eben nicht nur mentale Übungseinheiten angeboten, sondern auch achtsame Körperübungen, Kommunikationstraining, Reflexionen zum individuellen Konsum, des individuellen Risikoprofils und Ernährungsberatung.

Vor allem die Neurowissenschaften lieferten mit den neuen bildgebenden Verfahren in den letzten Jahren bahnbrechende Erkenntnisse über das menschliche Funktionieren. Dieses Wissen wurde dann mit anderen Disziplinen, wie der Psychologie, der Medizin und Soziologie, den Ernährungs- und Sportwissenschaften und östlichen Weisheitslehren in Zusammenhang gebracht. Die östlichen Lehren beziehen sich auf ausgesuchte nicht-religiöse buddhistische Erfahrungsweisheiten.

Daraus ist eine integrative Methode entstanden, die heute wissenschaftlich abgesichert ist und wunderbar funktioniert. Eine Erklärungsmöglichkeit dafür besteht in dem integrativen, schulenübergreifenden Charakter dieses Verfahrens.

Die Wirkungen des ALP

Die Effekte des ALP sind auf körperlicher, emotionaler und kognitiver Ebene nachweisbar. Generell erhöhen die Selbststeuerungskompetenzen sich spürbar, sodass das Selbstwertempfinden gesteigert wird. Auch die Gedächtnis- und die Konzentrationsfähigkeit verbessern sich. Durch leichte Änderungen im Konsumverhalten (hier ist auch die Ernährung gemeint) und durch die Integration von sanften Körperübungen wird der gesamte Organismus erfrischt. Eine der Folgen ist eine Gewichtsnormalisierung. Es geht beim ALP also prinzipiell nicht um Entspannung, sondern um Bewusstheit.

Das menschliche Potenzial zum Wandel nutzen lernen

Die eben genannten Integrationsprozesse liefern die Grundlage des Art of Life Project ALP. Die methodischen Ansätze sind in einem relativ kurzen Zeitrahmen vermittelbar und können mit geringem Einsatz adäquat verinnerlicht werden. Beispielsweise haben die Neurowissenschaften nachgewiesen, dass alle Menschen ein sehr vielfältiges Potenzial an Veranlagungen mitbringen, doch nur wenige bislang in der Lage sind, dieses Potenzial auch nur annähernd auszuschöpfen. Zudem werden einzelne überaktivierte Potenziale oft überlastet.

Das Phänomen der sogenannten *Neuroplastizität* besagt, dass alle Nervenzellen und Nervenverbindungen im Gehirn ihre Form ändern können und das Gehirn sich daher selbst regenerieren und neu strukturieren kann. Das geschieht jedoch nicht durch Lesen oder Zuhören, sondern in erster Linie durch ein gezieltes eigenständiges Handeln und Üben. Wenn das allerdings ermöglicht wird, dann eröffnen sich bislang ungeahnte Potenziale und innere Ressourcen für uns.

Interessanterweise sind gerade viele Wissenschaften des Geistes im asiatischen Raum hier Vorreiter gewesen. Schon seit vielen Generationen sind spezielle Techniken des Geistestrainings überliefert. Diese sind nun von westlichen Neurowissenschaftlern überprüft und bestätigt worden. So konnte zum Beispiel festgestellt werden, dass spezifische Meditationsformen und insbesondere ein strukturiertes Achtsamkeitstraining zu nachweisbaren Veränderungen in der Hirnstruktur führen. Das hat natürlich Auswirkungen auf unsere kognitive Leistungsfähigkeit. In Verbindung damit sind noch zahlreiche weitere positive Effekte nachweisbar, wie zum Beispiel eine größere Gelassenheit, eine deutlich verbesserte Entscheidungskompetenz, eine flexiblere Kreativität, um nur einige Beispiele zu nennen. Auch Forschungen zum Üben von Mitgefühl haben deutlich positive Ergebnisse erbracht, die sehr dafür sprechen, dass wir von diesen Übungsangeboten umfassend profitieren können.

Das Etappenziel einer sicheren Selbststeuerung

Vielleicht meinen Sie ja, dass Sie sich selbst steuern können. Das mag auch in einigen bewusst erlebten Momenten zutreffen, aber wir Menschen verbringen die meiste Zeit des Tages in einem weniger wachen

Zustand. Wir haben vieles gelernt und all das Gelernte spult unser Verstand nun unbewusst ab. Oder überlegen Sie zum Beispiel im Auto ganz bewusst, was jetzt zu tun ist? Überprüfen Sie jetzt gerade Ihre Körperhaltung, haben Sie diese bewusst so eingenommen? Wahrscheinlich nicht, obwohl die Körpersprache für unsere Kommunikation das wesentliche Element darstellt. Sie kommunizieren also durch Ihren Körper und merken es nicht. Wenn dann noch Probleme hinzukommen und wir vollends in einem „Problemloch" stecken, haben wir noch weniger Zugang zu unseren bewussten und kreativen Ressourcen. Stattdessen bekommen wir einen Tunnelblick und unser Verstand bemüht sich mehr oder weniger erfolgreich, nach vertrauten Lösungsmustern zu suchen. Eine der Folgen davon ist, dass wir in der Regel nur noch auf „Autopilot" geschaltet sind.

Sie selbst können dieses Phänomen spüren, wenn Sie den Eindruck haben, dass die Zeit so schnell verfliegt. Das tut sie nur dann, wenn wir zu sehr in diesem Autopilot-Modus leben. Das alles sind menschliche Funktionsweisen, die wir verstehen und bewusst steuern lernen müssen.

Die dringende Notwendigkeit der Verbesserung unserer Selbststeuerung betrifft also nicht ein individuelles Problem, sondern zeigt uns eine generelle menschliche Eigenart. So funktioniert nun einmal unser Verstand. Er funktioniert jedoch nur deshalb so, weil wir die notwendigen Gegenmaßnahmen nirgendwo lernen durften.

Die hier in Kürze dargestellten Abläufe führen unter anderem zu einer signifikanten Erhöhung der Selbststeuerungskompetenzen und lassen das angestrebte Ziel erkennen. Es wird also nicht eine Verbesserung der Entspannungsfähigkeit angestrebt, sondern eine Steigerung der Selbststeuerungsfähigkeiten.

Diese Kompetenzen zeigen nachweislich sehr positive Effekte für die menschliche Gesundheit. Die erhöhte innere Balance stabilisiert unter anderem das vegetative Nervensystem VNS, das die innere Energiezentrale im Menschen darstellt. Wenn das VNS stark belastet ist, der „innere Motor" also immer auf Hochtouren läuft, dann erzeugt das vielfältige Konsequenzen für unsere Gesundheit (Stichwort: Herz-Kreislauf-Erkrankungen). Zudem wird bei einer Überlastung des VNS das Immunsystem heruntergeschaltet, da es sonst den eigenen Organismus angreifen würde. Immunschwäche und Autoimmunerkrankungen erzeugen enorme persönliche und auch gesellschaftliche

Probleme. Hier finden wir die Hintergründe für das Phänomen der verschiedenen Erkrankungen und natürlich auch der Fehlzeiten durch Arbeitsunfähigkeit. Der Anteil an psychosomatischen Erkrankungen ist in den letzten Jahren geradezu explodiert und stellt mittlerweile den Hauptgrund für lange Fehlzeiten, dauerhafte Arbeitsunfähigkeit und vorzeitige Verrentung dar.

Durch eine heilsame Balance des VNS kann sich das Immunsystem ebenfalls stabilisieren. Die Einflussnahme auf das VNS erfolgt durch das strukturierte Vorgehen beim Erlernen der Selbststeuerungskompetenzen. Unterstützend mildert auch eine in besonderen Stresszeiten durchgeführte basische Ernährung die gesundheitsschädigende Übersäuerung (Azidose).

Das ist der zugrunde liegende medizinische Vorgang, der uns verdeutlicht, dass wir mit den ALP-Strategien nicht nur mehr Kompetenz, sondern auch mehr Gesundheit für uns und unser Setting erreichen.

Die drei Module des Art of Life Project

Die Vermittlung des ALP erfolgt nach einem gut erprobten Stufenplan, der in drei Modulen aufgebaut ist. Allerdings verfügt der Grundkurs im 1. Modul bereits über eine eigenständige Qualität, das heißt, die gesamte Kursabfolge muss nicht zwingend komplett durchlaufen werden. Auf den Grundkurs folgen in den beiden anderen Modulen dann der Aufbaukurs und der Masterkurs.

1. Modul: Der Grundkurs

Im Gegensatz zum nachfolgenden Aufbaukurs basieren die Herangehensweisen des Grundkurses auf der Vermittlung von *universellen* menschlichen Funktionsweisen. Diese werden auf eine Weise transparent gemacht, dass sich daraus konkrete Methoden zur Selbststeuerung ableiten lassen. Der sich anschließende Aufbaukurs geht dann auf die *individuellen* Hintergründe der Teilnehmer ein.

Höchstwahrscheinlich ist ein aktuelles Problem nie eine singuläre Erscheinung. Es ist nicht einzigartig, weshalb es bereits sehr oft vorgekommen sein muss. Deshalb können wir auf Erfahrungswerte zurückgreifen und müssen das Rad nicht jedes Mal neu erfinden. Wenn wir generelle Funktionsweisen kennenlernen, vereinfachen sich die Lösungsschritte.

Der Grundkurs des 1. Moduls ist so etwas wie die Entwicklung und Konsolidierung eines inneren Fundamentes, auf dem dann zwar auch die weiteren Schritte aufbauen können, das uns aber auch unabhängig davon viel Sicherheit und Stabilität zu geben vermag. Im Grundkurs werden in Einheiten von 2 x 4 Stunden alle notwendigen Fakten vermittelt und eingeübt. Darüber hinaus werden die Grundkurs-Übungen für das eigene Training transparent gemacht. Ohne eigenes Üben und Erfahren sind keine nachhaltigen Lernerfolge zu erreichen.

Gleich nach dem Grundkurs-Modul beginnt schon das eigene gezielte Üben. Dieses Vorgehen kann in zwei Bereiche eingeteilt werden:

- *In ALP-Seminaren werden die Übungen durch Fachleute angeleitet.*

Der erste der beiden Termine konzentriert sich auf die Wissensvermittlung und die Einweisung in die Grundlagenübungen. Der zweite Termin fokussiert das konkrete Üben und das Nachkorrigieren und Vertiefen der eigenen Praxis. Als Zeitrahmen werden zwei Termine à 4 Stunden empfohlen.

- *In Eigenregie werden die Übungen regelmäßig wiederholt.*

Die eigene Übungspraxis beinhaltet Haltungs- und Atemübungen und erfordert ein Zeitvolumen von etwa 2 x täglich 5 Minuten (+). Das „Plus" bedeutet, dass natürlich eine Übungszeit von 6, 7 oder etwas mehr Minuten zu erhöhten Effekten führen wird. Allerdings steht das Bekömmlichkeitsprinzip im Mittelpunkt: Es ist sinnvoller, kürzere Einheiten genüsslich durchzuführen, als sich zu langen Übungen zwingen zu wollen. Nur mit freudigem Engagement werden in unserem Gehirn Lernhormone (Dopamin) freigesetzt, die eine Speicherung im Langzeitgedächtnis ermöglichen und auf diese Weise Veränderungen auch dauerhaft absichern können.

Zusätzlich zu den etwa 2 x täglich 5 Minuten (+) werden sogenannte *Mikropausen,* auch als Mikro-Checks oder einfach als Mikros bezeichnet, notwendig sein. Diese dienen der Übertragung des Gelernten in unseren Alltag. Schließlich haben die Übungen keinen Selbstzweck. Wir üben und bemühen uns geduldig, damit wir im Alltag Erleichterungen und Verbesserungen erfahren. Die ersten Schritte zu diesem Transfer sind diese Mikropausen. Sie dauern nur kurze 1 bis 2 Atemzüge, sie sind eben „mikro". Während dieser 1 bis 2 Atemzüge werden wir uns unserer selbst wieder bewusst und haben damit die Chance auf kurze Regulationsimpulse.

ALP bietet allerdings noch intensivere Optionen.

2. Modul: Der Aufbaukurs

Nachdem im Grundkurs ein solides Fundament an Wissen und Übung entwickelt werden konnte, bestehen im Aufbaukurs reichhaltige Möglichkeiten zur Vertiefung. Dafür werden die Teilnehmer individuell beraten. Hier erfolgen Konkretisierungen in Bezug auf eigene persönlich zu erreichende Ziele. Zudem können Risikoprofile und Potenzialanalysen in einem absolut vertraulichen Setting durchgeführt werden.

Ein zentrales Element des Aufbaukurses ist die Achtsame Selbststeuerung ASST. Dieses spezielle und hochstrukturierte Achtsamkeitstraining basiert auf traditionellen und daher sehr gut erprobten Methoden sowie auf hochaktuellen modernen Techniken und liefert konkrete Handlungsschritte für schnelle Erfolge in den Bereichen der Selbststeuerung. Da in Stressphasen schnell ein Tunnelblick entsteht und die Betreffenden nicht mehr sicher sein können, an welcher Stelle die besten Ansatzmöglichkeiten bestehen, liefert die ASST hier klar strukturierte Anleitungen. So lernen Sie ein abgesichertes Verfahren kennen, das in allen Lebensbereichen die notwendigen Entscheidungsprozesse deutlich verbessert.

Im Aufbaukurs werden motivierte Teilnehmer an eine persönliche *Performance* herangeführt, die sich insbesondere durch Leichtgängigkeit und Nachhaltigkeit auszeichnet. Die Teilnehmer erhalten einen klaren Eindruck des eigenen Status quo, erkennen und erfahren die reichhaltigen eigenen Potenziale und verinnerlichen sukzessive die kleinen, aber unumgänglichen Übungen, die für eine dauerhafte Performance notwendig sind. Grundsätzlich wird deutlich werden, dass nichts vollkommen Neues erlernt werden soll, sondern dass es um die Aktivierung innewohnender Ressourcen (Veranlagungen) geht, über die ausnahmslos jeder Mensch verfügt. Damit wird es möglich sein, nach und nach festgefahrene Gewohnheitsmuster aufzulösen und einen offeneren inneren Rahmen zu entwickeln, aus dem heraus die Teilnehmer dann spürbar zu einer freieren, leichteren und kreativeren Selbststeuerungskompetenz finden.

Im Rahmen des Aufbaukurses kann auf Wunsch auch ein *individuelles Risikoprofil* erarbeitet werden. In Einzelsitzungen werden relevante individuelle Faktoren transparent gemacht. Insbesondere schauen wir nach unheilsamen Konsumgewohnheiten, belastenden Handlungsritualen, Ernährungsgewohnheiten, Bewegungsprofilen, der Körperhaltung und den mit den vorhandenen Risikofaktoren verbundenen Symptomen. Hier sind vor allem die vielfältigen vegetativen, aber auch die psychischen Symptome relevant.

Der Zeitaufwand dafür beträgt – je nach Eigenbedarf – etwa 4 bis 10 x 1 Stunde Individualtraining. Zudem wird das selbstständige Üben in Eigenregie fortgesetzt und eventuell intensiviert auf ca. 2 x täglich 10 Minuten (+) und Mikropausen.

Eine Weiterführung der Ausbildung im Masterkurs erfolgt nur nach Absprache und Klärung der persönlichen Eignung.

3. Modul: Der Masterkurs

In den vorausgegangenen Modulen erhielten die Teilnehmer klare Einblicke in das eigene und auch generell in das menschliche Risiko und in das Potenzial. Die Masterkurse sind für engagierte Teilnehmer bestimmt, die den Aufbaukurs erfolgreich absolvieren konnten und die ihr eigenes Potenzial intensiver zur Entfaltung bringen möchten. Hier werden dann die Wissensinhalte vertieft, die Übungsmöglichkeiten erweitert und auch didaktische Herangehensweisen transparent gemacht, sodass die Teilnehmer der Masterkurse auch in der Lage sind, die ALP-Philosophie und die ALP-Übungen im eigenen Setting weiterzugeben. Die Masterkurse leiten die Teilnehmer an eine spürbare und auch objektiv überprüfbare Kultivierung heilsamer Impulse heran, die durch die bereits aufgeführten positiven Effekte zugleich eine gesundheitsfördernde Wirkung besitzen.

Im Masterkurs werden intensivere Ausbildungseinheiten von 2 x 4 Stunden angeboten. Hier werden kritische Potenzialanalysen durchgeführt und bilanziert. Auf dieser Basis folgen dann weitere Lern- und Übungsprogramme. Außer den Gruppenkursen mit einem Zeitaufwand von 2 x 4 Stunden werden je nach Bedarf auch weitere Einzel-Coachings angeboten. Hinzu kommt das Üben in Eigenregie, das eventuell auf ca. 1 - 2 x täglich 15 bis 45 Minuten (+) und Mikropausen intensiviert werden kann.

Ein geduldiges und weiter fortgesetztes Üben in Eigenregie ist sehr wichtig. Schnelle erste Effekte lassen sich relativ einfach erzielen, die

Bemühungen sollten aber zu einer stabilen Nachhaltigkeit führen. Damit die Anfangserfolge nicht wieder nachlassen, ist das eigene regelmäßige Üben und Erfahren unumgänglich. Die Idee, einen Kurs zu besuchen, um dort interessante Informationen zu erhalten, die dann gewissermaßen als Eigendynamik ohne weiteres eigenes Dazutun ihren Segen entfalten, muss leider enttäuscht werden. Ohne ein geduldiges regelmäßiges eigenes Training werden alle Erfolge sich wieder verflüchtigen.

Sicherlich haben Sie in der Schule vieles gelernt. Einiges wissen Sie noch, aber auf anderes haben Sie heute keinen Zugriff mehr. Das, was nicht genutzt wird, „verräumt" unser Verstand. Die entsprechenden Nervenverbindungen reduzieren sich. Das sind ebenfalls Auswirkungen der Neuroplastizität. Werden Areale nicht mehr genutzt, schrumpfen sie. Lernen Sie zum Beispiel eine Fremdsprache, werden etliche Hirnareale stimuliert, differenzieren sich aus und wachsen. Nutzen Sie diese Sprache dann nicht mehr, bilden sich die Areale zurück und Sie verlieren diese Sprachkompetenz wieder. So funktioniert Lernen: im Positivem wie im Negativen.

Wenn wir zu einseitig werden, entstehen in uns einseitige Nervenverbindungen, die dann alternative Potenziale verdrängen. Das kann sogar bis zur Pseudo-Demenz führen: Wenn eine Fixierung ständig nervlich untermauert wird, Sie sich zum Beispiel nur noch um Ihren Computer kümmern, während anderes keine Beachtung mehr erfährt, dann wachsen in Ihrem Kopf diejenigen Areale, die für Computertätigkeiten relevant sind, während alle anderen Bereiche schrumpfen. Sie merken das daran, dass sich Ihre Interessen, Motivationen und Bedürfnisse ändern. Die Areale, die schrumpfen, hinterlassen Löcher, deren Folgen große neuronale und dann auch psychische und Verhaltensdefizite sind.

Was wir engagiert wiederholen, stärkt sich in uns (und in unserem Gehirn), und was wir unterlassen, führt zu einem Rückgang der entsprechenden Nervenareale und in Verbindung damit auch unserer Kompetenzen.

Neben der hohen Relevanz des eigenen Übens soll uns aber auch die Problematik der Selbstsabotage bewusst bleiben. Die Besonderheit des ALP-Konzeptes besteht darin, dass wir verschiedene Lebensbezüge einbeziehen und prüfen, mit welchen Verhaltensweisen, insbesondere auch mit welchen Gewohnheitsmustern in Bezug auf Ernährung, Beziehungsgestaltung, Alltagsrituale, Interessen, gegebenenfalls auch

Obsessionen, Zwängen etc., und Reaktionsmustern wir aufkeimende positive Übungseffekte selbst wieder zunichtemachen. Neben unseren regelmäßigen Übungseinheiten werden daher auch regelmäßig Selbstreinigungsrituale durchgeführt und neue heilsamere Alternativen exploriert, getestet und geprüft. Stets ist es die Selbsterfahrung, die die Basis für die eigenen Entscheidungen liefert.

Die Teilnehmer verstehen ihren Weg immer mehr als eine umfassende und ganzheitliche Aufgabe. Neue hilfreiche Aspekte werden mit alltäglichen Lebensbedingungen verknüpft. Das eigene heilsame Tun gestaltet sich nach und nach zu einer Art inneren Strahlung, die alle unsere Lebensbereiche durchdringt. Auf diese Weise müssen wir vielleicht nicht darüber nachdenken, *ob* wir zukünftig einen Bereich unsres Lebens aufgeben, sondern *wie* wir diesen Bereich mit unserer neuen Haltung transformieren können.

Natürlich ist ein solcher Prozess der Aneignung immer aufwendiger als der Vorgang der Aufrechterhaltung. So benötigen wir, wenn wir erst einmal etwas gelernt haben, nicht mehr sehr viel Engagement, um es aufrechtzuerhalten. Wie bereits erwähnt, reichen die Übungen in Eigenregie (etwa 2 x täglich 5 Minuten (+) und die zusätzlichen Mikropausen) sowie die angeleiteten Übungen im ALP-Seminar aus, um einen guten Status quo zu sichern. Darüber hinaus ist das Art of Life Project so angelegt, dass es für weitere Entwicklungsmotivationen kein Limit gibt. Die relativ schnell erfahrbaren Qualitäten der inneren Gelassenheit, der hohen Konzentrationsfähigkeit und der besseren Gesundheit erzeugen oft eine deutliche Motivation, diese Prozesse weiterzuverfolgen.

Fazit

Es gibt ein abgesichertes und sehr strukturiertes Verfahren, das jeden engagierten Teilnehmer in die Lage versetzen kann, die eigenen Selbststeuerungskompetenzen in relativ kurzer Zeit spürbar zu erhöhen. Als Grundlage dafür dient ein umfassendes Integrationskonzept, das Achtsamkeitsverfahren, Geistestraining mit sanften Körperübungen, Selbstreinigungsmethoden und Ernährungsanregungen kombiniert.

Das Art of Life Project wird Sie durch ein strukturiertes Vorgehen führen und Sie dann in der Umsetzung unterstützen. Die Überwindung der Kluft zwischen Theorie und Praxis ist im Art of Life Project klar operationalisiert. Wie schon der Name des Projektes verrät, geht es nicht nur um isolierte Phänomene, simple Techniken und Übungen für einzelne Lebensbereiche, sondern um unser Leben als Ganzes sowie konkret um menschliche Grundkompetenzen, die wir alle als Veranlagungen mitbekommen haben, die wir aber gezielter ansteuern lernen können. Diese Fähigkeiten werden Sie nicht nur im beruflichen Kontext, sondern in allen Lebensbereichen erfahren. So kann Ihr Leben zur „Art of Life" werden. Schließlich möchten wir unser Leben nicht nur erfolgreich gestalten, wir möchten dies auch auf eine gute Weise tun, wobei wir mit Gelassenheit, innerer Souveränität und nachhaltig stabilerer Gesundheit die Früchte unseres Tuns ernten dürfen.

KAPITEL 7

Die Therapeuten der BPT

Im Grunde genommen haben die BPT-Therapeuten für sich selbst ebenso wie auch ihre Klienten recht identische Ziele. Wir alle möchten nicht leiden und stattdessen glücklich sein. Wir möchten nicht blind vegetieren und nur funktionieren, sondern bewusst das Leben genießen. Das ist ein universeller menschlicher Weg und zufällig ist das auch eine mögliche Definition des buddhistischen Weges.

Um von der BPT zu profitieren, müssen Sie keine buddhistische Psychotherapie durchlaufen. Die BPT kann auch als Kurzintervention, Coaching, Beratung oder spirituelle Begleitung abgerufen werden. Diese Kurzform kann in drei bis zehn Sitzungen funktionieren. Natürlich müssen Sie dafür auch nicht zum Buddhisten werden. Jemand, der dem buddhistischen Pfad folgen möchte, muss nämlich auch kein Buddhist werden oder sein. Eigentlich sollten alle Buddhisten gar kein Interesse daran haben, Buddhisten zu sein. *Es geht vielmehr darum, Buddha zu sein.* Dafür ist es lediglich nötig, die uns bereits innewohnende Buddhanatur zu realisieren, die inneren Gewohnheitsmuster bewusst zu durchdringen und damit zu einem friedlich bewussten Leben zu finden.

BPT-Therapeuten sind also nicht zwingend Buddhisten. Jeder eigene Weg ist okay. Wir beschäftigen uns hier nicht mit der buddhistischen Lehre als Religion oder um ihrer selbst willen; wir vermitteln auch keine Religion, sondern bemühen uns darum, unser Menschsein in all seinen Facetten selbstkritisch zu erkennen, sodass wir dann für uns selbst und unsere Mitmenschen heilsam aktiv werden können.

Ich möchte hier ein paar Gedanken und Erfahrungen zum Status der BPT-Therapeuten äußern.

Die Qualitäten der BPT-Therapeuten

Über welche Qualitäten sollte ein BPT-Therapeut verfügen? Häufig gestellte Fragen beziehen sind zum Beispiel darauf, ob ein BPT-Therapeut selbst erleuchtet sein muss oder ob er Buddhist sein sollte. Das klingt erst einmal logisch, und recht ähnlich wie im Falle eines Psychoanalytikers, der den Abschluss seiner Ausbildung zum Psychoanalytiker dann erreicht hat, wenn er selbst „durchtherapiert“ beziehungsweise „durchanalysiert“ worden ist.

Ein BPT-Therapeut ist in der Regel kein Buddhist, sondern praktiziert vielmehr auf buddhistische Weise. Natürlich ist eine fortgeschrittene eigene Praxis als persönliche Qualifizierung hilfreich, doch auch ein Sportlehrer muss nicht zwangsläufig selbst Leistungssportler sein, um den Interessierten einen Weg zu zeigen. Schon Buddha sagte, dass wir uns nicht auf den Lehrer, sondern auf die Lehre verlassen sollten und auch hier weniger auf die Worte als auf die eigene Erfahrung damit.

Die Ausbildung zum BPT-Therapeuten ist relativ niederschwellig. Die BPT liefert zum einen ein klares Konzept, das sich leicht vermitteln lässt; zudem möchte es dazu einladen, das eigene Praktizieren immer mehr zu vertiefen. Deshalb ist wohl auch keiner von uns „fertig“ mit seiner Ausbildung. Um zum Beispiel Psychoanalytiker oder allgemein Psychotherapeut zu werden, sind viele Hürden zu nehmen. Eine Selektion findet schon sehr früh bei den Abiturnoten statt. Die Entscheidungsträger haben beschlossen, dass Abiturienten, die Psychologie studieren möchten, für den zukünftigen sozialen Beruf unbedingt Bestnoten benötigen. Nur wer einen herausragenden Abiturnotenschnitt vorweist, kann auf eine unkomplizierte Zulassung zum Studium hoffen. Aber sind diese jungen strebsamen Leistungsmenschen wirklich generell immer auch für die sozialen Berufe geeignet? Hier werden menschliche Qualitäten mit kognitiven Qualitäten verwechselt. Auf diese Weise verlieren die helfenden Berufsgruppen sehr viel geeigneten Nachwuchs, erhalten dafür aber strebsame Schüler, die sich dann nach dem Studium, das in den letzten Jahren auch immer „verschulter“ organisiert ist, zum Psychotherapeuten ausbilden zu lassen.

Diese Ausbildungswege werden in unserer Kultur zu Recht kritisiert. Natürlich sind auch solche äußeren Strukturen von relativ festen Gewohnheitsmustern geprägt, und weil dafür nicht nur ein Mensch, sondern viele verantwortlich sind, kommen Änderungen extrem schleppend voran.

Die Zulassung zur BPT-Ausbildung erfolgt individueller. Generell kann jeder Interessierte sich zum BPT-Therapeuten ausbilden lassen. Die meisten Interessierten kommen bereits aus den sozialen und helfenden Berufsgruppen. In der Regel ist die BPT weniger eine Grundausbildung als vielmehr eine Weiterbildung. Das bedeutet, dass die Interessierten bereits Lebens- und Berufserfahrungen mitbringen. Natürlich kommen auch Menschen zur Ausbildung, die aus persönlichen Gründen teilnehmen und oft auch nur für sich profitieren möchten.

BPT-Therapeuten müssen, wie eben schon angedeutet, weder Buddhisten noch erleuchtet sein. Auch die Ausbildung verfolgt dieses Ziel nicht. Sie möchte vielmehr konkretes Handwerkszeug für Beratung und Therapie anbieten, möchte Inspiration sein. Bekanntlich wirken in einem Therapie- und Beratungssetting hauptsächlich zwischenmenschliche Faktoren, die scheinbar kaum gelehrt oder erlernt werden können. Trotzdem liefert eine gute Ausbildung immer auch Anregungen für die eigene Persönlichkeitsentwicklung, sodass BPT-Therapeuten andere Menschen authentisch und mitfühlend unterstützen können.

Solche Bemühungen möchten den Therapeuten innerlich etwas absichern, denn diese Qualität ist Voraussetzung für eine wichtige therapeutische Eigenschaft. Diese sehr bedeutsame Eigenschaft der BPT-Therapeuten sollte *die Bereitschaft sein, sich auf andere einzulassen.* Aus meiner Erfahrung ist dies ein wesentlicher Aspekt, der über den Verlauf einer Behandlung bestimmt.

Das Sich-Einlassen liest sich leicht und klingt logisch, doch die Umsetzung Tag für Tag und von Mensch zu Mensch ist anspruchsvoll. Dafür sind hilfreiche Visionen wichtig. Damit gemeint ist hier beispielsweise, Ideen loslassen zu können, etwas leisten und sich bemühen, etwas schaffen und bewältigen zu müssen. Stattdessen lassen wir als Therapeuten immer wieder los. Wir lockern unsere inneren Anspannungen und fokussieren eine Vision von einem heilsamen Hier und Jetzt. Es ist ein gleichzeitiges Ankommen von Geist und Körper im Hier und Jetzt. Alles Zukünftige ist noch nicht da und alles Zurückliegende ist nicht mehr da. Wir lassen uns jetzt ein und sind ganz da. Dieses Einlassen geschieht natürlich mit Achtsamkeit, denn wir halten unser Mitgefühl und unsere Weisheit dabei bewusst aufrecht. Das schützt vor einem eher ungünstigen Mitleid und anderen Belastungen.

Die Frage danach, wer oder was in Therapie und Beratung helfen kann, ist ausgesprochen spannend. Ich möchte zu diesem Thema eine kurze provozierende Geschichte einfügen.

Vom guten und vom falschen Lehrer

Ein mittelloser und ungebildeter Mann wanderte einst von Dorf zu Dorf, immer auf der Suche nach Almosen. Er machte sich über kaum etwas Gedanken, er vegetierte eher dahin, als dass sein Leben diesen Namen verdient hätte. Die Zeiten wurden sogar noch schwieriger, es gab immer mehr mittellose Menschen. Der Mann beobachtete, dass Wanderprediger auch nichts besaßen, meistens aber von den Gläubigen Essen und Unterkunft bekamen. Daher stahl der Mann eines Tages den Mantel und den Wanderstock eines Wanderpredigers und ging damit in die nächste Stadt. Dort lebte eine Frau, die ihr Leben bereinigen wollte. Sie bemühte sich darum, freundlich zu sein, keinen Alkohol zu trinken und auch sonst nichts zu konsumieren, was ihren Geist störte. Sie betete und meditierte viel und half anderen Mitbürgern. Sie suchte jedoch nach einer weiteren Inspiration, denn sie merkte, dass sie immer noch einen unruhigen Geist hatte. Diese Frau sah eines Tages den Mann in dem Mantel eines Wanderpredigers und meinte, in ihm einen sehr weisen Heiligen zu erkennen. Sie ging ehrfürchtig auf ihn zu und bat ihn inständig, ihre Einladung anzunehmen. Darauf hatte der Mann nur gewartet. Er wurde sehr respektvoll behandelt, er konnte baden und bekam reichlich zu essen.

Schon bald aber bedrängte ihn die Frau in der Hoffnung auf eine weise geistige Führung: „Was kann ich nur tun, um meinen Geist zu besänftigen?" fragte sie. „Bitte verratet mir die geheime Einweisung, die in Eurer Predigerausbildung vermittelt wurde."

Natürlich geriet der Mann nun unter Druck. Was sollte er nur sagen? Er aß gerade Weintrauben und suchte nach irgendeiner Antwort. Die Frau sah in seinem konzentrierten Schweigen ein inneres Suchen in einem großen Ozean des Wissens. So verging einige Zeit. Der Mann, der sich nicht lange konzentrieren konnte, verlor schon bald den Faden, aber unbedacht murmelte er irgendwann: „Weintrauben reifen nur im Herbst."

Die Frau lauschte andächtig seinen Worten. Das war die Botschaft, auf die sie so lange gewartet hatte! Sie dankte dem Mann überschwänglich. Dieser aber war peinlich berührt, wie dankbar die Frau ihm für nichts war, und zog schon bald weiter.

Die Frau aber wachte morgens mit dem Satz auf: „Weintrauben reifen nur im Herbst", der Satz begleitete sie durch den Tag und mit dem Satz schlief sie abends ein. Sie fand schon bald viele Zusammenhänge zwischen diesem Satz und ihrem Leben. Alles hat seine Zeit und auch der Herbst hat seine Früchte. Sie drang immer tiefer in diesen Satz ein und entwickelte zunehmend mehr Geduld, denn man kann Jahreszeiten nicht herbeizerren. Auch Trauben warten bis zum Herbst, sie reifen in stiller Ruhe. Ihre Angehörigen merkten, dass die Frau tief bewegt war, immer fokussierter wurde und schließlich ihren Geist befrieden konnte; sie wurde weise, ruhig und klar.

Eines Tages kam ein tatsächlich weiser Prediger in die Stadt, er trug den gleichen Mantel und den gleichen Wanderstock wie der Dieb. Die Frau ging auf den Mann zu, verneigte sich vor ihm und bedankte sich nochmals dafür, dass ihr ein Prediger der gleichen Richtung wie er den geheimen Satz verraten hatte. Natürlich war der Prediger irritiert. Er ließ sich alles berichten und musste der Frau dann leider mitteilen, dass sie auf einen Betrüger hereingefallen war.

Diese Information verwirrte die Frau vollkommen. Die Verunsicherung führte dazu, dass sie mit ihren Bemühungen für sich und andere aufhörte und nur noch dasaß und jedes Interesse verloren hatte.

Der weise Prediger dachte lange an die Frau; sie hatte ihn sehr berührt, weil sie ihm anfangs so leuchtend erschien und nach seiner Information so erloschen. Dann erkannte er seinen folgenschweren Fehler. Er suchte die Frau nochmals auf und sagte ihr, dass er sich geirrt habe: Der andere Prediger sei lange im Ausland gewesen, er habe nicht sogleich einordnen können, um wen es sich handle, und die Frau habe eine große Gnade erfahren, dass der berühmte Prediger nach langer Abwesenheit ausgerechnet bei ihr eingekehrt sei.

Die Frau blühte endlich wieder auf, sie fand wieder auf ihren Weg zurück und verfolgte diesen nun noch eifriger.

In dieser Geschichte half der schlechte Lehrer, während der gute Lehrer schadete. Das ist sicherlich recht anarchisch und darf nicht zu falschen Schlüssen verleiten. Es zeigt vielleicht aber auch die große Bedeutung und den Stellenwert, den Suchende haben. Wir müssen als Berater, Therapeuten, Lehrer etc. nicht perfekt sein. Da wir aber nicht immer auf derart empfängliche und engagierte Klienten wie jene Frau in der Geschichte hoffen dürfen, kann das eigene Bemühen um Bewusstheit nicht schaden.

Als BPT-Therapeuten müssen wir nicht ständig entscheiden, was richtig und was falsch ist. Wir müssen nicht dazu raten, bestimmte Dinge zu tun oder zu unterlassen. Es geht nicht um ein richtiges oder falsches Benehmen und es geht auch nicht um eine geniale Auswahl der besten Technik. Wir können es uns leichter machen, weil es immer, egal bei welchem Klienten, um die gleichen Themen geht: Es geht immer in erster Linie um Bewusstheit. Wir regen dazu an, die vorhandenen Dinge mit mehr Bewusstheit zu behandeln. Daher fokussieren wir uns weniger darauf, *was* wir tun, sondern *wie* wir es tun. Automatismen können bewusster werden und die Techniken zur Selbststeuerung sind sehr einfach zu vermitteln und zu handhaben.

Der Betrüger und der Prediger aus der Geschichte können symbolisch als Gegensätze auf einem Kontinuum gesehen werden. Wir selbst befinden uns auch auf diesem Kontinuum zwischen Unwissenheit und Bewusstheit. Doch wir können uns auch fragen, wie viele Qualitäten der Frau in uns stecken. Vielleicht benötigen auch wir nicht die einzig richtige Wunderhilfe, sondern können uns eigentlich eine beliebige Alltagsweisheit herausgreifen und sie für uns intensiv nutzbar machen.

Eine Qualität der BPT-Therapeuten möchte ich hier nun etwas genauer benennen. Es ist das Mitgefühl.

Mitgefühl

Wie zuvor schon erläutert, wird Mitleid sehr durch unsere Verbundenheit mit allem begünstigt. Zudem wurden schon vor Jahrzehnten sogenannte Spiegelneurone im menschlichen Gehirn entdeckt, die es uns ermöglichen, nicht nur die Empfindungen unseres Gegenübers zu erkennen und zu verstehen, sondern diese sogar nachzuempfinden. Solche Spiegelneurone und ebenso die damit verbundenen Fähigkeiten haben übrigens auch Schimpansen. Das bedeutet, dass wir uns um Mitleid nicht bemühen müssen, es entsteht spontan. Je abgelenkter wir sind, desto unbeobachteter und deshalb intensiver kann Mitleid florieren. Sie kennen das bestimmt, wenn Sie bei einem emotionalen Film selbst mittrauern oder wenn Sie beim Fußball emotional mitgerissen werden. All das ist menschlich-affig, denken Sie nur an die Schimpansen.

Der Unterschied zwischen Mitleid und Mitgefühl besteht darin, dass wir uns um Mitgefühl bemühen müssen. Es entwickelt sich nämlich nicht automatisch, sondern zählt zu den höheren menschlichen Kompetenzen, die wir erst einüben müssen. Das bedeutet leider, dass nicht jeder darüber verfügt. Wir alle besitzen zwar die Veranlagung zum Mitgefühl, aber damit diese Veranlagung auch wächst, müssen wir sie regelmäßig aktivieren.

Wenn Menschen in Kontexten heranwachsen, in denen Mitgefühl keinen Platz hat, werden sie später zwar Mitleid empfinden können, doch kaum Mitgefühl. Da Mitleid in sich aber ein Leid ist, entstehen starke Impulse, solche negativen Emotionen zu verdrängen. Dann gibt es weder Mitleid noch Mitgefühl.

Das Gegenteil von Mitgefühl finden wir als pathologischen Egoismus oder Narzissmus überall vor. Die schädlichen Auswirkungen sind offensichtlich. Zwar hat der Begriff Egoismus in unserer Kultur kein gutes Image, trotzdem hat sich genau diese Verhaltensmaxime – sowohl in uns als auch um uns herum – durchgesetzt. Ohne Geistestraining hat unser Ego alles fest im Griff.

Einige Menschen verwehren sich aufgrund dieser negativen Zusammenhänge, doch noch häufiger aufgrund einer sehr strengen und ungeliebten Sozialisation selbst ihr Recht auf einen heilsamen *gesunden* Egoismus. Dabei können wir andere Menschen viel umfänglicher wertschätzen, wenn wir uns selbst wertschätzen lernen.

Es ist ein sehr heilsames Unterfangen, die eigene Veranlagung zum Mitgefühl zu kultivieren. Sie können dafür viele Wege nutzen, beispielsweise Achtsamkeit erzeugen, indem Sie prüfen, wie sich Mitgefühl bei Ihnen auf der körperlichen, dann auf der emotionalen und schließlich auf der gedanklichen Ebene bemerkbar macht.

Mitgefühl durch die Achtsamkeitstechnik stärken

Aktivieren Sie ganz bewusst in sich Mitgefühl für jemanden, den Sie mögen. Stellen Sie sich vor, dass dieser liebe Mensch durch Ihr Mitgefühl berührt wird.

- Wie fühlt sich nun dieser Akt des Mitgefühls *körperlich* an?
- Wie fühlt sich nun dieser Akt des Mitgefühls *emotional* an?
- Wie fühlt sich nun dieser Akt des Mitgefühls *gedanklich* an?

Wiederholen Sie diese Geistesübung, so oft es Ihnen möglich ist, und prüfen Sie dann selbst, wie sich das während der Durchführung und auch noch nach einiger Zeit anfühlt. Realisieren Sie, dass Sie durch eine solche Aktivierung die in Ihnen bereits vorhandene Veranlagung zum Mitgefühl kultivieren.

Zur klareren Ausrichtung können Sie ein zusätzliches Selbstexperiment integrieren, das den Unterschied zwischen Mitgefühl und Mitleid verdeutlicht. Aktivieren Sie dafür in sich ganz bewusst kein Mitgefühl, sondern Mitleid für jemanden, den Sie mögen. Stellen Sie sich vor, dass dieser liebe Mensch durch Ihr Mitleid berührt wird.

- Wie fühlt sich nun dieser Akt des Mitleids *körperlich* an?
- Wie fühlt sich nun dieser Akt des Mitleids *emotional* an?
- Wie fühlt sich nun dieser Akt des Mitleids *gedanklich* an?

Konnten Sie den Unterschied zwischen Mitleid und Mitgefühl spüren? Falls nicht, müssen Sie sich noch ein wenig mehr an diesen Unterschied herantasten. Mitgefühl können Sie trainieren, indem Sie bewusst auf andere mitfühlend reagieren und dabei auf Ihre körperlichen, emotionalen und gedanklichen Wahrnehmungen achten. Auch die Mitgefühlsmeditation *(Metta*-Meditation) wurde schon wissenschaftlich überprüft und dadurch abgesichert. Diese Meditationsform ist in der Lage, Mitgefühl in uns kontinuierlich aufzubauen.

Metta- oder Mitgefühlsmeditation

Zuerst nehmen Sie eine meditative Grundhaltung ein. Dafür richten Sie Ihren Körper adäquat auf und bringen ihn in eine gute Ausgangsposition. Diese aufrechte Körperhaltung unterstützt eine hilfreiche Geisteshaltung.

Üben Sie dann nach den folgenden Anleitungen:

1. Zuwendung für sich selbst

Lassen Sie ein inneres Bild von sich selbst entstehen.

Denken Sie an sich selbst. Betrachten Sie in Ihrer Vorstellung zum Beispiel Ihr Spiegelbild.

Mit einer wohlwollenden inneren Stimme sagen Sie zu sich selbst:

Mögest du inneren Frieden finden.
Mögest du in Sicherheit leben.
Mögest du glücklich sein.

2. Zuwendung für einen nahestehenden Menschen

Lassen Sie in sich ein Bild von einem Ihnen nahestehenden Menschen entstehen.

Mit einer wohlwollenden inneren Stimme sagen Sie zu diesem Menschen:

Mögest du inneren Frieden finden.
Mögest du in Sicherheit leben.

Mögest du glücklich sein.

3. Zuwendung für einen neutralen Menschen

Lassen Sie in sich ein Bild von einen für Sie neutralen Menschen aus Ihrem Umfeld entstehen, vielleicht einem neutralen Arbeitskollegen oder einer Verkäuferin aus Ihrem Supermarkt oder jemand anders.

Mit einer wohlwollenden inneren Stimme sagen Sie zu diesem für Sie neutralen Menschen:

Mögest du inneren Frieden finden.
Mögest du in Sicherheit leben.
Mögest du glücklich sein.

4. Zuwendung für einen schwierigen Menschen

Lassen Sie in sich ein Bild von einem für Sie schwierigen Menschen entstehen. Sorgen Sie bei diesem gedanklichen Vorgang für eine ausreichende innere Distanz.

Mit einer wohlwollenden inneren Stimme sagen Sie zu diesem für Sie schwierigen Menschen:

Mögest du inneren Frieden finden.
Mögest du in Sicherheit leben.
Mögest du glücklich sein.

5. Zuwendung für alle Menschen

Lassen Sie in sich ein Bild von einer riesigen Menschenmenge entstehen. Vielleicht können Sie sich zuerst alle Menschen Ihrer Heimatstadt, dann alle Menschen Ihres Heimatlandes, dann alle Menschen von Europa und schließlich alle Menschen auf diesem Planten vorstellen.

Mit einer wohlwollenden inneren Stimme sagen Sie zu all diesen Menschen:

Möget ihr alle inneren Frieden finden.
Möget ihr alle in Sicherheit leben.
Möget ihr alle glücklich sein.

6. Zuwendung für alle fühlenden Wesen

Lassen Sie in sich ein möglichst komplexes Bild von allen fühlenden Wesen dieses Planeten entstehen. Nehmen Sie sich dafür etwas Zeit. Suchen Sie nach fühlenden Wesen auf der Erde, in der Luft und im Wasser.

Mit einer wohlwollenden inneren Stimme sagen Sie zu all diesen fühlenden Wesen:

Möget ihr inneren Frieden finden.
Möget ihr in Sicherheit leben.
Möget ihr glücklich sein.

Fühlen Sie sich gerne zu einem Selbstexperiment eingeladen, indem Sie diesen Text ein paarmal lesen und mitsprechen. Damit erkennen Sie die recht einfache Systematik für die stufenweise Entwicklung von Mitgefühl: zuerst für sich selbst, für einen positiven, dann einen neutralen, dann einen negativen Menschen, danach für alle Menschen und zuletzt für alle fühlenden Wesen.

Sie können sich dann als Nächstes in Ihrer Meditation diesen Text vorlesen und sich dabei auf den Inhalt und Sinn einstimmen. Schon nach wenigen Wiederholungen werden Sie schon keine Textvorlage mehr benötigen. Prüfen Sie, wie es sich anfühlt, wenn Sie den Text wirklich im Herzen aufsagen. Achten Sie dabei auch auf mögliche Widerstände, insbesondere dann, wenn Sie jemandem Frieden, Sicherheit und Glück wünschen, den Sie gar nicht mögen. Das ist völlig okay.

Vielleicht nehmen Sie nach solch einer Übung Ihre Körperreaktionen wahr. Was passiert zum Beispiel mit Ihren Spannungsempfindungen? Und wie reagieren Ihre Emotionen darauf? Welche Gedanken entstehen? Bleiben Sie einfach für die festgesetzte Zeit bei diesen Übungen. Prüfen Sie nach jeder Sitzung Ihre Geistesverfassung. Wie wirkt der Text auf Sie? Zuletzt machen Sie nach der festgesetzten Zeit eine Zäsur und prüfen die Gesamtwirkung.

An der Mitgefühlsmeditation haben Sie sicher bemerkt, dass Mitgefühl bei uns selbst anfängt. Vielleicht macht Sie das etwas bewusster für Situationen, in denen innere strenge Egoanteile aktiv werden, deren Stimmen und Impulse uns selbst oder auch andere kritisieren, angreifen oder unter Druck setzen. Mitgefühl für sich selbst ist der erste Schritt, um diese heilsame innere Veranlagung zum Wachsen zu bringen.

Wenn Sie kein gutes Bild von sich selbst haben, dann könnte das eine sehr lohende und auch wichtige erste Aufgabe sein. Wiederholen Sie, so oft es Ihnen möglich ist, in Ihrem Alltag den ersten Abschnitt der Metta-Meditation: Lassen Sie dabei ein inneres Bild von sich selbst entstehen. Denken Sie an sich selbst. Betrachten Sie in Ihrer Vorstellung zum Beispiel Ihr Spiegelbild. Mit einer wohlwollenden inneren Stimme sagen Sie zu sich selbst:

Mögest du inneren Frieden finden.
Mögest du in Sicherheit leben.
Mögest du glücklich sein.

Wenn wir Mitgefühl aber nur für uns selbst einsetzen, entwickelt sich daraus natürlich eine ungute Selbstbezogenheit. Schließlich ist Mitgefühl eine menschliche Veranlagung, die uns in einen intensiven Kontakt zu anderen treten lässt. Mitgefühl basiert auf dem Verständnis von Interdependenz, der Verbundenheit und wechselseitigen Abhängigkeit.

Wenn sich Klienten depressiv, einsam, verlassen und isoliert fühlen, wenn sie wenig Kontakt zu anderen und auch wenig Kontakt zu sich selbst haben, kann das Üben von Mitgefühl eine wunderbare antidepressive Wirkung ausüben. Mitgefühl ist eine universelle Veranlagung, daher ist es für jeden lernbar. Insbesondere die BPT-Therapeuten kultivieren in sich diese Veranlagung zu Mitgefühl, sodass Klienten diese heilsame Qualität zu spüren bekommen.

Im Bemühen um Mitgefühl gibt es wie immer etliche Faktoren, die den Vorgang hemmen oder fördern können. Ein sehr bedeutsamer Aspekt, der Mitgefühl intensiv zu fördern vermag, ist unsere innere Veranlagung zu Weisheit; denn Mitgefühl und Weisheit gelten als die zwei sogenannten Erleuchtungsqualitäten, weil das eine nicht ohne das andere umzusetzen ist.

Die zwei Erleuchtungsqualitäten Mitgefühl und Weisheit

Mitgefühl ohne Weisheit kann schnell unreflektiert in eine emotionale Schieflage geraten. Ebenso kann Weisheit ohne Mitgefühl schnell unterkühlen. Erst die Kombination dieser beiden menschlichen Veranlagungen erzeugt in uns eine heilsame Mischung. Wir benötigen also beide Qualitäten.

Vielleicht hatten Sie beim Thema Mitgefühl noch den Eindruck, dass Sie diese Qualität entweder bereits in sich tragen oder dass Sie es durchaus in sich stärken können. Beim Thema Weisheit reagieren viele Menschen jedoch ehrfürchtig zurückhaltend. Die meisten scheinen anzunehmen, dass nur schon bejahrte Mönche oder Nonnen Weisheit erlangen können. Wir heben Weisheit leider oft auf einen unerreichbaren Sockel.

Weisheit

Weisheit gehört zu unseren menschlichen Veranlagungen, deshalb kann jeder Mensch sie in sich entdecken, kultivieren, stärken und verwirklichen. Weisheit ist also keine Eigenschaft, die nur alten Menschen vorbehalten ist, sondern sie ist für uns Menschen generell verfügbar. Wir benötigen allerdings ein paar Kompetenzen dafür, um zum Beispiel unseren unruhigen Geist eigenständig klären und beruhigen zu können. Wenn wir menschliche Grundqualitäten wie Selbststeuerungskompetenzen früher erlernen würden, hätten viel mehr Menschen die Chance auf ein Erblühen der in ihnen bereits vorhandenen Weisheit.

Natürlich ist die Fähigkeit zur Selbststeuerung nur ein Element für die Kultivierung von Weisheit. Andere Bausteine beziehen sich auf das Wissen um unsere menschlichen Funktionsweisen, also unsere Stärken und Schwächen. Dafür erlernen wir den Blick in uns selbst hinein. Wenn wir erkennen können, wie wir funktionieren, welchen Dynamiken wir unterliegen und wie viele Fehler wir schon gemacht haben, verstehen wir bereits die eine Hälfte. Die andere Hälfte kommt dann zustande, wenn wir verstehen lernen, dass es sich dabei zumeist weniger um individuelle, sondern um universelle Dummheiten handelt. Wir sind als Menschen ohne spezielles Geistestraining nun einmal fehlerhaft. Wenn wir das verinnerlichen, können wir etwas milder, gelassener und auch humorvoller, eben weise reagieren.

Die buddhistische Lehre gibt zur *Weisheit* konkrete Anregungen. Die Lehrrede zur Erlangung vollständiger Weisheit bezieht sich auf das tiefgründige Erkennen des Phänomens der *Leerheit.* Der Dalai Lama meint in seinen Ausführungen zum *Herz-Sutra:* „In den Schriften steht, dass die Weisheit, die die Leerheit erkennt, das eine wahre Tor ist, der einzige Weg, uns aus dem Griff der Unwissenheit und vom Leiden an ihren Auswirkungen vollständig zu befreien.“ Das Erkennen, Verinnerlichen und Verwirklichen der Leerheit ist also von zentraler Bedeutung. Die Leerheit zeigt uns ein Wesensmerkmal der Natur – und zwar der Natur um uns herum, aber auch in uns. Leerheit demonstriert uns, wie in Kapitel 2 (siehe Seite 150f.) bereits ausgeführt, dass alles ohne festen Kern, alles zusammengesetzt und voneinander abhängig ist.

Weisheit und Mitgefühl bei BPT-Therapeuten

BPT-Therapeuten stärken diese Qualitäten in sich, indem sie das Achtsame Selbststeuerungstraining ASST so verinnerlichen, dass sie in jeder Situation in der Lage sind, durch eine adäquate innere Aktivierung oder Beruhigung einen klaren Geisteszustand in sich zu erzeugen. Damit schaffen sie in sich eine unumgänglich notwendige Grundvoraussetzung für ein achtsames Empfinden, Denken, Reden und Verhalten.

BPT-Therapeuten richten sich selbst immer wieder durch die Orientierungshilfe des Mitgefühls aus. Sie wünschen sich und allen anderen fühlenden Wesen Frieden, Glück und Sicherheit. Diese Haltung ist eine Art von Leitlinie, die auch bei der Orientierung helfen kann. Selbst wenn manche Situationen belastend sind und unser Geist wegdriftet, kommen wir immer wieder in die innere Haltung des Mitgefühls zurück. Wir achten auf den Unterschied zwischen Mitgefühl und Mitleid und genießen damit einen heilsamen inneren Zustand. Eine weitere „Kompassfunktion" hat das bereits erwähnte Prinzip der Leerheit: Herr Maier sitzt vor uns und wir verstehen mitfühlend, dass Herr Maier Sicherheit, Frieden und Glück braucht, dass ihm unser Mitleid nicht weiterhilft und dass wir sein Leiden entsprechend der Leerheit wie ein Puzzle betrachten sollten, das wir nun gemeinsam mit ihm in seinen Einzelteilen betrachten und in diese zerlegen und dadurch lockern werden.

Zur weiteren Kultivierung unserer Weisheit ist das Wissen um das menschliche Leiden von zentraler Bedeutung. Als weise und mitfühlende Therapeuten verstehen wir die Natur des Leidens.

Einsicht in die Natur des Leidens

Dieser Themenbereich ist für ein vertieftes Verständnis dreigeteilt.

1. Das konkrete Leiden

Dieser erste Leidensbereich ist sehr konkret und für jeden sofort zugänglich. Wenn Sie sich mit dem Hammer auf den Daumen hauen, werden Sie sofort leiden. Die Ursachen für konkretes Leiden sind zahllos, weshalb wir immer wieder konkret leiden werden. Auch sehr achtsame Meditationsmeister spüren einen starken Rückenschmerz bei einem Bandscheibenvorfall. Unsere Möglichkeiten, damit konstruktiv umzugehen, sind zwar vielfältig, aber das eliminiert nicht völlig den konkreten Schmerz. Wir sind als Menschen naturgemäß unabwendbar mit diesem Schmerz konfrontiert. Die Vertiefung dieser Thematik führt uns zum Mitgefühl mit anderen, denn wir und alle anderen werden immer wieder leiden. Dieses vertiefte Verstehen wird uns ein bisschen weiser werden lassen.

2. Das Leiden durch Unbeständigkeit

Diese Form des Leidens ist schon etwas subtiler, weil wir sie nicht direkt, sondern indirekt erfahren. Im Hintergrund wirken hier unsere „rosaroten" Erwartungen. Wir möchten mehr oder weniger bewusst alles Schöne erhalten, doch wurde in diesem Buch schon darüber berichtet, dass Diskontinuität ein Wesensmerkmal der Natur ist (siehe Seite 160f.). Wir suchen also Beständigkeit auf einem Planeten der Unbeständigkeit. Wo das endet, erscheint logisch. Alles, was wir beginnen, wird enden. Alles, was erblüht, wird verblühen, alles Neue wird alt und vergeht.

Das Wissen darum können Sie bestimmt schnell aufnehmen, eine vertiefte Verinnerlichung kann uns jedoch zu einem Frieden führen, der nicht so leicht zugänglich ist. Müssen wir doch, um dorthin zu gelangen, alles, was uns lieb ist, loslassen. Auch die Vertiefung dieser Thematik führt uns zu Mitgefühl mit anderen, denn wir und alle anderen werden immer wieder leiden. Dieses vertiefte Verstehen wird uns ein bisschen weiser werden lassen.

3. Das Leiden durch unsere Unbewusstheit

Diese dritte Stufe des Leidens ist für uns am schwierigsten zu erkennen, denn hier werden wir mit unserer starken Neigung zur Unbewusstheit konfrontiert. Das Unbewusste wirkt zwar auf den ersten Blick wie ein diffuser und mysteriöser Begriff, verweist eigentlich aber nur auf die Funktionsweise unseres Gehirns und des darin arbeitenden Verstandes. Das bedeutet, dass wir über einen Funktionsapparat verfügen, der uns das Leben dadurch erleichtern möchte, dass er einmal Gelerntes gerne als einen Automatismus abspeichert und es dann bei scheinbar passender Gelegenheit einfach abspult, ohne dass wir dies noch bewusst steuern müssen. Bei Erwachsenen ist dieses Funktionieren so ausgeprägt, komplex, intensiv und vielfältig, dass wir unser Leben wie im Autopilot-Modus verbringen. Die Fehleranfälligkeit liegt auf der Hand, und wenn dann Probleme auftauchen, wird das intuitive, schnelle, reflexhafte und eben unbewusste Abrufen innerer Gewohnheitsmuster noch intensiver. Unser Geist vernebelt sich bei Problemen und den daraus folgenden inneren Aufregungen erheblich. Diese

Dynamik ist äußerst problematisch, weil sie unterschwellig abläuft und wir davon kaum etwas mitbekommen. Trotzdem fühlen wir uns immer im Recht. Aufgrund dieser menschlichen Eigenart eskalieren seit Menschengedenken sowohl persönliche als auch interpersonelle und sogar internationale Konflikte.

Auch die Vertiefung dieser Thematik führt uns zu Mitgefühl mit anderen, denn wir und alle anderen werden immer wieder leiden. Dieses vertiefte Verstehen wird uns ein bisschen weiser werden lassen.

Die Natur des Leidens zu ergründen ist auf jeden Fall eine große Hilfe, auch zur Kultivierung unserer Weisheit. Wie schon erwähnt, vertiefen BPT-Therapeuten zudem ihre Einsicht in das Phänomen der Leerheit, das in der Lage ist, uns noch tiefer in die Weisheit hineinzuführen. Diese Vertiefung geschieht zum Beispiel während der Meditation, durch Literatur, Gespräche, Vorträge und auch durch die aktive Auseinandersetzung mit dem Thema im Alltag. So können wir beispielsweise bei der Zubereitung unseres Essens die Leerheit der Nahrungsmittel, die Leerheit des Kochgeschirrs, die Leerheit unserer Gedanken und auch die Leerheit aller anderen Dinge, die wir während der Essenszubereitung wahrnehmen, kontemplieren und ergründen.

Sie werden sicherlich bemerkt haben, dass die Themen dieses Buches sich niemals nur auf „Patienten" beziehen. Alle Themen betreffen uns ausnahmslos alle. Das ist einer der Gründe, weshalb wir als BPT-Therapeuten immer auf Augenhöhe mit Klienten oder Seminarteilnehmern bleiben.

Weisheit durch wissendes Verhalten der Therapeuten

BPT-Therapeuten erhalten durch die Arbeit mit der BPT die Chance, dass die Kultivierung von Mitgefühl und Weisheit in ihrem Beruf zu mehr Leichtigkeit führt. Es gibt so unendlich viele Varianten menschlicher Probleme. Wenn wir auf jedes Detail eine weise Antwort haben wollten, würden wir uns das Leben noch schwerer machen. Stattdessen können wir unterhalb der Symptomebene immer die gleichen Wirkmechanismen erkennen, durch die Menschen leiden. Aus diesem Grund können sich BPT-Therapeuten auch in kritischen Situationen immer erst einmal auf sich selbst besinnen, schnell einen klaren Geist in sich erzeugen und sich dann durch das weise Verstehen des menschlichen Funktionierens heilsam einbringen. Dafür benötigen wir nicht immer eine direkte Antwort, schließlich sollen wir nicht die Fragen beantworten, die Klienten sich selbst stellen, wie zum Beispiel: „Soll ich mich vielleicht von meinem Partner trennen?" – „Sollte ich den Arbeitgeber wechseln?" – „Sollte ich...", „Müsste ich...", „Könnte ich..."

Wir bringen Klienten in eine Position, aus der heraus sie selbst wieder funktionsfähig werden und sicherer eigene Entscheidungen treffen können. Das bedeutet, dass wir uns sehr auf eine förderliche Haltung besinnen. Diese wird zum Beispiel durch die ASST-Methode schnell zu einer klaren, aufrechten und einsichtigen Geisteshaltung führen.

Die geschilderten Abläufe erfordern, vor allem in der Startsequenz, wenn die Herangehensweise der BPT vorgestellt wird, einen aktiven und strukturierenden Therapeuten, der auch scheinbar dringende Themen der Klienten zu dosieren bereit ist. Das bedeutet zum Beispiel, dass auch der Gesprächsbedarf einiger Klienten in eine Strategie eingebettet wird. Zuerst erfolgt das Selbststeuerungstraining und erst dann widmen wir uns schwierigeren Themen, was ebenfalls dosiert erfolgt. Die Therapeuten halten also ihre Neugier im Zaum, sie müssen nicht alles wissen, um ihren Klienten helfen zu können. In dem Bewusstsein, dass jede wiederholte Beschreibung eines Sachverhaltes diesen in unserem Bewusstsein und auch als neurologische Struktur stärken kann, dosieren die Therapeuten die Mitteilungsimpulse von Klienten. Zudem werden deren Schilderungen immer wieder unterbrochen, um nach körperlichen, emotionalen und gedanklichen Reaktionen zu fragen und diese gegebenenfalls achtsam zu lenken. Immer wieder müssen Kompetenzen mit empfundenen Defiziten in Verbindung gebracht werden.

Weisheit und Mitgefühl bestimmen die therapeutische Haltung

Eine heilsame Haltung fällt nicht vom Himmel oder entsteht als plötzliche Eingebung. Sie ist vielmehr das Produkt des geduldigen und sanften Geistestrainings. Durch stetiges Üben können wir eine Haltung in uns festigen, die unser Empfinden, Denken, Reden und Handeln befriedet. Die therapeutische Haltung entsteht sowohl durch die eigenständige Praxis der BPT-Übungen als auch durch die kontinuierliche Beschäftigung mit den Lehrinhalten. Daraus erwachsen dann sehr heilsame und vor allem spürbare innere Qualitäten. Eine davon ist sicherlich Dankbarkeit. Wir sind in der wunderbaren Lage, dass wir uns beruflich viele Stunden des Tages mit positiven, förderlichen Aktivitäten und spirituellen Inhalten befassen dürfen. Das tiefe Verstehen der buddhistischen Lehre erzeugt ein ebenso tiefes Verstehen der menschlichen Psychologie, mit all ihren Stärken und Schwächen. Insbesondere eigene Erfahrungen von Egominderung helfen uns im Alltag dabei, uns nicht allzu sehr und einseitig in leidvollen Inhalten zu verstricken.

Als BPT-Therapeuten realisieren wir den fragmentarischen Charakter der eigenen und der Beschwerden von anderen Menschen. Alles ist dem Prinzip der Leerheit unterworfen. Wir selbst und alle anderen können lernen, das zu vertiefen. Wir können unsere Probleme ziehen lassen, doch wir werden auch alles Liebgewonnene verlieren. Das erzeugt den hohen Wert der Gegenwart, des Hier und Jetzt, den hohen Wert eines jeden fühlenden Wesens.

BPT-Therapeuten achten besonders auf ihre eigenen Körperspannungen. Wir nehmen immer wieder eine gute Körperhaltung und Geisteshaltung ein, atmen bewusst und lassen überschüssige Spannungen wieder los. Zudem bewahren wir uns vor Genussgiften und anderen Handlungen, die unseren Geist eintrüben.

Mit dieser Grundlage schützen wir uns vor (Selbst-)Mitleid und kultivieren Mitgefühl: Mitgefühl für uns selbst, für die Menschen in unserem Umfeld, für alle fühlenden Wesen. Mit einer derart gestärkten inneren Verfassung wird es dann möglich sein, über den eigenen Egohorizont zu schauen. Wir können auf diesem Weg unsere spirituellen Bedürfnisse realisieren und diese heilsamen Aspekte in unser Leben integrieren.

All diese Aspekte bauen sich im Laufe der Zeit nach und nach auf. Wir können darauf vertrauen. Mit diesen Entwicklungen erleben wir unsere Tätigkeit als etwas zutiefst Gutes. Zudem können wir eine spürbare Erleichterung für uns und andere erfahren, weil wir nicht mehr alleine schwierige Themen zu bewältigen haben, sondern Teil einer alten Tradition werden, die uns in immer aktualisierterer Form konkrete Hilfen für ein modernes Geistestraining anzubieten vermag.

Als Therapeuten vertreten wir einen sanften Weg. Es ist ein Weg, auf dem wir keine weiteren Hürden aufbauen, vor allem keinen Leistungsdruck. Es wäre doch unsinnig, wenn wir versuchen wollten, das Joch des Leidens abzuwerfen, indem wir das Joch der übermäßigen Disziplin, des Verzichts oder der Anstrengung auf uns nehmen. Es geht doch immer um Befreiung, insbesondere auch um die eigene.

Es ist ratsam, sich vor zu hochgesteckten Zielen zu schützen. Als BPT-Therapeuten müssen wir nicht Emotionen in uns niederdrücken, wir benötigen keinen Heiligenschein. Das Erwachen bedeutet, dass wir uns unseres Irreseins bewusst werden.

Dieser Weg ist nicht im Studierzimmer zu bewältigen. Ich möchte das mit der folgenden Geschichte verdeutlichen.

Den Tiger kennenlernen

In Indien lebte einmal ein Mann, der sich sehr für Tiger interessierte. Diese Tiere waren sein Lebensmittelpunkt. Er las viele Bücher über Tiger und eignete sich alle Kenntnisse an, die es darüber zu wissen gab. In seinem kleinen Haus waren überall Bilder von Tigern zu sehen. Wenn es ihm nicht gut ging, malte er einfach ein neues Tigerbild – und schon war er wieder zufrieden. Die großen Katzen waren für ihn ein Sinnbild für Kraft und Schönheit.

Dann kam allerdings der Tag, an dem er wieder einmal in seinem Häuschen saß und ein Tigerbild malte. Er sah gerade zur offenen Tür hinaus, als direkt vor seinem Eingang ein Tiger langsam vorbeiging. Als sich ihre Blicke trafen, fiel der Mann um und war sofort tot.

Natürlich können wir schnell einsehen, dass wir uns hier mit Themen befassen, die nicht nur Theorie bleiben sollten. Gerade als Therapeuten sind direkte eigene Erfahrungen sehr hilfreich und notwendig. Wir können den „Tiger“ im Alltag direkt suchen und uns ihm annähern. Aber wie geschieht das? Möchten Sie zwischen sich und Ihrem „Tiger“ immer trennende und daher sichernde Gitterstäbe haben? BPT-Therapeuten zeigen vielleicht Techniken zum Loslassen, doch wie gut können sie selbst loslassen?

Zudem gibt es Themen, die wir kaum direkt erfahren können. Wir wissen zum Beispiel um unseren Tod, aber wer hat tatsächlich schon mal Erfahrungen damit gemacht, „dem Tiger das Fell zu kraulen“?

Die Erfahrungstiefe der BPT-Therapeuten ist ein prozesshaftes Geschehen, das einer ständigen Entwicklung unterliegt. Die selbstgestellte Frage nach dem Tiger kann uns eine Orientierungshilfe sein, um die eigenen Selbstschutzimpulse, Trägheitsmomente, Vermeidungsstrategien, Widerstände, Rationalisierungs- und Theorietendenzen selbstkritisch zu reflektieren. Eine weitere Orientierungshilfe ist der Mittlere Weg.

Die Orientierung an dem Mittleren Weg

Viele von uns haben bereits Erfolge erzielt, indem sie nicht vorsichtig, sondern vehement vorgegangen sind. Das geschieht nach dem Motto: *Viel hilft viel und* je *mehr, desto besser!* Solche Erfolgsmuster werden unbewusst als Automatismen verinnerlicht und dann bei passender Gelegenheit wieder abgespult. Deshalb strengen sich viele Menschen auch bei der Meditation, beim Yoga, bei der Entspannung etc. sehr an. Zudem tendieren viele von uns zu drastischen Extremverhaltensweisen. Von einem *„Zuviel"* und *„Immer"* wird dann recht oft ein *„Nie mehr"*. Alles oder nichts ist eine bedenkliche Methode. Solche Neigungen basieren meistens auf starken inneren Impulsen und Anspannungsmustern, die nicht ausreichend eigenverantwortlich gesteuert werden.

Der Mittlere Weg ist verhältnismäßig leicht zu vermitteln und wohl auch zu verstehen. Die Dosierung macht eben das Gift, wie es in der Erfahrungsmedizin heißt. Wir alle verstehen wohl schnell, warum wir nicht täglich kiloweise Schokolade konsumieren sollten. Wohldosiert lindert ein Analgetikum den Schmerz, zu viel davon und wir werden betäubt. Eine Prise Salz erhöht den Wohlgeschmack, zu viel davon und wir können die Speise nicht mehr essen. Solche Beispiele sind zahllos. Versuchen Sie doch gerne einmal einen Bereich zu finden, in dem die Weisheit des Mittleren Weges nicht zutrifft. Vielleicht fallen Ihnen hier der Leistungssport oder berufliche Höchstleistungen ein, doch gerade dort dienen Pausenzeiten dem Überleben. Formel-1-Motoren sind wohl die am besten gepflegten Motoren. Wenn Sie ein aktives Leben führen möchten, ist die regelmäßige Visualisierung einer inneren Waage sehr wichtig: Links in der Waagschale befinden sich die Dinge, die Sie Energie kosten, und in der rechten Waagschale befinden sich die Dinge, die Ihnen Energie geben. Wie sieht Ihre Waage heute aus?

Der Mittlere Weg ist also leicht zu verstehen, aber nicht leicht zu verwirklichen. Die Einhaltung bedarf einer stetigen Achtsamkeit. Es bleibt eine durchgehende Aufgabe, die mit der Zeit aber leichter werden kann.

Natürlich orientieren sich die BPT-Therapeuten in allen wichtigen Belangen an diesem Mittleren Weg:

- Sie interviewen ihre Klienten weder zu stark noch zu gering.
- Sie informieren ihre Klienten weder zu stark noch zu gering.
- Sie motivieren ihre Klienten weder zu stark noch zu gering.
- Sie trainieren ihre Klienten weder zu stark noch zu gering.
- Sie lenken ihre Klienten weder zu stark noch zu gering.
- Sie fördern ihre Klienten weder zu stark noch zu gering.

Viele therapeutische Verhaltensweisen und Aktionen werden entsprechend dosiert. Humor, Selbstironie, Flexibilität, Nachsichtigkeit,

Geduld, Zugewandtheit, aber auch Strenge, Disziplin und Informationen sind stets dem Mittleren Weg folgend adäquat dosiert. Eine Vereinfachung und Orientierungshilfe für dieses Austarieren ist die Fokuslenkung, die uns etwas wegführt von Überlegungen, *ob* wir etwas Bestimmtes durchführen sollten oder nicht und uns hinleitet zur Achtsamkeit, die uns motiviert, mehr nach dem *Wie* zu schauen, also weniger, *ob* wir etwas tun, sondern *wie* wir es tun. Dieses *Wie* sollte möglichst ausgewogen, wohldosiert, bewusst und achtsam sein. Für dieses Austarieren hilft uns gerne unser Körper. Wir können in uns hineinhorchen und nach Spannungsmustern forschen. Wenn wir den Mittleren Weg verlassen, erhöht sich die Wahrscheinlichkeit von körperlichen Anspannungen erheblich.

BPT-Therapeuten erhalten eine Ausbildung, die sie dazu anregen möchte, ihre Klienten auf eine leichte Weise zu inspirieren und sie zur Selbsthilfe zu befähigen, den eigenen Weg weiterzugehen. Ich möchte gerne noch eine weitere Strukturhilfe aufzeigen, die die Etappen beschreibt.

Die Etappen des Weges

Natürlich gibt es immer individuelle Wege, aber da schon sehr viele Menschen solche Wege gegangen sind, befinden wir uns in einer Tradition, von der wir lernen können. Der Behandlungsablauf der BPT wird natürlich trotz einer konstanten Vorgehensweise individuell aufgenommen. Die Klienten werden, genauso wie die Therapeuten, ihren eigenen Weg verfolgen. Dafür können wir aber eine einfache dreigeteilte Strukturhilfe nutzen.

1. Anregungen erhalten, um unser Leben „sittlich“ auszurichten

Wir finden hier Anregungen zur Selbstreinigung, wir lernen Ballast abzuwerfen, wir stärken förderliche Einflüsse und geben hinderliche Einflüsse auf unser Üben und unser Leben auf. Die Anregung lautet hier ganz einfach: *Unterlasse Unheilsames und fördere Heilsames.*

2. Methoden erhalten, um die Meditation zu vertiefen

Mit jeder Meditationsvertiefung erhalten wir Erfahrungen, die uns tiefer mit uns selbst und allen anderen fühlenden Wesen verbinden. Die Übungsphilosophie zu unserer Meditation meint einen Weg in das Leben hinein und nicht davon weg.

3. Aus diesem Vorgehen heilsame Erkenntnisse und Erfahrungen sammeln

Zuerst benötigen wir etwas Vertrauen, um geduldig und regelmäßig zu üben. Schon bald aber unterstützen uns unsere eigenen Erkenntnisse und Erfahrungen. Das sind die mächtigsten Lernfaktoren.

Ich möchte dieses Kapitel gerne mit ein paar kurzen Anmerkungen zu den BPT-Ausbildungen abschließen.

Die Ausbildungsmöglichkeiten innerhalb der BPT

Derzeit bestehen drei unterschiedliche Ausbildungsvarianten mit jeweils verschiedenen Schwerpunkten, Inhalten und Intensitäten.

1. die Ausbildung zum BPT-Therapeuten
2. die Ausbildung zum Achtsamkeitstrainer (ASST)
3. die Ausbildung zum Meditationslehrer der BPT

zu 1. BPT-Therapeut werden

Innerhalb eines Ausbildungskurses kann das Zertifikat der Buddhistischen Psychotherapie erworben werden.

<u>Ausbildungsvarianten:</u> Formal existieren drei Varianten:

- eine Ausbildung über 8 Wochenenden, verteilt auf ca. 1½ Jahre
- eine Ausbildung in Form von 2 x 5 Tagen, verteilt über ca. 6 Monate
- eine Ausbildung in Form einer 10-tägigen Intensivausbildung

In den vergangenen Jahren wurden mit der letzten Variante die besten Erfahrungen gemacht.

Zielgruppe: Hauptsächlich soziale und helfende Berufe, bei Eignung aber auch jede andere Berufsgruppe oder Einzelpersonen

Eignung: Keine spezifischen Kenntnisse notwendig

Inhalte: Verschiedene Lehrmethoden werden nutzbar gemacht. Die Ausbildung beinhaltet Arbeit in Kleingruppen, Demonstrationen der Ausbilder, Kurzvorträge, Austausch, achtsame Körper/Geist-Übungen, insbesondere leichte Körperübungen zur Verinnerlichung von relevanten Lehrinformationen sowie eigene Übungspraxis als Selbsterfahrung, Literaturarbeit und Meditationsvarianten

Zu 2. Achtsamkeitstrainer nach ASST werden

Ausbildungsvarianten: Die ASST-Ausbildung erfolgt ausschließlich in einem 4-tägigen Intensivblock

Zielgruppe: Keine Beschränkungen

Eignung: Keine spezifischen Kenntnisse notwendig

Inhalte: Verschiedene Lehrmethoden werden nutzbar gemacht. Die Ausbildung beinhaltet Arbeit in Kleingruppen, Demonstrationen der Ausbilder, Kurzvorträge, Austausch, achtsame Körper/Geist-Übungen, insbesondere leichte Körperübungen zur Verinnerlichung von relevanten Lehrinformationen sowie eigene Übungspraxis als Selbsterfahrung, Literaturarbeit und Meditationsvarianten

Zu 3. Meditationslehrer nach BPT werden

Ausbildungsvarianten: Diese Ausbildung erfolgt als 2-tägiger Intensivkurs

Zielgruppe: Keine Beschränkungen

Eignung: Keine spezifischen Kenntnisse notwendig

Inhalte: Verschiedene Lehrmethoden werden nutzbar gemacht. Die Ausbildung beinhaltet Arbeit in Kleingruppen, Demonstrationen der Ausbilder, Kurzvorträge, Austausch, achtsame Körper/Geist-Übungen, insbesondere leichte Körperübungen zur Verinnerlichung von relevanten Lehrinformationen sowie eigene Übungspraxis als Selbsterfahrung, Literaturarbeit und Meditationsvarianten

KAPITEL 8

Ausblick

Der Harvard-Professor und Mitbegründer der westlichen Psychologie, William James (1842–1919), kam zu dem Schluss, dass der Buddhismus die Zukunft der Psychologie darstelle. Auch Albert Einstein formulierte, dass der Buddhismus die beste Kompatibilität zur westlichen Wissenschaft besitze. Zudem betont der Dalai Lama, dass der Buddhismus sich jederzeit an neue wissenschaftliche Ergebnisse anpassen werde. Tatsächlich hat sich die buddhistische Lehre im breiten Spektrum von wissenschaftlichen Disziplinen bis in religiöse Bereiche weltweit in viele verschiedene Kontexte integriert.

Nachdem viele Jahre lang „Grabenkämpfe" zwischen den verschiedenen Therapieschulen stattgefunden hatten und ebenso Spannungen bestanden zwischen Schulmedizin, Psychosomatik, Psychotherapie und der sogenannten Alternativmedizin, sind nun endlich integrative Trends zu beobachten. Nachdem immer mehr Studien bestätigen, dass ganzheitliche Methoden bessere Behandlungsergebnisse hervorbringen als „eingegrenzte" Methoden, öffnen sich immer mehr Kontexte den interdisziplinären ganzheitlichen und integrativen Herangehensweisen. Außerdem werden auch spirituelle Ressourcen als große Hilfe erkannt. Es wurde bereits erwähnt, dass die Themen Achtsamkeit, Meditation, Buddhismus etc. „salonfähig" geworden sind.

Die wissenschaftlichen, therapeutischen und spirituellen Kontexte sind natürlich nur Ausschnitte aus unserer sich stetig wandelnden Gesellschaft.

Vom Individuum über Institutionen zur Gesellschaft

Überall in unserer Gesellschaft arbeiten „helfende Hände". Sie erziehen unsere Kinder, schützen uns, helfen uns, helfen unseren alten Menschen, sie engagieren sich mit „Herzblut". Dafür erhalten sie immer noch Hungerlöhne, denn unsere Gesellschaft belohnt eher Menschen, die ihren eigenen Profit im Blick haben. Es gibt bei uns Hunderttausende Menschen, die Gutes tun, die vielleicht hilfreiche Ideen haben, die kreativ sind, sich engagieren und Wichtiges leisten, ohne damit jemals selbst Hilfe und Unterstützung oder gar Anerkennung zu erhalten. Diese helfenden Hände funktionieren durch intrinsische Motivation, denn von außen werden sie kaum unterstützt und können daher sehr von der Hilfe zur Selbsthilfe profitieren.

In den letzten Jahren haben Menschen, die selbst von ganzheitlichen Maßnahmen profitieren konnten, diese dann in ihren Alltag, auch den beruflichen, integriert. Auf diesem Weg haben sich Kooperationen und Fortbildungsreihen auch in Unternehmen und öffentlichen Einrichtungen entwickelt. Immer mehr Menschen, insbesondere auch Verantwortungsträger, erkennen die Notwendigkeit, entstehende Probleme mit heilsameren und damit auch konstruktiveren Mitteln zu bewältigen.

Perspektiven für mögliche Anwendungsbereiche der BPT

Ich möchte nun ein paar Ideen und Anregungen für verschiedene Anwendungsbereiche der BPT formulieren.

Stationäre und ambulante Therapie, Beratung und Coaching

Ich kann nachvollziehen, dass der Begriff „buddhistisch" in der BPT in manchen Kontexten oder mit Einzelpersonen eine Hürde darstellen kann: eine Hürde, die zwar immer kleiner wird, sich gegenwärtig aber immer wieder einmal auftun mag. Ist der Kontakt jedoch einmal hergestellt, lösen sich diese Hürden erfreulicherweise immer vollkommen auf, denn dann zählen nicht mehr Titel und Namen, sondern Inhalte. Viele zentrale Bausteine der BPT eignen sich dazu, ein hilfreicher Teil in dem Gerüst für die therapeutische Zukunft zu sein.

Es besteht durchaus eine realistische Wahrscheinlichkeit, dass wesentliche Elemente aus der BPT die zukünftigen Therapiemethoden inspirieren. Ein paar Gründe dafür sind:

- Behandler erfahren mehr Entlastung, Leichtigkeit und spirituelle Tiefe in ihrem Tun.
- Klienten fühlen sich umfassender behandelt.
- Immer mehr Studien werden diese und andere Effekte der Wirksamkeit auch weiterhin belegen.

Zu den zentralen Elementen, die in den unterschiedlichsten Behandlungen zukünftig vermehrt vorkommen werden, gehören:

- Ergebnisse und Bilder aus den Neurowissenschaften werden stärker genutzt.
- Das Thema Ganzheitlichkeit wird sich noch weiter ausdifferenzieren, sodass in der Therapie neben psychischen und sozialen Ansätzen auch körperliche Aspekte einen größeren Platz einnehmen.
- Anstelle der Defizite werden die Ressourcen noch mehr in den Vordergrund treten als bisher schon.
- Die Pharmakotherapie wird ihre Vormachtstellung verlieren, sodass das Thema Selbststeuerung in den Mittelpunkt gerückt wird.

- Behandlungen werden noch mehr als Hilfe zur Selbsthilfe verstanden.
- Durch die digitalen Informationsmöglichkeiten werden der profesionelle Hintergrund, die Qualifikation und die Herangehensweise von Behandlern noch transparenter werden.
- In Zukunft wird stärker abgefragt werden können, dass Behandler ihr eigenes Handeln besser beschreiben und vermitteln.
- Es werden mehr Meditationsvarianten als aktives Geistestraining genutzt.
- Das Thema Spiritualität wird zunehmend größere Beachtung finden.

Für diese Herangehensweisen benötigen Therapeuten eine Ausbildung, die sich weniger an der jeweiligen Therapieschule orientiert oder sogar darauf fixiert ist, sondern die vielmehr ganzheitlicher ausgerichtet ist. Die Ausbildungskurrikula der Therapieschulen werden sich den neuen Anforderungen anpassen müssen.

Hausärzte und Psychiater

Ein Bereich, der sich sicherlich bald deutlich ändern wird, ist der ärztliche. Es kommen immer mehr und immer besser informierte Patienten zum Arzt. Die Informationen aus dem Internet werden immer konkreter und hilfreicher. Es wird auch immer bessere, kleine handliche Geräte geben, die uns unsere gesundheitlichen Parameter anzeigen und Interventionen vorschlagen. Zudem wird schon heute ein großer Teil der Arztsprechstunden für reine Kontakttermine in Anspruch genommen. Viele Menschen wissen oder ahnen, was ihnen fehlt, doch mit einer zunehmenden Isolierung der Individuen gibt es wenig taugliche Zuhörer. Ärzte werden also immer mehr auf Dinge angesprochen, für die sie gar nicht ausgebildet und oft auch gar nicht geeignet sind.

Der Arztberuf wird zunehmend ein beratender werden. Hierfür werden Menschen gebraucht, die sich trauen, hinter ihrem Schreibtisch hervorzukommen und ihren weißen Kittel auszuziehen. Schließlich werden nur die wenigsten Hausärzte in ihrem Arbeitsalltag Operationen vornehmen, für die sie den Kittel benötigen. Es dürften allerdings noch viele Jahre vergehen, bis diese Dynamik eingestanden und sich auf die Ärzteausbildung auswirken wird.

Ein leider wenig besseres Bild ergibt sich aus den langjährigen Erfahrungen mit Psychiatern. Die Pharmakotherapie steht hier immer noch unangefochten im Mittelpunkt. Sicherlich hat auch diese Behandlungsform ihre Berechtigung, aber sie sollte keine Monotherapie bleiben, was sogar in neueren Lehrbüchern der Pharmakotherapie nachzulesen ist. Leider können oder wollen auch Psychiater nicht jeden Patienten zu einer Psychotherapie motivieren. Dafür gibt es sicherlich viele Gründe. Einer davon könnte mit einer veralteten Vorstellung von Psychotherapie im Zusammenhang stehen, bei der angenommen wird, dass hier „gebohrt" und „gegraben" wird.

Viele Hausärzte und Psychiater nehmen sich leider nur sehr wenig Zeit für ein Gespräch. Der Sinn scheint vielen nicht sofort eingängig, da es an Hintergrundwissen und Ausbildungsinhalten fehlt. Deshalb benötigen Ärzte konkrete Hilfsangebote, wie beispielsweise die ASST-Methode, mit der sich heilsam und effizient auch im Kurzkontakt arbeiten lässt. Diese Methode muss nur einmal erklärt und demonstriert werden. Das geht notfalls sogar mit Hilfe eines YouTube-Videos zur ASST. Danach können im Einzelkontakt mögliche Schwierigkeiten beim Üben thematisiert werden.

Ein entscheidender Aspekt ist die Struktur. Diese ist mit einer effektiven Methode sofort gegeben und kann auch in einem auf Effizienz getrimmten Arztbetrieb für Erleichterung sorgen.

Ich möchte in diesem Zusammenhang betonen, dass natürlich auch die Ärzte selbst und deren Mitarbeiter von dieser Methode profitieren. Sie müssen sich nicht mehr mit einer wahren Flut von einzelnen Beschwerden beschäftigen, sondern finden für sich eine heilsame Selbststeuerungsmethode, die sie dann konstruktiv weitergeben können.

Kitas, Kindergärten und Schulen

Immer dann, wenn wir Missstände und Defizite wahrnehmen, kommen wir auf die Idee, dass dieses Thema eigentlich doch ein Schulfach werden sollte. Schon jetzt wird an die Lehrer zu viel Verantwortung delegiert. Daher ist die Anregung für den Kita-, Kindergarten- und den Schulkontext wohldurchdacht.

Der problematische Zustand in diesen Einrichtungen wird sich noch eine Weile weiter verschlechtern. Immer mehr belastete Kinder kommen auf immer stärker belastete Erzieher und Lehrer. Dann wird es hoffentlich einige Suchimpulse geben, die wahrscheinlich bereits funktionierende Modelle zum Beispiel an „Problemschulen" in Europa und den USA entdecken. Irgendwann werden dann Achtsamkeitstraining, Meditation und damit die Grundlagen der Selbststeuerung einen Platz im schulischen Lehrplan finden.

Ein Argument dafür, das vielleicht zu überzeugen vermag, bezieht sich auf die Tatsache, dass die Implementierung der Achtsamen Selbststeuerung ASST in Kindergarten- und Schulkontexte in einem ersten Schritt nicht den Lehrplan, sondern die Erzieher und Lehrer selbst betrifft, und zwar nicht als Wissensvermittler, sondern als Selbstanwender der Methode. Auch sie benötigen dringend Selbstwirksamkeitserfahrungen, also konkrete Hilfe bei der Selbstregulierung, zum Beispiel im Umgang mit Stress und inneren Anspannungen. Nur auf der Basis eines guten Vorbildes können die relevanten Inhalte dann auch adäquat vermittelt werden.

Besonders hilfreich sind regelmäßig durchgeführte Abläufe, die wie ein Ritual funktionieren. Zum Tagesstart und zum Tagesabschluss können kurze Achtsamkeitsübungen innerhalb weniger Minuten durchgeführt werden. Dafür gibt es bereits selbst für sogenannte Problemschulen in den USA sehr gute Erfahrungen. Solche Kompetenzen lassen sich schnell und einfach vermitteln und sind dann sowohl im Rahmen von Konflikten als auch bei Anspannungen vor Prüfungen wunderbar zu nutzen.

Altenheime

Es heißt, dass sich eine Gesellschaft daran misst, wie sie mit den Schwächsten umgeht. Der Zustand vieler Altenheime und besonders auch der Altenpflegeheime wirft auf unsere Gesellschaft kein gutes Licht. Trotz der sehr unterbezahlten „Herzblut-Arbeit" des Pflegepersonals scheint die Atmosphäre solcher Einrichtungen in gar keiner Weise einem würdevollen Lebensabend zu entsprechen.

Die Fortbildung des Personals wäre auf jeden Fall eine sehr lohnenswerte und auch nur kleine Investition. Ähnlich wie in Problemschulen, Kliniken oder Arztpraxen kann auch hier das Pflegepersonal für sich selbst ebenso etwas erreichen wie für seine Schutzbefohlenen. Wie sehr könnte sich die Stimmung in so mancher Einrichtung ändern, wenn die Bewohner ihre Spannungen besser selbst regeln könnten, wenn sie weniger Medikamente benötigen, spirituelle Erfahrungen machen und für sich und andere mehr Frieden finden könnten.

Der anstehende Generationswechsel wird auch vor den Altenheimen und Altenpflegeheimen nicht anhalten. Das menschliche Grundbedürfnis nach Würde und Respekt, aber auch nach einem ansprechenden Ambiente mit entsprechender Gestaltung, dazu gehört auch der Geruch, werden in Zukunft immer mehr eingefordert. Dafür sind nicht die Mitarbeiter verantwortlich, sondern die Betreiber und auch die Kommunen.

Hinzu kommt, dass auch das Thema Spiritualität die Defizitstruktur in bestehenden Einrichtungen fokussieren würde. Derzeit erzeugen solche Defizite höchstwahrscheinlich viele Somatisierungen, starke psychische Spannungen, Konflikte und andere unheilsame Situationen. Das Personal der Zukunft wird sich also im Hinblick auf diese Themen schulen lassen müssen.

Die Herangehensweise der BPT hält für diesen Kontext eine Besonderheit bereit. Normalerweise beginnen wir die Übungen mit einer detaillierten Schulung der Körperwahrnehmung, mit Haltungsübungen und dem Gewahrwerden zwischen der Körperhaltung und der Geistesübung. Diese Herangehensweise wird hier jedoch etwas spezifiziert und folgt einer vierstufigen Methodik.

1. Die BPT-Übungen als sinnvolle Beschäftigung

Anstelle vieler sinnfreier Tätigkeiten, die oft nur wenig motiviert ausgeübt werden, erhalten Menschen in Altenheimen und Altenpflegeheimen täglich die Anregung, mit Hilfe von leichten Haltungsübungen und intensiven Atemübungen ihr inneres Ruhezentrum zu aktivieren. In diesem Zustand möchten sie dann vielleicht ihrer Religion zuwenden oder ihre Spiritualität kultivieren, um sich bewusst auf ihr Lebensende vorzubereiten.

2. Die BPT-Übungen als Selbststeuerungsübungen

Ein besonders wichtiger Fokus liegt natürlich auch darauf, dass die körperlichen Bedürfnisse erfüllt sind und der Körper in eine möglichst gute Position gebracht wird. Der Fokus auf einen alten, gebrechlichen und bald sterbenden Körper bedarf jedoch einer sanften Lenkung. Daher können die Übungen sich sehr auf den Atemfluss konzentrieren. Die Leitidee dabei ist die sukzessive Hinführung zu immer stiller werdenden Erfahrungen, die geistigen Aktivitäten werden immer wichtiger als die körperlichen. Wir schauen immer mehr auf den Fluss der Gedanken, der sich mit einer gezielten Ruheatmung sukzessive vermindern wird.

Von zentraler Bedeutung ist es weiterhin, den alten Menschen Erfahrungen zu ermöglichen, die sie erkennen lassen, dass sie nicht mit ihrem alten sterbenden Körper identisch sind. Sie werden schon oft genug an ihren Körper erinnert, der immer nachdrücklicher einen eigenen Weg gehen möchte. Damit eröffnen sich aber Erfahrungsbereiche, die uns zeigen können, dass unser Geist nicht in gleicher Weise wie der Körper zerfällt. Auf dieser zweiten Stufe stehen erst einmal geistige Selbststeuerungserfahrungen im Mittelpunkt. Durch Bauchatmung lernen nicht nur alte Menschen, sich selbst eigenständig zu beruhigen. Je nach vorhandener Motivation und Fähigkeit werden vom Pflegepersonal entsprechende Hilfestellungen gegeben. Das mag anfangs etwas mehr Engagement erfordern, aber es wirkt wie eine gute Investition, die sich auszahlt. Schließlich ist es eine Hilfe zur Selbsthilfe.

3. Die BPT-Übungen werden vertieft zur Egominderung

Wahrscheinlich erreichen nicht alle Menschen diese dritte Stufe, doch das ist auch nicht zwingend das Ziel.

Auf dieser dritten Stufe können Menschen, die entweder schon geübt sind oder durch Anleitung im Einzelkontakt oder auch in der Gruppe ihre Selbstberuhigungserfahrungen so weit vertiefen, dass sie ihren Gedankenfluss immer mehr vermindern lernen. Das kann mit etwas Übung so weit gehen, bis die Egoimpulse immer stiller werden. Dadurch wird die Erfahrung, dass wir nicht nur ein physischer Körper sind, weiter aufgelockert. Wenn innere Impulse zum Erliegen kommen, werden auch die Körpersignale gedämpft oder sogar ganz gestoppt. Dann können wir unsere geistigen Qualitäten wahrnehmen und die nächste Stufe erreichen.

4. Die BPT-Übungen werden vertieft zur wahren Natur unseres Bewusstseins

Wenn die ersten drei Stufen durchlaufen werden konnten, entstehen Wahrnehmungsmöglichkeiten, die von den Übenden als tiefer Frieden und Verbundenheitsempfindungen beschrieben werden.

Unser Geist kann bis zum letzten Atemzug ein Ort heilsamer Erfahrungen bleiben.

Es heißt, dass die wahre Natur unseres Geistes klares Licht sei. Das gilt es nun erfahrbar zu machen. Mit ein wenig Geduld und regelmäßigem Üben können wir uns in jedem Alter diesen Übungen unterziehen. Es ist ein Weg in die Stille, die innere Stille. Wenn Atmung und Egoimpulse ruhiger werden, können diese Erfahrungen zugänglich werden. BPT-Therapeuten können dafür strukturierte Anleitungen anbieten. Auf diesem Weg spüren die Übenden dann: „Ich bin nicht mein sterbender Körper."

Natürlich sind Lernschritte in jedem Alter möglich, allerdings nicht in gleicher Weise. Deshalb ist es so wichtig, sich für dieses Thema so früh wie möglich zu öffnen. Üben Sie am besten heute schon!

Andere Risikoberufe

Ich möchte nochmals die Tatsache unterstreichen, dass die eben aufgeführten sozialen und heilenden Berufsgruppen zu den Risikoberufen zählen. Wenn Helfen zur Last wird, benötigen wir dringend Erleichterung. Hiermit sind nicht nur die Umgangsweisen mit schweren Katastrophen gemeint, sondern die vielen Millionen „Tropfen", die den helfenden „Stein" höhlen. Da wir so bald nicht auf einen strukturellen Wandel hoffen dürfen, ist eben Hilfe zur Selbsthilfe gefragt.

Weitere Risikoberufe, wie Polizei, Feuerwehr, Soldaten oder Rettungshelfer, sollten Methoden erhalten, die sie auch für sich selbst anwenden können. Die ASST ist in diesen Berufen, die mit einer so extremen Anspannung im Arbeitsalltag einhergehen, eigentlich überlebensnotwendig und sollte zur Grundausbildung gehören. Es wird Zeit, sich endlich der Prävention anzunehmen und nicht immer nur die Burn-out-Reaktionen, das Suchtverhalten oder andere Nachwirkungen zu behandeln oder gar die dadurch verursachten Suizide zu beklagen.

Der thematische Schwerpunkt sollte in diesem Bereich bei der Vermittlung von Interdependenzerfahrungen liegen. Das Thema *Interdependenz* wurde in Kapitel 2 (siehe Seite 166f.) behandelt. Nachfolgend werden zwei Aspekte von besonderer Bedeutung beschrieben:

1. Aufgrund von Interdependenz entstehen immer Wirkungen

Einen nicht gut bezahlten gemeinnützigen Risikojob zu machen ist alleine schon eine Belastung. Wenn dann auch noch der Eindruck von Wirkungslosigkeit und sogar Sinnlosigkeit entsteht, kommt es fast zwangsläufig zu Krisen. Hier ist es hilfreich, mit den BPT-Übungen auch die Thematik der Interdependenz zu vertiefen, um spürbar zu machen, dass aufgrund dieses Naturgesetzes immer Wirkungen entstehen müssen, auch wenn diese manchmal nicht sofort zu erkennen sind.

2. Aufgrund von Interdependenz sind Sie nicht alleine

Viele Menschen haben den Eindruck, „Einzelkämpfer" zu sein. Der Kontakt zu sich selbst und auch zu anderen hat deutlich gelitten. Wer sich belastet oder sogar überlastet fühlt, neigt zu Rückzugsimpulsen. Darauf folgen dann Empfindungen von Getrenntsein, Isolation und Einsamkeit.

Hier ist es hilfreich, mit den BPT-Übungen auch die Thematik der Interdependenz zu vertiefen, um spürbar zu machen, dass aufgrund dieses Naturgesetzes eine untrennbare Verbundenheit besteht, auch wenn diese manchmal nicht sofort zu erkennen ist.

Der Job

Der berufliche Kontext eignet sich ganz besonders dafür, um die eigenen Übungen zu vertiefen. Wir finden hier einen Kontext, der einer Struktur folgt und viele geregelte Abläufe hat. Lassen Sie diese Tagesstruktur nicht ungenutzt verstreichen. Hier können Sie nun immer wiederkehrende Abfolgen mit Übungswiederholungen kombinieren.

Natürlich kann jeder Angestellte, Arbeiter oder Selbstständige einfache Übungen in den eigenen Kontext übertragen, im Job ebenso wie zu Hause. Jeder Kontext profitiert von dem Bemühen um Bewusstheit. Ich habe in diesem Buch bewusst häufig die Anregung wiederholt, mehr darauf zu achten, *wie* etwas umgesetzt wird, als auf das, *was* umgesetzt wird. Sie müssen also an Ihrem Arbeitsplatz dafür nicht gleich alles auf den Kopf stellen. Oft reicht es für den Anfang, wenn Sie bei sich selbst beginnen, indem Sie sich durch Erinnerungshilfen immer wieder in eine gute Position hineinbringen, innere Spannungen wahrnehmen, reduzieren und damit für mehr geistige Klarheit sorgen. Wenn Sie in einer Position sind, aus der heraus Sie auch andere Menschen erreichen können, versuchen Sie nicht, diese zu „missionieren", sondern berichten Sie lediglich von den eigenen heilsamen Veränderungen. Auf diesem Weg sind effektive heilsame Übungen keine Mehrbelastung, sondern nur ein anderer, wenn auch leichterer Weg. Es ist ein Weg, der nachweislich zu kognitiven Leistungssteigerungen bei gleichzeitig zunehmender Zufriedenheit führt. Kaum ein Unternehmen wird sich in Zukunft davor verschließen können.

Der öffentliche Raum

Eine fast schon utopische Vision wäre eine großflächige Anwendung in öffentlichen Gebäuden, Einrichtungen und Verkehrsmitteln. In regelmäßigen Abständen könnte ein angenehmes Signal daran erinnern, sich kurz aufzurichten und bewusst durchzuatmen.

Es kann durchaus sein, dass solche Ideen bei Ihnen auf Widerstände stoßen. Schließlich mag niemand eine Gesellschaft von programmierten Robotern. interessanterweise müssen wir aber zu dem Ergebnis kommen, dass wir genau diesen Zustand aktuell zu beklagen haben und dass die Bemühungen um Bewusstheit genau das abmildern möchten.

Die Neigung, in Automatismen zu verfallen, ist universell menschlich. Wieso sollte deshalb nicht auch eine universelle, also umfassende Erinnerungshilfe angeboten werden? Insbesondere in Führungs- und Entscheidungskontexten wäre eine solche Erinnerungshilfe für mehr Bewusstheit von großem Vorteil.

Wie anders könnten wir leben, wenn in Entscheidungsgremien das Bemühen um Bewusstheit Priorität hätte und nicht das Anhaften an festen inneren Mustern.

Solange diese Hilfe nicht zentral angeboten wird, müssen wir uns eben bis dahin selbst helfen. Nutzen Sie gerne selbst jedes taugliche Signal als Erinnerungshilfe, zum Beispiel jedes Mal, wenn das Telefon klingelt oder wenn eine SMS oder eine E-Mail ankommt, immer wenn Sie sich hinsetzen oder die Kirchturmuhr hören.

Ein Sprichwort lautet sinngemäß, dass wir nicht zu wenig Zeit zur Verfügung haben, sondern zu viel Zeit haben, die wir aber leider nicht zu nutzen wissen.

Vielleicht geraten diese Zeilen irgendwann an Entscheidungsträger, die für sich selbst oder eben für größere Kontexte dazu bereit sind, solche Anregungen umsetzen.

Eigentlich gibt es doch kaum etwas Wichtigeres als Selbststeuerungskompetenzen, denn diese entscheiden über den eigenen Lebensverlauf und auch über die Qualitäten unseres Zusammenlebens. Natürlich ist die Fähigkeit, sich selbst zu klären, noch kein Garant für richtige und heilsame Entscheidungen, aber je weniger innere Anspannungen uns dominieren, desto mehr Handlungsspielräume entstehen. Wenn uns dann noch die Problematik von unheilsamen Egoimpulsen und festen inneren Automatismen bewusst wird, entstehen offenere Wege.

Wir finden diese Notwendigkeiten in kleinen und großen Bezügen.

Auch die Gesellschaft benötigt Heilung

Heute gehört es bei Rettungseinsätzen jeder Art zur Standardversorgung, dass Opfer und Verletzte nicht nur medizinische, sondern auch psychologische Hilfe erhalten. Das basiert auf der Erkenntnis, dass wir als Menschen ebenso von physischen Wunden wie auch von seelischen Verletzungen bedroht sein können. Körperlich-materielle Verletzungen werden also ebenso ernst genommen wie psychische Wunden. Letztere entstehen natürlich vor allem bei den unterschiedlichsten Formen von Gewalterfahrung.

Diese Erfahrungen können eine direkte, aber auch subtile Form annehmen. Für viele Menschen vermindert sich das Sicherheitsempfinden in unserer Kultur drastisch, sie fühlen sich ungeschützt, ausgeliefert und verletzbar. Der Verletzungsgrad in solchen bedrohten und Angriffen ausgesetzten Gesellschaften hat ein bedrohliches Ausmaß angenommen. Es gibt wohl heute kaum eine Gesellschaft mehr, die davon wirklich ausgenommen wäre. Wahrscheinlich denken Sie jetzt an die Bedrohungen und Angriffe durch fremde Gegner und die Terrorgefahr. Das sind natürlich ernst zu nehmende Quellen für unsere Sorgen.

Bezeichnenderweise haben wir aber auch selbst damit begonnen, uns zu verletzen. Wir haben uns ein Gesellschaftssystem geschaffen, in dem immer weniger Bürger die Nutznießer von Sicherheit sein können. Das bekannte Bild von der immer mehr auseinandergehenden Schere wird zu Recht oft, wenn auch ohne Wirkung benutzt. Durch unser Kaufverhalten, die unsolidarische Selbstbezogenheit und durch kommerzialisierte Werte sind wir sehr weit abgedriftet und an einen Rand geraten, an dem es sehr steil nach unten geht.

Wir leben nicht mehr als Individuen zusammen, die sich respektvoll wahrnehmen. In den Unternehmen gibt es keine Menschen mehr, auch keine Mitarbeiter, auch keine Belegschaft, sondern nur noch „HR“: Menschen wurden zu „Human Resources“ (HR). Es ist leichter, den Anteil des „Humankapitals“ zu reduzieren, als Herrn Müller zu kündigen. Dieses kleine Beispiel steht stellvertretend dafür, wie sehr wir uns selbst verletzten. Die Top-Priorität für uns ist und bleibt das Geld.

Schon in frühen Jahren unserer Kulturgeschichte wird diese Problematik beschrieben. Der spirituelle und gesellschaftliche Führer entfernt sich vom Volk. Moses geht auf den Berg Sinai, wo er die Zehn

Gebote empfängt, und das orientierungslose Volk beginnt damit, das Goldene Kalb anzubeten. Vielleicht ist unsere Geschichte ein ständiges Oszillieren zwischen Spiritualität und Materialismus.

Wir haben im Westen in weiten Teilen Spiritualität leider durch Religiosität ersetzt und uns stattdessen einen unvergleichlichen Götzen namens Mammon geschaffen. Allerdings lassen wir nicht jeden daran teilhaben. Es ist ein gigantischer Reichtum vorhanden. Eine kleine Gruppe superreicher Nutznießer schöpft den Rahm ab und die kleinen Leute müssen kämpfen. Die westlichen Staatsmänner und Staatsfrauen schieben die Milliarden hierhin und dorthin. Gleichzeitig lebt in unserem Land jedes fünfte Kind unterhalb der Armutsgrenze und mit der Gefahr von Altersarmut wird uns auch schon lange gedroht. Die eigentliche politische Hauptaufgabe der gerechten Verteilung des Reichtums funktioniert weder in den einzelnen Staaten und noch viel weniger beziehungsweise gar nicht mehr auf internationaler Ebene. Auch dort ist die Liste der Missstände, der kriegerischen Auseinandersetzung, der Gewalt, des Hungers und der Ausbeutung von Mensch, Tier und Natur scheinbar grenzenlos. In Krisenzeiten entstehen dann extreme politische Positionen, von denen sich viele Menschen einfache Lösungen erhoffen.

Die Liste unserer Probleme kann natürlich noch beliebig verlängert werden, aber irgendwann überfliegen Leser die Zeilen mit solchen Aufzählungen nur noch. Es ist einfach überwältigend, sodass wir uns vor unseren echten Reaktionen darauf schützen müssen. Was empfinden Sie bei dieser Auflistung von derartigen Problemen? Jeder Mensch versucht sich irgendwie davor zu schützen. Wie machen Sie das?

Dieser Selbstschutz wurde hier schon beschrieben. Nur allzu oft führen solche Maßnahmen nicht in eine hilfreiche Richtung. Stattdessen möchte ich mit dem Konzept eines achtsamen Behandlungsansatzes und den damit verbundenen konkreten Techniken einen kleinen Beitrag dafür leisten, dass sich jeder Einzelne von uns wieder als selbstwirksam wahrnehmen kann. In all dem scheinbaren Chaos finden wir einen Weg zum Frieden, der erst einmal zu einem inneren Frieden führen möchte. Fangen wir mit unseren Bemühungen bei uns selbst an. Wenn wir unseren Frieden und unsere Bewusstheit dann mit anderen teilen, erhöhen wir definitiv die Lebensqualität vieler Mitmenschen. Natürlich stehen dem große Massen entgegen, die von all dem nichts wissen möchten, die gefangen bleiben in ihrem leidvollen Selbstbezug. Trotz dieser traurigen Tatsachen können wir jedoch durch die Kultivierung von innerem Frieden, von Klarheit, Geduld, Respekt, Achtsamkeit, Mitgefühl und Güte einen Baustein nach dem anderen einfügen.

Natürlich ist es nicht leicht, geduldig zu bleiben, wenn wir und andere leiden. Daher ist es hilfreicher, auf bereits Erreichtes zu schauen als auf die Dinge, die immer noch schieflaufen. Die menschlichen Schwächen zu sehen und damit seinen Frieden zu finden kultiviert die bereits in uns angelegte Weisheit.

Die erreichbaren Ziele wurden bislang als die Auflösung unheilsamer und die Kultivierung heilsamer Qualitäten beschrieben. Als Abschluss und für einen Ausblick möchte ich mit einer Beschreibung der weitergehenden Möglichkeiten enden. Ich habe diesen Punkt bewusst kurz gefasst und hier an das Ende gestellt, weil wir alle schon oft zu Anfang wissen möchten, wie der Abschluss aussieht, und natürlich möchten wir direkt und schnell dorthin gelangen. Diese Haltung und solche Impulse sind in diesem Fall jedoch kontraproduktiv. Die Grundlagen sind so überaus wichtig, dass sie gar nicht intensiv genug bearbeitet werden können. Hier ist es oft hilfreich, sanfte Einbremsungen durchzuführen und sich immer wieder auf die Grundlagenübungen der Haltung und Atmung zu fokussieren. Das hat keinen Selbstzweck, sondern dient der Selbststeuerungskompetenz. Um die nächsten Schritte sicher zu gestalten, sollten wir und unser „Hundegeist" ein gutes Team sein.

Ich möchte Ihnen jedoch auch gerne einen Blick auf den Horizont ermöglichen.

Ausblick: Welche Erfahrungen sind möglich?

Das Ziel kann als Befreiung innerhalb des Lebens beschrieben werden. Um diese zwar schön klingende, doch trotzdem abstrakte Formulierung zu konkretisieren, möchte ich die hier schon gezeigte Lebenspyramide nutzen, um damit den Prozess der Befreiung zu verdeutlichen. Sie sehen in der Pyramide die fünf Lebensebenen. Nun bedeutet Befreiung eben nicht, möglichst schnell zur Spitze der Pyramide zu gelangen und alles andere hinter sich zu lassen, um dort den Ort aller Sehnsüchte zu finden.

Die Vollendung einer gelungenen Lebenspyramide bedeutet tatsächlich, die Befreiung auf jeder einzelnen Ebene zu finden, um auf diesem Weg alle Aspekte zu integrieren.

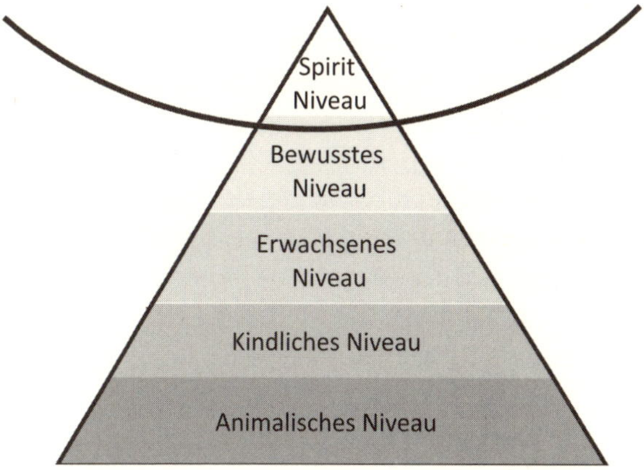

Abb. 98

Die Befreiung innerhalb des animalischen Niveaus

Die Einsicht in Bezug auf unsere animalischen Anteile ist klar und friedlich. Unser Organismus benötigt Nahrung, Pflege, Zuwendung, Sicherheit, ein Dach über dem Kopf, Zärtlichkeit und Sexualität. Wir befreien uns also nicht *von* diesen lebenswichtigen Aspekten, sondern *innerhalb* dieser Faktoren. Das bedeutet, dass wir damit achtsam umgehen sollten. Wir wählen bewusst unsere Nahrung, dabei tragen wir Sorge, dass durch unseren Konsum weder wir selbst noch andere Schaden erleiden. Dazu gehört zum Beispiel, dass wir Selbstschädigungen und Selbstvergiftungen durch den Konsum von Genussgiften oder den übermäßigen Konsum anderer Stoffe unterlassen. Unser Körper verdient eine liebevolle Zuwendung, er trägt uns durch das Leben und ermöglicht uns viele wichtige Erfahrungen. Ein befreiter Umgang mit der animalischen Seite in uns trägt dem Rechnung, erkennt den Stellenwert und findet auch den Frieden mit den scheinbar schwierigen Seiten unserer Körperlichkeit. Hier finden wir anspruchsvolle Übungsmöglichkeiten, die uns die Bedürftigkeit des Körpers aufzwingen. Geburt, Krankheit, Alter und Tod sind sehr körperliche Aspekte, mit denen wir unseren Frieden finden können.

Zudem nehmen wir im animalischen Bereich weitere Aspekte wahr, die zu unserem tierischen Erbe gehören. Es gibt Impulse animalischer

Aggression, des Knurrens, des Zubeißenwollens, es gibt territoriale Ansprüche, Balzverhalten, Instinkte und noch „dunklere" Impulse. All das muss nicht vernichtet, verleugnet oder in den Keller verbannt werden. Wir können diese animalischen Anteile von uns nicht abhacken.

Im Zustand der Befreiung kehrt sich lediglich die Energie um: Dann werden nicht mehr diese Impulse uns dominieren, sondern wir selbst steuern diese Dynamik sanft, aber bestimmt. Animalische Impulse werden wahrgenommen, beobachtet und geprüft. Wir können hier viel bewussten Genuss und Lebensenergie finden.

Dieses animalische Niveau wird für den Weg der Befreiung jedoch nicht als Fluchtort genutzt. Wir werden weniger unterhalb des erwachsenen Niveaus herabfallen, sondern eher oberhalb davon unseren Weg finden.

Im Befreiungsprozess wird das animalische Niveau mit Bewusstsein durchflutet.

Die Befreiung innerhalb des kindlichen Niveaus

Die Einsicht in Bezug auf unsere kindlichen Anteile ist klar und friedlich. Wir finden Zugang zu vielen kindlichen Qualitäten. Ein Beispiel dafür ist die „kindliche" Freude und Offenheit. Die Anführungszeichen möchten diese Empfindungen etwas relativieren, da im Gegensatz zur kindlichen Freude der Kinder die *bewusste* kindliche Freude eine andere Qualität aufweist. Während Kinder vielleicht kindische Freude erleben, können und dürfen wir kindliche Freude und Offenheit erfahren.

Die Kinderebene in uns ist durch Lernmotivation, Neugier und Offenheit geprägt, diese Eigenschaften sollten uns das ganze Leben über erhalten bleiben.

Im Befreiungsprozess genießen wir den Zugang zu dieser Energieform, doch ähnlich wie bei der animalischen Ebene werden wir auch hier nicht mehr durch kindliche Impulse gesteuert, sondern diese Bereiche liegen nun offen im Licht unseres Bewusstseins.

Im Befreiungsprozess wird das kindliche Niveau mit Bewusstsein durchflutet.

Die Befreiung innerhalb des erwachsenen Niveaus

Die Einsicht in Bezug auf unsere erwachsenen Anteile ist klar und friedlich. Wir realisieren unsere Kompetenzen, aber auch die vielen inneren Gewohnheitsmuster und Automatismen. Wir erkennen, dass unsere Vorlieben und Abneigungen lediglich auf inneren Mustern basieren, die wir oft wiederholt haben. Die Integration kindlicher und bewusster Impulse führt nun zu einer bewussten Offenheit und belebenden Neugier.

Im Befreiungsprozess wird das erwachsene Niveau mit dem bewussten Niveau verschmelzen.

Die Befreiung innerhalb des bewussten Niveaus

Dieses innere Niveau wird im Befreiungsprozess sehr oft aktiviert. Es erhält viel Energie und kann die ganze Pyramide erhellen. Dieser Vorgang zeigt uns, dass wir erst einmal keine Änderungen vornehmen müssen, sondern lediglich das „Licht“ einschalten sollten.

Auch wenn wir als Menschen viele Fehler machen, ist uns trotzdem eine unbändige innere Kraft gegeben, die sich entfalten kann, wenn der Impuls des Erkennens spürbar wurde. Es ist immer wieder wunderbar zu sehen, welche Auswirkungen das Erkennen haben kann.

Die Befreiung innerhalb des spirituellen Niveaus

Sie sehen in der Lebenspyramide (Abbildung 98), dass der spirituelle Bereich ein integraler Bestandteil davon ist und keine Fluchttür, die uns wegführt aus unseren Lebenskontexten.

Im Befreiungsprozess kommen wir der Spiritualität auf sicheren Wegen sukzessive näher. Zuerst sichern und „erhellen“ wir die animalischen, dann die kindlichen, dann die erwachsenen Bereiche, bevor wir mit dem bewussten Niveau einen sicheren Zugang zu spirituellen Erfahrungen finden. Es ist ein natürlicher Prozess, der sich aus einer eigenen Dynamik aus sich selbst heraus entfaltet. Wenn wir uns zunehmend bewusst werden und dann unsere Egoneigungen vermindern lernen, entstehen fast automatisch offenere und weitere Erfahrungen, die als Eintritt in spirituelle innere Bereiche verstanden werden.

Bislang wurden spirituelle Erfahrungen als ein Ergebnis beschrieben, das entstehen kann, wenn wir unsere Egoanteile vermindern lernen und innerlich stiller werden.

Ich möchte Ihnen nun diesen Weg etwas detaillierter aufzeigen. Sicherlich existieren immer wieder eigene Details auf dem individuellen Weg, aber weil schon so viele Menschen über so viele Jahrhunderte diesen Weg gegangen sind, konnten diese vielen Erfahrungen systematisiert werden. Daraus entstanden ist eine wunderbare Anleitung mit vielen Anregungen für einen Vertiefungsweg.

Dieser Weg wurde in acht Stufen strukturiert. Die ersten vier Stufen können zum Beispiel durch geführte Meditationen angeleitet werden.

Das eignet sich sogar auch für Menschen, die noch nicht viele Erfahrungen mit Meditation als Geistestraining haben. Sie finden hier eine wunderbare Strukturierungshilfe vor, die die Meditation vertiefen kann.

Die Vertiefungsstufen 5 bis 8 sind allerdings nicht zur Anleitung gedacht und können einem Meditierenden nicht vorgegeben werden. Die Ergebnisse wären ansonsten eher Suggestions- oder Hypnoseprodukte. Vielleicht vertrauen Sie aber auf die vielfältigen Erfahrungswerte und lassen die Vertiefung sich selbst entfalten. Folgen Sie den Wegmarkierungen der ersten vier Etappen über Körper, Freude, Frieden und Stille und dann, wenn Sie in der Stille angekommen sind, betrachten Sie, welche Eigendynamik sich dann entfaltet.

Die ersten vier Stufen können interessanterweise konzentriert angegangen werden, wir können uns das zu Anfang einer jeden Meditation vornehmen. Die nächsten vier Stufen 5 bis 8 unterliegen jedoch einer vollkommen anderen Dynamik. Je mehr wir uns diese Erfahrungen herbeisehnen, desto mehr verschließen sie sich vor uns. Das hat viel damit zu tun, dass wir diesen Weg nur vertiefen können, wenn wir im Prozess des Stiller-Werdens auch unser Ego still werden lassen. Jeder Wunsch nach weiterer Vertiefung kommt aus unserem Ego und behindert also das, was wir verfolgen. So erlernen wir das absichtslose Üben im Vertrauen auf den inneren Weg, der sich auch ohne unsere Egowünsche vor uns öffnen kann.

Ich beschreibe Ihnen zuerst die acht Stufen der Bewusstseinsvertiefung und danach gehen wir die einzelnen Stufen durch.

Die acht Vertiefungsstufen

1. Bewusstheit für den Körper
2. Bewusstheit für die Freude
3. Bewusstheit für den Frieden
4. Bewusstheit für die Stille
5. Bewusstheit für die Unendlichkeit des Raumes
6. Bewusstheit für die Unendlichkeit des Bewusstseins
7. Bewusstheit für das Nichts
8. Weder Wahrnehmung noch Nicht-Wahrnehmung

Nachfolgend möchte ich Ihnen zu diesen acht Stufen ein paar Anregungen geben.

1. Bewusstheit für den Körper

Jede Meditation beginnt auf der Körperebene. Die Körperhaltung ist von elementarer Bedeutung. Verstehen Sie diese erste Stufe keinesfalls als Vorstufe, die es möglichst schnell zu überwinden gilt. Nehmen sie sich Zeit dafür. Gewöhnen Sie Ihren Körper langsam an eine aufrechte Haltung, an das aufrechte Gehen, Stehen und dann auch das aufrechte Sitzen in der Meditation. Wenn Sie aufrecht sitzen, dann versuchen Sie nicht zu schnell, Ihre Meditation zu vertiefen. Gehen Sie bewusst Ihren Körper durch. Nehmen Sie Ihre Zehen wahr, Ihre Unterschenkel, die Knie, die Oberschenkel, den Po, die Hüften, den Bauch, den unteren Rücken, den oberen Rücken, die Schultern, die Brust, die Oberarme, die Ellenbogen, die Unterarme, die Hände und die Finger, den Hals, den Nacken, die Kopfhaut, die Ohren, das Gesicht, die Mundpartie, die Nase, die Wangen und die Stirn.

Als Nächstes erfolgt die Konzentration auf die Atmung. Diese kann uns wunderbar mit unserem Körper verbinden. Spüren Sie Ihren Atemfluss. Lassen Sie alles andere los. Verweilen Sie in der ersten Meditationseinheit auf dieser ersten Stufe. Sie könnten über viele Jahre damit zubringen, sich auf dieser ersten Stufe nur auf Ihre Atmung zu konzentrieren. Sie lernen auf dieser Stufe, in der Meditation Ihre Gedanken für nicht mehr so wichtig zu halten. Die Gedanken ziehen einfach weiter, während Sie lernen, sich immer mehr auf Ihren Atemfluss zu konzentrieren.

Vielleicht ahnen Sie schon, dass es sich bei dieser ersten Stufe nicht um eine Vorstufe handelt. Sie bietet uns bereits intensive Übungsmöglichkeiten.

Wenn Sie sich mit dieser ersten Stufe vertraut machen konnten, lassen Sie in sich diese Qualitäten sich für einige Minuten entfalten und gehen dann zur zweiten Stufe über.

2. Bewusstheit für die Freude

Auf dieser zweiten Stufe kann Freude entstehen, zum Beispiel über Dankbarkeit dafür, dass Ihnen Ihr Körper das Leben ermöglicht. Sie leben. Sie dürfen sich mit heilsamen Themen beschäftigen. Wir können für so vieles dankbar sein und das ist natürlich Anlass zur Freude.

In der Meditation können wir das bewusst umsetzen. Auch dabei kann unser Körper uns helfen. Wenn Sie die erste Stufe erreicht haben, entspannen Sie bitte Ihr Gesicht. Lassen Sie alle Gesichtsmuskeln erschlaffen. Nehmen Sie wahr, welche Empfindungen dadurch in Ihrem Geist entstehen.

Dann ziehen Sie jetzt bitte sanft beide Mundwinkel nach oben. Lächeln Sie und prüfen nun erneut, welche Empfindungen dadurch in Ihrem Geist entstehen. Lassen Sie Ihren Geist erstrahlen. Körper und Geist können lächeln. Freuen Sie sich. Kultivieren Sie diese wunderbare Eigenschaft in sich. Stimulieren Sie Ihre inneren Veranlagungen zur Freude.

Wenn dieses Empfinden nachlässt, dann aktivieren Sie es erneut. Versuchen Sie das auf eine entspannte Weise. Schließlich haben Sie Anlass zur Freude.

Sie können natürlich auch in jeder beliebigen Alltagssituation in eine meditative, also bewusste Verfassung wechseln, Freude in sich aktivieren, lächeln und diese innere Ressource genießen. Sie benötigen nichts und niemanden dafür, um sich zu freuen. Es ist alles in Ihnen vorhanden.

3. Bewusstheit für den Frieden

Auch positive Empfindungen wie Freude sind kein Grund, daran festzuhalten. Um diese dritte Stufe zu vertiefen, ist es wichtig, loslassen zu können. Um einen inneren Frieden zu finden, ist es nicht hilfreich, an positiven Empfindungen festzuhalten oder gar nach neuen schönen Dingen zu streben. Wir finden keinen Frieden durch Bedürfnisbefriedigung, sondern durch das Loslassen von Wünschen. In der Meditation geschieht das bewusst, durch ein immer tieferes Loslassen unserer Empfindungen und Gedanken.

Doch auch im Alltag können wir diese Erfahrungen vertiefen, indem wir immer öfter unsere Wünsche und Begierden klar realisieren. Wir können die damit einhergehenden Anspannungen ebenfalls wahrnehmen, folgen nun aber nicht mehr den Gewohnheitsmustern, die uns dazu animieren möchten, den inneren Impulsen einfach nachzugeben. Wir lernen loszulassen: zuerst unsere vorhandenen Körperanspannungen und dann die damit verbundenen Wünsche. So erleben wir Frieden.

In der Meditation können wir diesen Frieden sukzessive vertiefen. Diese Vertiefungen enden damit, dass alle unsere Empfindungen, die mit dem Frieden verbunden waren, sich sukzessive wieder auflösen. So entsteht die nächste Vertiefungsstufe in uns.

4. Bewusstheit für die Stille

Diese vierte Stufe kann sich in uns manifestieren, wenn wir schrittweise immer tiefer loslassen. Natürlich handelt es sich hier um eine innere Stille. Es ist eine Qualität, die sich auch dann stabilisieren kann, wenn im äußeren Umfeld keine Stille zustande kommt. Solange uns zum Beispiel Geräusche von außen oder Gedanken von innen stören, finden wir keine innere Stille. Die innere Stille steht mit dem Erlöschen aktivierter Egoanteile in einem direkten Zusammenhang.

Diese vierte Vertiefungsstufe bedeutet den Eintritt in den Bereich der Formlosigkeit. Vorher waren noch begriffliche Formen und Formen des Empfindens präsent. In der Stille lösen sich diese nun immer mehr auf. Dieser Auflösungsprozess erlöst uns von unseren Egofesselungen und liefert uns den Kontakt zum spirituellen Bereich.

Bis hierher können wir gemeinsam gehen, auf der Ebene der Stille können wir jedoch nur gemeinsam sitzen und warten.

Um die nachfolgenden Erfahrungen machen zu können, ist es höchstwahrscheinlich notwendig, mindestens 20 bis 30 Minuten still in der Meditationshaltung sitzen zu können. Auch dieser Aspekt sollte nicht unerwähnt bleiben.

Die weitere Vertiefung ist ein fragiler Weg, der mit äußerster Vorsicht zu beschreiten ist. Vielleicht versuchen Sie nicht, die fünfte Stufe zu erobern. Verweilen Sie *absichtslos* im Zustand der Stille. Warten Sie. Bleiben Sie geduldig. Es geht darum, innerlich immer stiller zu werden, immer mehr loszulassen. Jeder Wunsch erzeugt Anspannungen und diese erzeugen wiederum undurchdringliche Barrieren.

Vielleicht wiederholen Sie erst einmal häufig Ihren Weg über die ersten vier Stufen bis zur inneren Stille. Der Zustand der Stille wird dann Ihr persönlicher Ort des Verweilens. Verweilen Sie dort. Warten Sie einfach. Bleiben Sie einfach nur als Beobachter präsent. Seien Sie Ihr eigener Forscher. Erforschen Sie, ohne dem Untersuchungsgegenstand Druck zu machen. Wenn Sie diese absichtslose Stille in sich kultivieren lernen, eröffnet sich vielleicht irgendwann der weitere Weg.

5. Bewusstheit für die Unendlichkeit des Raumes

Meditierende berichten hier von Erfahrungen der Weite. Sie wissen zwar, dass Sie auf einem Sitzkissen sitzen, doch in Ihnen entstehen weite und immer weiter werdende Räume. Der eigene Körper ist hier kaum noch wahrzunehmen. Die neuronalen Areale, die den Körper repräsentieren, haben ihre Tätigkeiten aufgegeben. So entstehen neue Wahrnehmungsmöglichkeiten.

Wenn die vorausgegangenen Übungen nicht gut genug abgesichert wurden, erleben instabile Menschen dieses Empfinden nur sehr kurz, denn es entsteht sofort ein Schreck- oder Angstreflex, der diese Vertiefungsstufe verschließt. Schließlich erleben wir uns haltlos in einem endlosen weiten Raum. Es benötigt eine gute innere Stabilität, um in einem innerlich ruhigen, stillen und auch hier wieder absichtslosen Zustand zu bleiben.

Einige Praktizierende werden bei solchen außergewöhnlichen Erfahrungen dazu verleitet, mit der eigenen Fantasie darauf einzuwirken. Das führt dann in der Regel zu Tagträumereien, aber nicht zu einer weiteren Bewusstseinsvertiefung.

6. Bewusstheit für die Unendlichkeit des Bewusstseins

Während auf der fünften Stufe der innere Raum ausgedehnt wurde, ist das Bewusstsein noch ganz gebündelt beim Beobachter geblieben. Jetzt aber beginnt auch das Bewusstsein sich auszudehnen. Es löst sich aus der Verdichtung und der Anhaftung an den Beobachter. Wir erleben das Phänomen von grenzenloser Weite immer intensiver.

Es ist vor allem das Empfinden von Auflösung. Es ist kein Boden unter den Füßen mehr spürbar. Spätestens an dieser Stelle wird nochmals deutlich, warum die Heranführung an spirituelle Erfahrungen unbedingt eine vorausgehende Konsolidierung der Persönlichkeit verlangt. Menschen mit geschwächter Ichstruktur werden diese Stufen aufgrund innerer Abwehr- und Selbststabilisierungsfunktionen entweder nie oder nur sehr kurz erreichen. Zudem werden solche Erfahrungen als äußerst bedrohlich abgewertet. Die Tür schließt sich dann leider.

Dieser Prozess der Selbstauflösung kann neurowissenschaftlich zwar auch als eine veränderte Aktivierung von Nervenarealen belegt werden, trotzdem werden aber die Abläufe immer schwieriger beschreibbar. Schließlich geht es hier um Erfahrungswissen, also um etwas, das wir selbst weniger lesen als vielmehr selbst erfahren können.

Auf dieser sechsten Vertiefungsstufe sind natürlich Empfindungen wahrnehmbar, die nicht mehr durch Egoanteile vermittelt werden. *Ich* bin also nicht mehr da, trotzdem gibt es aber Wahrnehmungen. Das ist sicherlich eine sehr besondere Erfahrung.

Wenn wir auch diesen Zustand sich selbst überlassen können, werden die Auflösungstendenzen sich weiter entwickeln.

7. Bewusstheit für das Nichts

Die Empfindungen von Weite, die auf der sechsten Stufe möglich waren, lösen sich auf und an deren Stelle kommt nun gar nichts mehr. Das Erleben des Nichts ist ein sehr persönlicher Moment. Allerdings wird es erst hinterher persönlich, denn im Augenblick der Wahrnehmung ist kein Ego und daher auch kein Empfinden da. Es ist nichts da.

Diesen Zustand in sich zu halten erfordert viel innere Kraft des Loslassens und des Sich-Hingebens. Es ist die Bereitschaft, sich aufzulösen und zu sterben.

8. Weder Wahrnehmung noch Nicht-Wahrnehmung
Auf dieser Stufe lösen sich nun auch die Wahrnehmungen des Nichts immer mehr auf. Wenn niemand mehr da ist, der etwas wahrnehmen kann, was soll dann noch wahrgenommen werden? Es ist ein leises Oszillieren zwischen dem Wahrnehmen, das jetzt nichts mehr da ist, und dem Erlöschen auch dieser letzten Wahrnehmung.

Lassen Sie gerne diese Schilderungen eine Weile auf sich wirken. Versuchen Sie vielleicht, Ihre Bewertungsneigungen zu zügeln.

Und lassen Sie sich von solchen Darstellungen, die einen Weg aufzeigen, nicht abschrecken. Vielleicht haben Sie sich beim Lesen des letzten Abschnittes gefragt, ob Sie selbst solch einen Weg tatsächlich verwirklichen können. Versuchen Sie daraus keine Leistungsaufgabe zu machen, die es zu bewältigen gilt. Alles, was dafür nötig ist, ist bereits in Ihnen vorhanden. Sie müssen nirgendwohin gelangen, es reicht vollkommen aus, wenn Sie da sind. Ganz und gar.

Eine Orientierungshilfe, die mir immer gutgetan hat, war die Zielsetzung. Was möchten wir erreichen? Worum geht es eigentlich? Für mich war die Antwort immer die *Befreiung.* Ich möchte mich befreien aus alten Gewohnheitsmustern und unheilsamen Automatismen. Wenn ich mich befreien möchte, wäre es ganz unsinnig, mir auf diesem Weg neue Bürden aufzuladen. Ich muss also keine schwierigen buddhistischen Kunststücke erlernen. Stattdessen kann ich lernen, meine unheilsamen Neigungen aufzugeben und meine bereits in mir vorhandenen heilsamen Veranlagungen zu kultivieren. Auf diesem Weg praktiziere ich Meditation, um mit meinem Geist, der all das steuern möchte, in Kontakt zu treten. Dabei folge ich den Anregungen, die mich zu immer weiter vertieften Wahrnehmungen führen. Doch es ist kein Weg der Anstrengung, des Könnens oder Nichtkönnens, sondern vielmehr ein Weg des Zulassens und des Loslassens.

Ich wünsche Ihnen als Leser alles Gute auf Ihrem Weg hin zu innerem Frieden, zu Klarheit, Geduld, Respekt, Achtsamkeit, Mitgefühl, Güte und vielleicht auf dem weiteren Weg auch zu Erfahrungen, die Sie vorher nicht geplant haben.

Anhang

Über den Autor

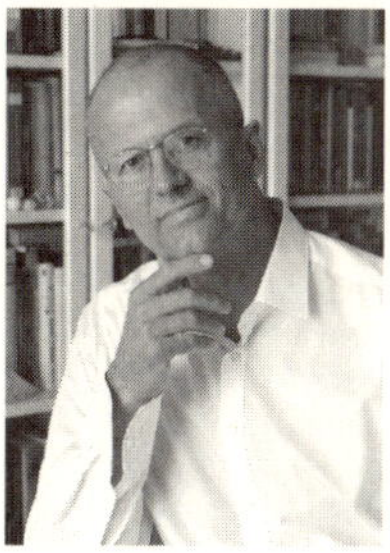

© Matthias Ennenbach

Dr. Matthias Ennenbach (*1963) ist seit über 25 Jahren in unterschiedlichen klinischen und beratenden Kontexten als Diplom-Psychologe und approbierter Psychotherapeut tätig. Er studierte Psychologie in NRW, absolvierte verschiedene Therapieverfahren, promovierte an der Medizinischen Fakultät der Universität München und ist seit vielen Jahren als Gastreferent an Universitäten, als Seminarleiter und als Ausbilder für Therapeuten (BPT®) und Achtsamkeitstrainer (ASST®) aktiv. Zudem hat er sich als Fachbuchautor zahlreicher Veröffentlichungen einen Namen gemacht.

Bisherige Veröffentlichungen des Autors

Buddhistische Psychotherapie. Windpferd Verlag 2010
Buddhist Psychotherapy. Lotus Press, Twin Lakes (WN, USA) 2013
Befreit–Verbunden. Windpferd Verlag 2011
Buddyjska recepta – Na MiLosc. Studio Astropsychologii, Biatystok (Polen) 2013
Praxisbuch Buddhistische Psychotherapie. Windpferd Verlag 2012
Einführung in die Buddhistische Psychotherapie. Windpferd Verlag 2012
Der Tod des Dalai Lama (Roman). Kamphausen/Tao Verlag 2013
Buddhistische Lebenskunst. Das B-Prinzip. Random House/Lotos Verlag 2013
Der leichte Weg. Windpferd Verlag 2014
Dein erleuchtetes Ego. Random House/Heyne Verlag 2014
Leben & Sterben. Windpferd Verlag 2014
Psychosomatik. Windpferd Verlag 2015

Achtsame Selbststeuerung. Windpferd Verlag 2015

Achtsam werden. Thieme-Trias Verlag. 2017

Inspiration in 108 Leitsätzen. Springer Verlag 2017

Therapeutische Skizzen. Tredition Verlag 2017

Wie das Leben zum Urlaub wird. Springer Verlag 2017

So beruhigen Sie sich! Windpferd Verlag 2017

Meditation ON THE GO. Windpferd Verlag 2018

Weitere Infos zu Seminaren und Ausbildungen der Buddhistischen Psychotherapie finden Sie unter: www.Info-BPT.de

Einzelnachweise

Anderson, N. D. et al.: Mindfulness-based stress reduction and attentional control. In: 2007*Clinical Psychology & Psychotherapy,* 14, 2007 (S.449-463)

Anderssen-Reuster, U.: Achtsamkeit in Psychosomatik und Psychotherapie. In: M. Zimmermann, C. Spitz, S. Schmidt: *Achtsamkeit. Ein buddhistisches Konzept erobert die Wissenschaft.* Bern: Huber Verlag 2013 (S.103-114)

Beck, A.T.: Cognitive Therapy and the Emotional Disorders. Intl. Universities Press, 1975

Black, D.D.: Mindfulness research guide: A new paradigm for managing empirical health information. In: *Mindfulness,* 1 (3), 2010 (S.174-176)

Bohus, M.: Achtsamkeitsbasierte Psychotherapie. In: *Nervenarzt,* 83, 2012 (S.1479-1489)

Dalai Lama: *Die Vier Edlen Wahrheiten: Die Grundlage buddhistischer Praxis.* Frankfurt a.M.: S. Fischer Verlag 2000

Eng, W. et al.: Domains of life satisfaction in social anxiety disorder: Relation to symptoms and response to cognitive behavioral therapy. In: *Journal of Anxiety Disorders,* 19, 2005 (S.143–156)

Epstein, M.: *Psychotherapy without the self: A buddhist perspective.* New Haven: Yale University Press, 2007

Fromm, E.: *Zen-Buddhismus und Psychoanalyse.* Frankfurt a.M.: Suhrkamp Verlag, 1972

Gard, T. et al.: Pain Attenuation through Mindfulness is Associated with Decreased Cognitive Control and Increased Sensory Processing in the Brain. In: *Cereb. Cortex,* 22 (11), 2012 (S.2692-2702)

Grawe, K.: *Neuropsychotherapie.* Göttingen. Hogrefe Verlag 2004

Grawe, K. & Grawe-Geber, M.: Ressourcenaktivierung – ein primäres Wirkprinzip der Psychotherapie. In: *Psychotherapeut,* 44, 1999 (S.63-73)

Grossman, P. et al.: Mindfulness-based stress reduction and health benefits. A metaanalysis. In: *Journal of Psychosomatic Research,* 57, 2004 (S.35-43)

Hausig, H. M.: *Der Religionsbegriff in den Religionen: Studien zum Selbst- und Religionsverständnis in Hinduismus, Buddhismus, Judentum und Islam.* Berlin: Philo Verlag 1999

Hayes, A. M. & Feldman, G.: Clarifying the construct of mindfulness in the context of emotion regulation and the process of change in therapy. In: *Clinical Psychology: Science and Practice,* 11 (3), 2004 (S.255–262c

Heidenreich, T. & Michalak, J.: Achtsamkeit («Mindfulness») als Therapieprinzip in Verhaltenstherapie und Verhaltensmedizin. In: *Verhaltenstherapie,* 13, 2003 (S.264-274)

Hessel, A. et al.: Symptom-Check-Liste SCL-90-R: Testtheoretische Überprüfung und Normierung an einer bevölkerungsrepräsentativen Stichprobe. In: *Diagnostica,* 47, 2001 (S.27-39)

Hofmann, S.G. et al.: The effect of mindfulness-based therapy on anxiety and depression: a metaanalytic review. In: *J Consult Clin. Psychol.* 78, 2010 (S.169-183)

Hölzel, B.K. et al.: Mindfulness practice leads to increase in regional brain matter density. In: *Psychiatry Research: Neuroimaging,* 191, 2011 (S.36-43)

Jung, C. G.: Geleitwort, in: Suzuki, D.T.: *Die große Befreiung: Einführung in den Zen-Buddhismus.* München: O.W. Barth Verlag 2012

Kabat-Zinn, J.: Mindfulness-Based interventions in context: past, present, and future.In: *Clinical Psychology: Science and Practice,* 10 (2), 2003 (S.144–156)

Kabat-Zinn, J.: *Gesund durch Meditation. Das große Buch der Selbstheilung.* München: Droemer Knaur Verlag 2011

Kanfer, F.H. & Goldstein, A.P.: *Möglichkeiten der Verhaltensänderung.* München: Urban & Schwarzenberg 1979

Keller, B. et al.: The Semantics of 'Spirituality' and Related Self-Identifications: A Comparative Study in Germany and the USA. In: *Archive for the Psychology of Religion,* 35 2013 (S.71-100)

King, R.: *Orientalism and Religion.* London: Routledge 1999

Kornfield, J.: *Das weise Herz: Die universellen Prinzipien buddhistischer Psychologie.* München: Goldmann Verlag 2008

Lazar, S.: Die neurowissenschaftliche Erforschung der Meditation. In: M. Zimmermann, C. Spitz, S. Schmidt: *Achtsamkeit. Ein buddhistisches Konzept erobert die Wissenschaft.* Bern: Huber Verlag 2013 (S.71-81)

Lazarus, R. S.: Streß und Streßbewältigung – Ein Paradigma. In: Filipp, S.-H. (Hrsg.): *Kritische Lebensereignisse.* Weinheim/Basel: Beltz Verlag, 3. Aufl. 1995 (S.198-232)

Margraf, J. & Schneider, S.: *Lehrbuch der Verhaltenstherapie. Band 1: Grundlagen, Verfahren, Rahmenbedingungen.* Berlin: Springer, 3. Aufl. 2008

Ruhmland, M. & Margraf, J.: Effektivität psychologischer Therapien von generalisierter Angststörung und sozialer Phobie. In: *Verhaltenstherapie,* 11, 2001 (S.27-40)

Schmidt, S.: Achtsamkeit bei Schmerz. In: M. Zimmermann, C. Spitz, S. Schmidt: Achtsamkeit. In: *Ein buddhistisches Konzept erobert die Wissenschaft.* Bern. Huber Verlag 2013 (S.115-134)

Schmitz, B.: *„Religion" und seine Entsprechungen im interkulturellen Bereich.* Marburg: Tectum Verlag 1996

Sedlmeier, P. et al.: The Psychological Effects of Meditation: A Metaanalysis. In: *Psychological Bulletin,* Vol. 138, No. 6, 2012 (S.1139–1171)

Seligman, M.E.P, Rashid, T. & Parks, A.C.: Positive Psychotherapy. In: *American Psychologist,* 61, 2006 (S.774-788)

Singer, T. & Bolz, M.: *Mitgefühl in Alltag und Forschung.* Max-Planck-Gesellschaft, München 2013

Singer, W. & Ricard, M.: *Hirnforschung und Meditation.* Suhrkamp Verlag, Frankfurt 2008

Sonntag, R.F.: Wertorientierte Verhaltenstherapie: Akzeptanz- und Commitment-Therapie in der psychiatrischen Praxis. In: *PiD-Psychotherapie im Dialog* 7.3, 2006 (S.302-306)

Weiss, H. & Harrer, M.: Achtsamkeit in der Psychotherapie. Verändern durch „Nicht-Verändern-Wollen" – ein Paradigmenwechsel. In: *Psychotherapeutenjournal,* 9, (1), 2010 (S.14-24)

Willutzki, U., Teismann, T. & Schulte, D.: Zur Psychotherapie sozialer Ängste: Kognitive Verhaltenstherapie im Vergleich zu einem kombiniert ressourcenorientierten Vorgehen; eine randomisierte kontrollierte Stichprobe. In: *Zeitschrift für Klinische Psychologie und Psychotherapie,* 40 (1), 2011 (S.53–58)

World Health Organization: Ottawa Charta for Health Promotion. In: *Canadian Journal of Public Health,* 77, 1986 (S.425-430)

Yongey Mingyur Rinpoche: *Buddha und die Wissenschaft vom Glück.* München: Goldmann Verlag 2007

Zimmermann, M., Spitz, Ch., Schmidt, S. (Hrsg.): *Achtsamkeit: Ein buddhistisches Konzept erobert die Wissenschaft.* Bern. Huber Verlag 2013

Zumwinkel, K. (Übers.): *Die Lehrreden des Buddha aus der Mittleren Sammlung.* 3 Bde. Uttenbühl: Jhana Verlag 2001

Literaturliste der BPT

Empfehlungen für buddhistische Literatur und Psychotherapie

Allione, Tsultrim: *Den Dämonen Nahrung geben.* München: Goldmann, 4. Aufl. 2009

Analayo, Bhikku: *Der direkte Weg – Satipatthana.* Stammbach: Beyerlein & Steinschulte, 2010

Brahm, Ajahn: *Meditation.* München: Lotos, 2012

Brahm, Ajahn: *Nur dieser Moment – Anleitungen für die buddhistische Praxis.* München: Lotos, 2009

Brück, Michael von: *Einführung in den Buddhismus.* Berlin: Verlag der Weltreligionen, 3. Aufl. 2011

Brück, Michael von: *Weisheit der Leere.* München, Kösel, 2000

Buddhadasa: *Kernholz des Bodhibaums.* Buddhistische Gesellschaft München, 2001

Dalai Lama: *Der buddhistische Weg zum Glück– Das Herz-Sutra.* München: Droemer Knaur, 2010

Dalai Lama: *Gefühl und Mitgefühl – Ein Dialog zwischen dem Dalai Lama und Paul Ekman.* Heidelberg: Spektrum, Akademischer Verlag, 2001

Dalai Lama: *Harmonischer Geist, vollkommenes Bewusstsein.* München: Lotos, 2007

Dalai Lama: *Die Lehren des tibetischen Buddhismus.* München: Goldmann, 2000

Dalai Lama: *Mitgefühl und Weisheit – Ein Gespräch mit Felizitas von Schönborn.* Zürich: Diogenes, 2006

Dalai Lama: *Der Mittlere Weg – Glaube und Vernunft in Harmonie.* München: Diederichs, 2010

Dalai Lama: *Die Vier Edlen Wahrheiten – Die Grundlage buddhistischer Praxis.* Frankfurt: Fischer Taschenbuch, 2014

Dalai Lama: *Von hier zur Erleuchtung.* Berlin, München: Scorpio, 2013

Deshimaru Roshi, Taisen: *Za-Zen.* Heidelberg: Kristkeitz, Meuausg, 2003

Dhammapada – *Die Weisheitslehren des Buddha.* Freiburg: Herder, Neuausg. 2016 Dzogchen Ponlop Rinpoche: *Rebell Buddha – Aufbruch in die Freiheit.* München: Knaur Taschenbuch 2012

Gunaratana, Mahathera Henapola: *Die Praxis der Achtsamkeit.* Heidelberg: Kristkeitz, 2000

Hagen, Steve: *Buddhismus im Alltag.* München: Goldmann, 2005

Huang-po: *Der Geist des Zen.* München: O. W. Barth, Neuaufgabe 2011

Jung, C.G.: *Zur Psychologie westlicher und östlicher Religion* (Gesammelte Werke, Bd. 11). Ostfildern: Patmos, Sonderausg. 2011

Kopp, Zensho W.: *Die Freiheit des Zen.* Darmstadt: Schirner, 2016

Kopp, Zensho W.: *Zen-Worte der blitzartigen Erleuchtung.* Darmstadt: Schirner, 2010

Kornfield, Jack: *Das Tor des Erwachens – Wie Erleuchtung das tägliche Leben verändert.* Berlin: Ullstein, Neuausg. 2004

Kornfield, Jack: *Das weise Herz – Die universellen Prinzipien buddhistischer Psychologie.* München: Goldmann, 2008

Kraus, Wolfgang (Hrsg.): *Buddha – Worte der Vollendung.* Zürich: Diogenes, 2008

Linji: *Das Denken ist ein wilder Affe.* München. O. W. Barth, Neuausg. 2015

Muho (Abt): *Ein Regentropfen kehrt ins Meer zurück.* München: Piper, 2018

Nagajuna: *Die Lehre von der Mitte.* Hamburg: Meiner, 2010

Neumann, Karl Eugen (Übers.): *Die Reden des Buddha – Mittlere Sammlung.* Beyerlein & Steinschulte, 5. Aufl. 1995

Reps, Paul: *Ohne Worte – ohne Schweigen.* Frankfurt: O. W. Barth, Neuausg. 2008

Ricard, Matthieu: *Allumfassende Nächstenliebe.* Hamburg: Blumenau, 2016

Ricard, Matthieu: *Weisheit – Die schönsten Texte tibetischer Meister.* München: Nymphenburger, 2011

Sangharakshita: *Herz und Geist verstehen.* Essen: do evolution, 2012

Sawaki, Kodo: *Zen ist die größte Lüge aller Zeiten.* Frankfurt: Angkor, überarb. Neuaufl. 2017

Shantideva: *Der Weg des Lebens zur Erleuchtung – Das Bodhicaryavatara.* München: Diederichs, 2005

Sogyal Rimpoche: *Das tibetische Buch vom Leben und vom Sterben.* Frankfurt: Scherz, 4. Aufl. 2006

Suzuki, Daisetz T.: *Die große Befreiung.* Frankfurt: O. W. Barth, Neuausg. 2005

Suzuki, Daisetz T.: *Das Innerste erfahren.* Freiburg: Herder. Neuausg. 2009

Suzuki, Shunryu: *Seid wie reine Seide und scharfer Stahl.* München: Heyne, 2006

Suzuki, Shunryu: *Zen-Geist, Anfänger-Geist.* Bielefeld: Theseus, 2012

Thich Nhat Hanh: *Das Herz von Buddhas Lehre.* Freiburg: Herder, 6. Aufl. 2ß11

Thich Nhat Hanh: *Körper und Geist in Harmonie.* München: Kösel, 2. Aufl. 2009

Thich Nhat Hanh: *Die Weisheit des Lotos-Sutra.* Freiburg: Herder, 2014

Trungpa, Chögyam: *Achtsamkeit, Meditation und Psychotherapie – Einführung in die buddhistische Psychologie.* Freiamt: Arbor, 2006

Trungpa, Chögyam: *Das Jetzt im Strom der Zeit.* München: O. W. Barth, Neuausg. 2015

Tsongkhapa: *Der Mittlere Stufenweg.* München: Diamant-Verlag, 2007

Yen, Sheng: *Es gibt kein Leiden.* Norderstedt. BoD, 2013

Yongey Mingyur Rinpoche: *Buddha und die Wissenschaft vom Glück.* München: Goldmann, 2007

Yongey Mingyur Rinpoche: *Heitere Weisheit.* München: Goldmann, 2009

Yongey Mingyur Rinpoche: *Werde ruhig wie ein tiefer See.* München: Arkana, 2015

Zimmermann, Michael, Spitz, Christof & Schmidt, Stefan (Hrsg.): *Achtsamkeit – Ein buddhistisches Konzept erobert die Wissenschaft.* Bern: Huber, 2012

Zumwinkel, Kay (Übers.): *Die Lehrreden des Buddha aus der Mittleren Sammlung.* 3 Bde. Utterbühl: Jhama-Verlag, 2001

Empfehlungen für Psychologie und Hirnforschung

Doidge, Norman: *Neustart in unserem Kopf.* Frankfurt: Campus, 2008

Geyer, Christian (Hrsg.): *Hirnforschung und Willensfreiheit.* Frankfurt: Suhrkamp, 2009

Grawe, Klaus: *Neuropsychotherapie.* Göttingen: Hogrefe, 2004

Lurija, Aleksandr R.: *Das Gehirn in Aktion.* Reinbek: Rowohlt, 1992

Madeja, Michael; *Das kleine Buch vom Gehirn.* München: Beck, 3. Aufl. 2010

Nörretranders, Tor: *Spüre die Welt – Die Wissenschaft des Bewußtseins.* Reinbek: Rowohlt, 1997

Pert, Candice B.: *Moleküle der Gefühle – Körper, Geist und Emotion.* Reinbek: Rowohlt, 4. Aufl. 2001

Ratey, John J.: *Das menschliche Gehirn.* München: Piper, 2013

Rüegg, Johann Caspar: *Mind & Body – Wie unser Gehirn die Gesundheit beeinflusst.* Stuttgart: Schattauer, 2010

Rüegg, Johann Caspar: *Psychosomatik, Psychotherapie und Gehirn.* Stuttgart: Schattauer, 2. Aufl. 2003

Schiepek, Günter (Hrsg.): *Neurobiologie der Psychotherapie.* Stuttgart: Schattauer, 2. Aufl, 2011

Singer, Wolf & Ricard, Matthieu: *Hirnforschung und Meditation – Ein Dialog.* Frankfurt: Suhrkamp, 6. Aufl. 2010

Villoldo, Alberto & Perlmutter, David: *Das erleuchtete Gehirn.* München: Goldmann, 2011

Wenke, Matthias: *Im Gehirn gibt es keine Gedanken.* Würzburg: Königshausen & Neumann, 2008